HEYNE <

Zum Buch:

Warum weiß unser Körper genau, wieviel Wasser wir brauchen, wie viel Sauerstoff wir benötigen – aber beim Essen scheinen unsere Systeme zu versagen? Woran liegt es, dass seit einigen Jahrzehnten Übergewicht und Fettleibigkeit auf der ganzen Welt zu einem ernsthaften Problem geworden sind, das mit jedem Jahr schwerwiegender wird?

Chris van Tulleken zeigt einen einzigen Grund auf, der hierfür verantwortlich ist: hochverarbeitete Lebensmittel – sie sind allgegenwärtig und selbst für ernährungsbewusste Menschen nicht ohne Weiteres vermeidbar. Hochverarbeitete Lebensmittel manipulieren unsere Körper – und das ist von der Industrie durchaus gewollt. Ihre Produkte sollen uns süchtig machen und uns dazu verführen, immer mehr zu kaufen und zu essen.

Anhand zahlreicher Studien und mit Hilfe eines dramatischen Selbstversuchs zeigt der Arzt, Wissenschaftler und Familienvater, wie verheerend hochverarbeitete Lebensmittel in unseren Körpern wirken, wie sie rücksichtslos und ungehindert vermarktet werden – und wie wir die Kontrolle über unser Essverhalten und unsere Gesundheit zurückgewinnen.

Zum Autor:

Chris van Tulleken ist Arzt für Infektionskrankheiten am Hospital for Tropical Diseases in London. Er wurde in Oxford ausgebildet und hat zum Thema molekulare Virologie am University College London promoviert, wo er auch als außerordentlicher Professor tätig ist. Seine Forschung konzentriert sich auf die Frage, wie Unternehmen die menschliche Gesundheit beeinflussen, insbesondere im Zusammenhang mit der Ernährung von Kindern. Zu diesen Themen arbeitet er mit UNICEF und der Weltgesundheitsorganisation zusammen. Als einer der bekanntesten Moderatoren für Kinder- und Erwachsenenprogramme der BBC wurde seine Arbeit mit zwei BAFTAs ausgezeichnet. Er lebt mit seiner Frau und seinen beiden Kindern in London. Auf Twitter und Instagram können Sie ihm unter @DoctorChrisVT folgen.

Chris van Tulleken

Gefährlich lecker

Wie uns die Lebensmittelindustrie manipuliert, damit wir all die ungesunden Dinge essen – und nicht mehr damit aufhören können

Aus dem Englischen von Daniel Müller und Sven Scheer

Wilhelm Heyne Verlag
München

Die Originalausgabe erschien 2023 unter dem Titel
»Ultra-Processed People: Why Do We Eat Stuff
That Isn't Food … and Why Can't We Stop?« bei Cornerstone Press.

MIX
Papier | Fördert
gute Waldnutzung
FSC® C014496

Penguin Random House Verlagsgruppe FSC® N001967

1. Auflage 2025
Taschenbucherstausgabe 07/2025

www.heyne.de

Redaktion: Thomas Brill
Umschlaggestaltung: wilhelm typo grafisch,
nach einer Idee von Henry Petrides, unter Verwendung
der Motive von Shutterstock.com
(Big Pants Production, Branding, urfin)
Satz: Satzwerk Huber, Germering
Druck und Bindung: GGP Media GmbH, Pößneck
Printed in Germany
ISBN 978-3-453-60728-6

Für Dinah, Lyra und Sasha

Inhalt

Teil 3
Ach, darum bin ich so unruhig und habe Bauchschmerzen!

Teil 4
Aber das habe ich doch schon bezahlt!

Teil 5
Und was zum Henker soll ich jetzt tun?

Einleitung

An meiner ehemaligen Arbeitsstelle, einem Labor am University College London (UCL), gab es an den Mittwochnachmittagen eine Veranstaltung namens Journal Club. Das Wort »Club« lässt die Angelegenheit unterhaltsamer klingen, als sie tatsächlich war. Es handelte sich um ein Ritual, das überall auf der Welt in derartigen Laboren praktiziert wird, und es lief wie folgt ab: Ein Mitglied der Belegschaft präsentierte eine aktuelle Veröffentlichung aus der einschlägigen Wissenschaftsliteratur mit Relevanz für die Arbeit des Labors, und der Rest der Gruppe sezierte, kritisierte und verriss sie. Genügte der vorgestellte Fachartikel nicht den Ansprüchen, wurde auch der Unglückselige zur Schnecke gemacht, der ihn angeschleppt hatte.

Das von Greg Towers geleitete Labor befindet sich immer noch am UCL und ist in einem umgebauten viktorianischen Krankenhaus untergebracht – ein wunderschönes altes Gemäuer voller Mäuse und Ritzen, entworfen vom Architekten des Natural History Museum. Als ich 2011 dort eine Promotionsstelle antrat, schien es ganz und gar nicht wie ein Ort, an dem internationale Spitzenforschung in Sachen Molekulare Virologie betrieben wird, aber es war so.

In diesem Journal Club lehrten mich Greg Towers und sein Stab, dass Wissenschaft keine Sammlung von Regeln und Fakten ist, sondern eine laufende Diskussion mit offenem Ausgang. Towers stürzte sich vehementer in die Diskussion beliebiger Daten aus beliebigen Fachartikeln als irgendjemand anders, den ich kannte oder kenne. Es gab nichts, was nicht untersucht wurde. Es war das beste Wissenschaftstraining, das ich mir hätte wünschen können.

Das Labor war spezialisiert auf den ständigen Wettlauf zwischen Viren wie HIV einerseits und den Zellen, die sie zum Zwecke ihrer

Reproduktion infizieren müssen. Im Grunde gleicht dieser Wettlauf einem militärischen Wettrüsten. Alle Zellen besitzen Abwehrmechanismen gegen virale Angriffe, und alle Viren verfügen über Waffen, um diese Abwehr zu überwinden. Während die Zellen immer ausgefeiltere Abwehrmechanismen entwickeln, verbessern die Viren konstant ihr Waffenarsenal, was dann wieder zu einer Evolution der zellulären Abwehr führt und so weiter und so fort.

Der Großteil unserer Forschergruppe beschäftigte sich mit HIV sowie seinen viralen Verwandten und trug damit zu spannenden Zielen wie der Entwicklung neuer Medikamente und Impfstoffe bei. Doch es gab eine Fraktion unter den Forschern in unserem Labor, die eine andere Art Virus studierte – eine Art Virus, die kaum wie ein Virus wirkte. Fast die Hälfte der DNA in den Zellen unseres Körpers besteht aus uralten toten Virusgenen. Lange Zeit als »Junk-DNA« bezeichnet, schien dieses Thema ein wissenschaftlicher Nebenschauplatz, bis ein Forscher aus besagter Fraktion im Oktober 2014 im Journal Club einen Beitrag aus der Fachzeitschrift *Nature* vorstellte. Der kryptische Titel lautete: »An evolutionary arms race between KRAB zinc-finger genes ZNF91/93 and SVA/L1 retrotransposons« (»Das evolutionäre Wettrüsten zwischen KRAB-Zinkfingergenen ZNF91/93 und den SVA/L1-Retrotransposons«).[1]

Ich überflog den Beitrag vor unserem Treffen, verstand allerdings nur Bahnhof. Von zehn im Journal Club vorgestellten Artikeln wurden für gewöhnlich sieben verrissen, während zwei der Prüfung standhielten und brauchbare neue Informationen lieferten und einer Anzeichen schamlosen Betrugs enthielt. In welche Kategorie dieser Artikel fiel, konnte ich nicht sagen.

Während wir das Datenmaterial durchsprachen, bemerkte ich eine Veränderung der allgemeinem Stimmung. Köpfe hoben sich, Blicke wurden ausgetauscht. Die Daten des Artikels legten nahe, dass diese alten, toten Viren im menschlichen Genom keineswegs tot waren, sondern funktionierende Gene besaßen, die mehr Viren produzieren konnten. Jede Zelle im menschlichen Körper ist eine potenzielle Virenfabrik, aber irgendetwas hält diese viralen Gene im Zaum. Wie sich herausstellte, werden sie von anderen Genen in der Zelle unterdrückt.

Die Autoren des Artikels behaupteten, ein Teil unseres Genoms führe ununterbrochen Krieg gegen einen anderen Teil unseres Genoms.

Die Bedeutung des Ganzen war allen sofort klar, da jeder in unserem Labor bestens mit dem Wesen eines Wettrüstens vertraut war. Ganz gleich, ob es um den Wettkampf zwischen Viren, globalen Supermächten oder Sportmannschaften, um Nachbarschaftsfehden oder Wahlkämpfe geht, jede Art Wettrüsten entwickelt irgendwann Komplexität. Wenn die aufständischen Kräfte sich weiterentwickeln, muss es die Aufstandsbekämpfung auch tun. Auf Spionage folgt Spionageabwehr mit Doppel- und Dreifachagenten. Die Entwicklung immer leistungsfähigerer Waffen treibt die Evolution immer komplexerer Abwehrsysteme an.

Da sich das menschliche Genom in einem internen Wettrüsten befindet, bei dem ein Teil der DNA gegen einen anderen kämpft, wird es unaufhaltsam zu einer immer größeren Komplexität gezwungen. Über Tausende Generationen hinweg haben sich diese alten, »toten« Viren weiterentwickelt, daher musste sich in der Folge auch der Rest unseres Genoms weiterentwickeln, um sie im Zaum zu halten.

Dieses Wettrüsten innerhalb unserer Gene tobt seit der Entstehung des Lebens, möglicherweise ist es sogar die Triebkraft für die Evolution der Komplexität selbst. Der Hauptunterschied zwischen dem menschlichen Genom und dem eines Schimpansen liegt nicht in den Anteilen, die für das Codieren der Proteine verantwortlich sind (von denen rund 96 Prozent ähnlich sind), sondern in den Bereichen, die anscheinend von den alten, toten Viren stammen.[2]

Zugegeben, ich brauchte eine Weile, um mich mit der Vorstellung anzufreunden, dass ich zumindest teilweise eine Ansammlung von alten Viren bin, die mit meinen anderen Genen Krieg führen. Insofern könnte man also sagen, dass der Artikel mein Selbstverständnis verändert hat. Möglich, dass er auch Ihre Sicht auf sich selbst verändert. Niemand schaut bei diesem Wettrüsten verschiedener Gene einfach nur zu – ein jeder von uns ist das Produkt dieses Prozesses, das Produkt eines schwierigen Bündnisses miteinander wetteifernden Genmaterials.

Diese Bündnisse und Wettkämpfe betreffen jedoch nicht nur unsere Gene. Wo »ich« aufhöre und »die Außenwelt« beginnt, ist keinesfalls klar. Wir alle tragen Mikroorganismen in und an uns, die uns am Leben erhalten und genauso Teil von uns sind wie unsere Leber oder andere Organe. Doch diese Mikroorganismen können uns ohne Weiteres töten, wenn sie an oder in den falschen Bereich unseres Körpers gelangen. Der menschliche Körper ist eher als eine komplexe Gesellschaft denn als eine Ansammlung mechanischer Einheiten zu verstehen: Er besteht aus Milliarden von Bakterien, Viren und anderen Mikroorganismen, aber nur aus einem Primaten, und wird von einer Unzahl zäh ausgehandelter und seltsamer Kompromisse und Unzulänglichkeiten im Gleichgewicht gehalten. Das dabei ablaufende Wettrüsten lässt die Grenzen verschwimmen.

Nach sechs Jahren im Labor von Greg Towers begann ich wieder als Arzt zu arbeiten. Doch der Gedanke an das Wettrüsten in unseren Körpern, an die dadurch bedingten komplexen Systeme und die verwischten Grenzen, wurde zu einem zentralen Bestandteil meiner Sicht auf die Welt. Ich blieb in der Forschung tätig, beschäftigte mich fortan aber nicht mehr mit Viren, sondern untersuchte wissenschaftliche Arbeiten, die tendenziös oder glattweg betrügerisch waren. Mein neuer Schwerpunkt: die Lebensmittelindustrie und ihr Einfluss auf die menschliche Gesundheit. Meine Laborerfahrungen erwiesen sich als grundlegend für die Arbeit in diesem Feld – das Thema des Wettrüstens und seine Konsequenzen werden in diesem Buch oft auftauchen.

Es ist wichtig zu begreifen, dass die Nahrungsaufnahme selbst ein seit Jahrmilliarden laufendes Wettrüsten ist. Unsere Welt bietet nur eine mehr oder weniger fixe Menge verfügbarer Energie;

gleichzeitig befindet sich alles Leben mit anderen Lebensformen in einem kontinuierlichen Wettkampf um diese Energie. Unterm Strich geht es allen Organismen nur um zwei Dinge: Reproduktion und Energie für diese Reproduktion.

Raubtiere zum Beispiel konkurrieren nicht nur untereinander um Beute, sondern befinden sich auch in einem Wettstreit mit der Beute selbst, da diese im Allgemeinen die in seinem Fleisch enthaltene Energie nicht bereitwillig hergeben mag. Beutetiere wiederum konkurrieren einerseits miteinander um pflanzliche Nahrung, befinden sich andererseits aber auch mit den Pflanzen selbst im Wettstreit, die sich mit Giften, Dornen und anderen Mechanismen dagegen wehren, gefressen zu werden. Pflanzen konkurrieren um Sonne, Wasser und Boden. Bakterien, Viren und Pilze greifen permanent alle anderen Organismen des Ökosystems an, um ihnen so viel Energie wie irgend möglich abzuringen. In diesem Wettrüsten hält ein Vorsprung meist nicht sehr lange an. Wölfe zum Beispiel mögen gut angepasst für die Jagd auf Hirsche sein, aber Hirsche sind bestens gerüstet, um nicht als Futter von Wölfen zu enden, und können sie manchmal sogar töten.*

Wenn wir Nahrung aufnehmen, tun wir das also als Teil eines alle Organismen verbindenden Wettrüstens, eines Kampfes um die zwischen den verschiedenen Lebensformen fließende Energie. Wie jedes Wettrüsten hat auch dieses zu einer ungeheuren Komplexität geführt, und so sind auch alle Bereiche der Nahrungsaufnahme äußerst komplex.

Unser Geschmacks- und Geruchssinn, unser Immunsystem, unsere manuelle Geschicklichkeit, unsere Zahn- und Kieferanatomie, unser Sehvermögen: Es gibt wohl kaum einen Aspekt der

---

* In der wissenschaftlichen Literatur ist in signifikantem Umfang dokumentiert, dass Wölfe von ihrer Beute getötet werden. Einer Analyse zufolge wiesen 40 Prozent der untersuchten Wolfsschädel von Beutetieren verursachte Verletzungen auf. Es gibt vielfache Beweise, dass Wölfe von Elchen, Moschusochsen und Hirschen getötet wurden.[3, 4]

menschlichen Biologie, Physiologie oder Kultur, der nicht in erster Linie durch unseren seit Anbeginn bestehenden Energiebedarf geprägt ist. Im Laufe der Evolution haben sich unsere Körper hervorragend an den Verzehr einer breiten Palette von Lebensmitteln angepasst.

Aber in den vergangenen 150 Jahren haben sich die Lebensmittel entwickelt … und zwar zu Nicht-Lebensmitteln.

Irgendwann begannen wir Stoffe zu uns zu nehmen, die aus neuartigen Molekülen konstruiert und mittels unserer Evolutionsgeschichte vollkommen fremden Verfahren hergestellt werden; Stoffe, die man eigentlich gar nicht als »Lebensmittel« bezeichnen kann. Unsere Kalorien stammen zunehmend aus modifizierter Stärke, aus Invertzucker, hydrolysierten Proteinisolaten und Pflanzenölen, die zuvor raffiniert, gebleicht, desodoriert, hydriert und umgeestert wurden. Und diese Kalorienträger wurden zusammengemischt mit anderen, unseren Sinnen ebenfalls unbekannten Molekülen: synthetischen Emulgatoren, kalorienarmen Süßungsmitteln, stabilisierenden Pflanzengummis, Feuchthaltemitteln, Aromastoffen, Farbstoffen, Farbstabilisatoren, Kohlensäurebildnern, Festigungsmitteln und Füllstoffen sowie Anti-Füllstoffen.

Diese Substanzen hielten ab Ende des 19. Jahrhunderts sukzessive Einzug in unsere Nahrung und drangen von den 1950er-Jahren an massiv vor. Heute stellen diese Lebensmittel den Großteil des Speiseplans der Menschen in Großbritannien und den Vereinigten Staaten und sind ein signifikanter Bestandteil der Ernährung fast aller Gesellschaften weltweit.

Mit dem Eintritt in dieses andersartige Ernährungsuniversum haben wir uns in ein neues, paralleles Ökosystem begeben; ein Ökosystem mit einer ganz eigenen Art des Wettrüstens, das nicht mehr durch den Fluss von Energie, sondern durch den Fluss des Geldes angetrieben wird: das System der industriellen Lebensmittelproduktion. In diesem System sind wir die Beute, die Quelle des Geldes, das die Maschinerie antreibt. Der Wettbewerb um dieses Geld geht mit zunehmender Komplexität und Innovationen einher und wütet in einem vielschichtigen Ökosystem sich ständig weiterentwickelnder Unternehmen – riesige transnationale Konzerne sind dort ebenso aktiv wie Tausende kleinerer Firmen. Der Köder, mit dem sie alle nach dem Geld jagen, sind hochverarbeitete Lebensmittel, kurz HVL. Diese Lebensmittel haben über viele Jahrzehnte hinweg einen evolutionären Ausleseprozess durchlaufen – einen Prozess, bei dem nur die Produkte auf dem Markt überleben, die in großen Mengen gekauft und verzehrt werden. Um dies zu erreichen, werden die hochverarbeiteten Lebensmittel ständig weiterentwickelt. Und zwar so, dass sie die Systeme im Körper, die das Gewicht und viele andere Funktionen regulieren, unterlaufen.*

Hochverarbeitete Lebensmittel machen in Großbritannien und den USA mittlerweile durchschnittlich bis zu 60 Prozent des Speiseplans aus.[5, 6, 7] Viele Kinder, meine eigenen eingeschlossen, decken den Großteil ihres Kalorienbedarfs über diese Produkte. Hochverarbeitete Lebensmittel sind eine definierende Säule unserer Ernährungskultur, das Zeug, aus dem unsere Körper bestehen. Für Menschen aus Australien, Kanada, Großbritannien oder den USA stellen sie mittlerweile de facto die Landesküche dar.

Für hochverarbeitete Lebensmittel gibt es eine lange wissenschaftliche Definition, die sich folgendermaßen zusammenfassen lässt: Wenn es in Plastik verpackt ist und mindestens eine Zutat enthält, die man nicht in einer normalen Haushaltsküche findet, handelt es sich um ein HVL. Vieles davon ist als Junkfood bekannt, aber es gibt auch jede Menge hochverarbeitete Lebensmittel mit Siegeln und Zertifikaten für biologischen Anbau, Freilandhaltung und »ethische« Produktion, die als gesund, nahrhaft, umweltfreundlich oder nützlich für die Gewichtsabnahme verkauft werden. (Das ist übrigens eine weitere Faustregel: Fast jedes Lebensmittel mit einem Versprechen über seine gesundheitsförderliche Wirkung auf der Verpackung ist ein HVL.)

---

* Eine seltsame Umkehr herkömmlicher Ökosysteme, in denen die Arten, die am wenigsten gefressen werden, am ehesten überleben.

Bei der Verarbeitung von Lebensmitteln denken die meisten von uns an die mechanischen Verfahren, die manche Lebensmittel durchlaufen – Frittieren, Extrudieren, Mazerieren, mechanisches Separieren und so weiter. Zur Hochverarbeitung gehören aber auch andere, indirektere Prozesse – irreführendes Marketing zum Beispiel, gegenstandslose Klagen, geheime Lobbyarbeit, betrügerische Forschung –, allesamt unerlässlich für die Konzerne auf ihrer Jagd nach dem Geld.

Eine brasilianische Forschergruppe formulierte im Jahr 2010 erstmals eine offizielle Definition für hochverarbeitete Lebensmittel. Seit dieser Zeit wurde eine überwältigende Menge an Studien und Daten publiziert, die die These unterstützen, dass HVL-Produkte den menschlichen Körper schädigen und die Krebsraten steigern, dass sie zu metabolischen und psychischen Erkrankungen beitragen, dass sie gesellschaftlichen Schaden anrichten, indem sie unsere traditionellen Ernährungskulturen ablösen, zu Ungleichheit, Armut und vorzeitiger Sterblichkeit führen und die Umwelt zerstören. Das für HVL notwendige System der Lebensmittelproduktion ist der vorrangige Grund für die abnehmende Biodiversität und leistet den zweitgrößten Beitrag zu den weltweiten Treibhausgasemissionen. Somit sind hochverarbeitete Lebensmittel für eine synergistische Pandemie mit Problemen wie Klimawandel, Mangelernährung und Adipositas verantwortlich. Der letztgenannte ist der am eingehendsten untersuchte Aspekt, aber auch das schwierigste Thema aus diesem Paket, da Debatten rund um Nahrung und Körpergewicht – ganz gleich, wie wohlmeinend sie sein mögen – bei vielen Menschen Schuldgefühle auslösen.*

* Viele der mit Adipositas assoziierten Gesundheitsauswirkungen sind direkte Folge einer Stigmatisierung: Untersuchungen zeigen, dass Vorurteile gegen höhergewichtige Menschen bei Ärzten und anderen Berufsgruppen des Gesundheitswesens stärker ausgeprägt sind als Vorurteile gegen fast jede andere Form der körperlichen Andersartigkeit. Dieser Umstand ist ein großes Hindernis bei der Behandlung und Pflege.

Einige Kapitel dieses Buches werden sich mit dem Thema Gewicht befassen, da ein Großteil der Erkenntnisse über hochverarbeitete Lebensmittel mit ihren Folgen für das Körpergewicht zusammenhängt. HVL verursachen jedoch auch mannigfaltige Probleme, die nichts mit ihren Auswirkungen auf das Körpergewicht zu tun haben. Dass sie zu Herzkrankheiten, Schlaganfällen und einer vorzeitigen Sterblichkeit beitragen, hängt nicht einfach nur mit der durch diese Lebensmittel verursachten Gewichtszunahme zusammen. Derartige Gesundheitsrisiken steigen mit der verzehrten Menge an HVL, unabhängig von einer möglichen Gewichtszunahme. Menschen, die trotz HVL-Konsum nicht zunehmen, haben dennoch ein erhöhtes Risiko, an Demenz und entzündlichen Darmleiden zu erkranken – allerdings geben wir diesen Patienten in der Regel nicht die Schuld für diese Probleme. Adipositas ist also deshalb so hervorzuheben, weil sie unter den ernährungsbedingten Krankheiten – und eigentlich sogar unter fast allen Krankheiten – in dem Sinne einzigartig ist, dass die Ärzte die Betroffenen dafür verantwortlich machen.

Lassen Sie mich an dieser Stelle kurz auf das Thema Adipositas eingehen. Momentan sind wir noch im Begriff, eine geeignete Sprache für diese Debatten zu finden. Worte wie Adipositas oder Fettleibigkeit werden von vielen Menschen zu Recht als problematisch und beleidigend empfunden, und sie im Kontext von Krankheiten zu verwenden, ist sicherlich stigmatisierend. Viele Menschen sehen die eigene Adipositas nicht als Krankheit, sondern als Bestandteil ihrer Identität. Für andere ist es einfach eine Eigenschaft und zwar eine zunehmend normale. Ein höheres Gewicht ist nicht zwangsläufig mit einem erhöhten Risiko für gesundheitliche Probleme verbunden. Tatsächlich ist das Sterberisiko bei vielen Menschen mit Übergewicht sogar geringer als bei Personen mit einem »Normalgewicht«. Dennoch werde ich Worte wie Adipositas oder Fettleibigkeit verwenden und dieses Phänomen gelegentlich als Krankheit beschreiben. Einerseits, weil beim Stichwort »Krankheit« Gelder für Forschung und Behandlung fließen. Andererseits, weil das Etikett »Krankheit« in einigen Fällen das Stigma zu reduzieren vermag: Eine Krankheit ist weder ein Lifestyle noch frei gewählt, und so kann die Verwendung des Worts dazu beitragen, betroffenen Personen einen Teil der Verantwortungslast abzunehmen.

Das ist wichtig, weil die Debatten über Gewichtszunahme – ganz gleich, ob in der Presse oder unseren Köpfen – vor Schuldzuweisungen gegen die damit lebenden Personen nur so triefen. Die Vorstellung, dass diese Menschen selbst schuld sind, hat sich wegen ihrer Einfachheit bislang allen wissenschaftlichen und moralischen Gegenargumenten zum Trotz gehalten. Behauptet wird, das Ganze basiere auf einem Mangel an Willenskraft, die Menschen müssten sich nur zusammenreißen und sich mehr bewegen oder weniger essen. Wie ich in diesem Buch immer wieder zeigen werde, hält diese Argumentation einer näheren Prüfung nicht stand. Studien der US-amerikanischen Gesundheitsbehörden haben seit 1960 genaue Daten zum Gewicht der Bevölkerung des Landes erhoben. Sie belegen, dass ab den 1970er-Jahren ein dramatischer Anstieg in puncto Adipositas zu verzeichnen war – bei weißen, Schwarzen *und* hispanischen Männern *und* Frauen aller Altersgruppen.[8] Die Annahme, dass all diese Menschen gleichzeitig und schlagartig die Verantwortung für sich selbst aufgegeben hätten, scheint nicht plausibel. Wenn Sie mit Adipositas leben, liegt das nicht an mangelnder Willenskraft; es ist nicht Ihre Schuld.

Tatsache ist: Wir sind in geringerem Umfang für unser Gewicht verantwortlich als ein Skifahrer für eine Fraktur seines Beins, ein Fußballer für eine Verletzung seines Knies oder ein in Höhlen steigender Fledermausforscher für eine Pilzinfektion seiner Lungen. Ernährungsbedingte Krankheiten entstehen durch das Aufeinanderprallen einiger uralter Gene und eines neuen, auf übermäßigen Konsum ausgelegten Nahrungsmittel-Ökosystems, das wir gegenwärtig scheinbar nicht verbessern können oder vielleicht sogar nicht verbessern wollen.

Politiker, Wissenschaftler, Ärzte und Eltern haben in den letzten 30 Jahren genau beobachten können, wie die Adipositas-Rate in rasantem Tempo zugenommen hat. In diesem Zeitraum wurden allein in England insgesamt 14 staatliche Strategiepapiere mit 689 weitreichenden Richtlinien veröffentlicht.[9] Gleichzeitig ist bei Kindern am Ende der Grundschulzeit die Rate der von Fettleibigkeit Betroffenen um mehr als 700 Prozent gestiegen, die Rate derer mit schwerer Adipositas (BMI ≥ 40) sogar um 1600 Prozent.[10]

Die Kinder in Großbritannien und den USA, aktuell die Länder mit dem höchsten HVL-Konsum, sind nicht nur schwerer als ihre Altersgenossen in nahezu allen westlichen Ländern mit hohem Durchschnittseinkommen, sie sind auch kleiner.[11, 12] Diese Wachstumshemmung geht weltweit Hand in Hand mit Adipositas, was die Annahme zulässt, dass es sich eher um eine Art der Mangelernährung handelt als um ein durch übermäßigen Konsum bedingtes Problem.

Wenn diese mit Adipositas lebenden Kinder erwachsen sind, werden so viele ihrer Altersgenossen ihrem Weg gefolgt sein, dass der Anteil der mit Adipositas Lebenden ein Drittel der Bevölkerung beträgt. Die Chancen eines Erwachsenen mit schwerer Adipositas, ohne Hilfe durch Fachleute ein gesundes Körpergewicht zu erlangen und zu halten, liegen unter 0,1 Prozent. Für das Gros der Betroffenen ist schwere Adipositas also ein ohne Medikamente oder Operationen nicht zu ändernder Zustand. Mehr als ein Viertel der Kinder und die Hälfte der Erwachsenen in Großbritannien sind momentan von Übergewicht betroffen.[13]

Die Politik in Großbritannien (und in fast allen anderen Ländern) hat es nicht geschafft, das Problem der Fettleibigkeit zu lösen, weil sie sie nicht als eine kommerziogene Krankheit betrachtet – eine Krankheit, die durch die Vermarktung und den Konsum von suchterzeugenden Substanzen entsteht. Vergleiche mit Drogen und Zigaretten bergen die Gefahr einer weiteren Stigmatisierung, aber ich werde sie mit der gebotenen Vorsicht trotzdem ziehen. Wie alle ernährungsbedingten Krankheiten hat auch die Adipositas tiefergreifende Ursachen als den bloßen HVL-Konsum; dazu zählen genetisch bedingte Anfälligkeit, Armut, Ungerechtigkeit, Ungleichheit, Trauma, Erschöpfung und Stress. So wie das Rauchen die Ursache Nummer eins für Lungenkrebs ist, ist Armut die Ursache Nummer eins für das Rauchen. Die Raucherquote in Großbritannien ist unter den am stärksten benachteiligten Menschen viermal so hoch wie unter den Reichsten der Gesellschaft, und die Hälfte der Differenz bei den Todesraten von Arm und Reich kann durch das Rauchen erklärt werden.[14]

Ganz ähnlich wie Zigaretten enthalten auch HVL-Produkte eine ganze Reihe von Stoffen, über die sich diese tieferliegenden Gesellschaftsprobleme schädlich auf den Körper auswirken. Die genannten Ungerechtigkeiten manifestieren sich auf diese Weise sehr konkret und direkt – Trauma und Armut werden offenbar; Gene, die andernfalls unauffällig im Verborgenen bleiben würden, werden von der Kette gelassen. Wenn wir das Problem der Armut lösen, wird es sehr viel weniger Lungenkrebs und auch weniger Adipositas geben. Aber das ist eine andere Geschichte.

Dieses Buch beschreibt die Systeme, die uns mit Nahrung versorgen und uns sagen, was wir essen sollen. Ich möchte Sie bitten, sich kurz eine anders aufgebaute Welt vorzustellen, eine Welt mit mehr Möglichkeiten und Wahlfreiheit für alle. Eine Welt ohne Strafbesteuerung oder Verbote für bestimmte Produkte – aber mit mehr und besseren Informationen über hochverarbeitete Lebensmittel und breitflächigem Zugang zu echter Nahrung.

Gefährlich lecker ist kein Buch über das Abnehmen. Erstens gibt es noch keine Methode, mit der man sicher und nachhaltig abnehmen kann, zweitens weiß ich nicht, ob Sie überhaupt abnehmen *sollten*. Ich selbst habe keinen »richtigen« Körper, und ich wüsste noch nicht einmal, wie dieser aussehen sollte. Ich habe auch keine Meinung darüber, welche Lebensmittel Sie essen *sollten* – das bleibt ganz allein Ihnen überlassen. Ich treffe ständig Entscheidungen, die nicht »gesund« sind, gehe gefährlichen Sportarten nach und esse Junkfood. Aber ich bin der festen Überzeugung, dass wir als Grundlage unserer Entscheidungen genaue Informationen über die möglichen Risiken unserer Lebensmittel benötigen und dass in diesem Zusammenhang die Masse an aggressivem, oft irreführendem Marketing reduziert werden sollte.

Auf diesen Seiten finden Sie also keine Ratschläge, wie Sie Ihr Leben führen oder Ihre Kinder ernähren sollten. Einerseits geht mich das nichts an, und andererseits glaube ich vor allem, dass derartige Ratschläge in gewissem Maße sinnlos sind. Was wir zu uns nehmen, wird durch die in unserer Umgebung verfügbaren Lebensmittel sowie deren Preis und Vermarktung bestimmt. Das muss sich ändern.

Aber ich habe eine Empfehlung, wie Sie dieses Buch lesen sollten. Wenn Sie mit dem Gedanken spielen, hochverarbeitete Lebensmittel von Ihrem Speiseplan zu streichen, tun Sie es nicht. Essen Sie sie erst einmal weiter.

Lassen Sie mich das kurz erklären. Gegenwärtig nehmen Sie an einem Experiment teil, dem Sie nicht zugestimmt haben. An uns allen werden ständig neue Stoffe ausprobiert, um herauszufinden, mit welchen sich am besten Geld verdienen lässt. Kann ein synthetischer Emulgator anstelle eines Hühnereis verwendet werden? Kann ein Pflanzenöl ein Milchfett ersetzen? Kann ein bisschen 2,3-Epoxy-3-Phenylbuttersäureethylester anstelle einer Erdbeere verwendet werden? Durch den Kauf von HVL-Produkten treiben wir ihre ständige Weiterentwicklung voran. Bei diesem Experiment tragen wir das Risiko, während die HVL-Produzenten die Profite einstreichen und einen Großteil der Ergebnisse – und der Auswirkungen auf unsere Gesundheit – vor uns geheim halten.

Mein Vorschlag: Für die Dauer der Lektüre dieses Buches setzen Sie das Experiment fort und essen hochverarbeitete Lebensmittel, allerdings tun Sie es für sich selbst und nicht für die HVL-Hersteller. Sicherlich kann ich Ihnen eine Menge über diese Produkte erzählen, aber glauben Sie mir, wenn ich sage, dass das Zeug selbst Ihr größter Lehrmeister sein wird. Nur wenn Sie es essen, werden Sie sein wahres Wesen verstehen. Woher ich das weiß? Nun, ich habe das Experiment selbst gemacht.

Bei der Erforschung der Auswirkungen des HVL-Konsums habe ich mich mit Kollegen des University College London Hospital

(UCLH) zusammengetan. Ich war der erste Proband in der von uns ersonnenen Studie. Zunächst ging es darum, eine Reihe grundlegender Daten zu erheben, um dann in einem zweiten Schritt Mittel für eine Studie viel größeren Umfangs (die wir gegenwärtig durchführen) zu beantragen. Die Idee war einfach: Ich sollte einen Monat lang keine hochverarbeiteten Lebensmittel konsumieren, um anschließend gewogen und auf jede erdenkliche Weise vermessen und untersucht zu werden. Im Folgemonat sollten dann 80 Prozent meines Kalorienkonsums aus hochverarbeiteten Lebensmitteln stammen – so wie es momentan bei jedem fünften Menschen in Großbritannien und den USA der Fall ist.

In diesem zweiten Monat, der 80-Prozent-HVL-Diät, habe ich nicht absichtlich zu viel gegessen, sondern mich genauso ernährt, wie ich es sonst auch tue: Ich aß, wann immer mir danach war und was auch immer gerade zur Hand war. In dieser Zeit sprach ich mit den weltweit führenden Experten für Lebensmittel, Ernährung, Esskultur und Hochverarbeitung aus Wissenschaft, Landwirtschaft und vor allem der Lebensmittelindustrie selbst.

Eigentlich hätte mein 80-Prozent-HVL-Monat eine Wonne sein sollen, da ich Dinge aß, die ich mir normalerweise versage. Aber es passierte etwas sehr Eigenartiges. Je mehr Fachleute ich sprach, desto mehr widerte mich das Essen an. Ich musste an Allen Carrs Bestseller *Endlich Nichtraucher!* denken, der aus dem Selbsthilfegenre heraussticht, da sein Ansatz vielfach untersucht und für ziemlich gut befunden wurde. Die zugrunde liegende Idee: Man raucht weiter, während man darüber liest, wie schlecht das Rauchen eigentlich ist. Irgendwann widern einen die Zigaretten von ganz allein an.

Also: Geben Sie auf. Erleben Sie den Schrecken hochverarbeiteter Lebensmittel in seinem vollen Ausmaß. Ich meine damit nicht, dass Sie sich Exzessen hingeben und übermäßig essen sollten. Es geht lediglich darum, dass Sie Ihren Widerstand gegen HVL-Produkte einstellen. Ich habe es vier Wochen lang getan. Wenn Sie es probieren wollen, dann versuchen Sie es doch so lange, wie Sie für die Lektüre dieses Buches brauchen. Die ethischen Fragen, die mit dieser Aufforderung einhergehen, bereiten mir kein großes Kopfzerbrechen. Zum einen werden Sie ohnehin schon tagein, tagaus zum Konsum von hochverarbeiteten Lebensmitteln aufgefordert. Zum anderen beziehen Sie, sofern Sie den durchschnittlichen Ernährungsgewohnheiten folgen, auch jetzt schon rund 60 Prozent Ihrer Kalorien aus diesen Produkten; eine Steigerung auf 80 Prozent macht da keinen großen Unterschied.

Ich hoffe, dass Sie parallel zur Lektüre dieses Buches auch die Zutatenlisten auf den Verpackungen der Lebensmittel studieren, die Sie essen. Sie werden dort sehr viel mehr Stoffe finden, als ich auf diesen Seiten abhandeln kann. Doch ich hoffe auch, dass Sie spätestens am Ende dieses Buches verstehen, wie das alles – angefangen bei den Marketingkampagnen bis hin zum seltsamen Ausbleiben eines Sättigungsgefühls nach dem Essen – zu einer schlechten Gesundheit führt. Darüber hinaus werden Sie vielleicht erkennen, dass viele Probleme in Ihrem Leben, die Sie bisher auf das Älterwerden, die Kinder oder den Stress im Beruf zurückgeführt haben, ihre Ursache in der Nahrung haben, die Sie zu sich nehmen.

Ich kann nicht versprechen, dass hochverarbeitete Lebensmittel während der Lektüre zu einer bizarren und widerwärtigen Angelegenheit für Sie werden. Die Chancen stehen jedoch nicht schlecht. Falls Sie in der Lage sein sollten, daraufhin HVL-Produkte von Ihrem Speiseplan zu streichen, so wird das – und das ist vielfach belegt – gut für Ihren Körper, Ihr Gehirn und unseren Planeten sein. Viele Menschen, die an diesen Seiten mitgearbeitet haben, sind diesen Weg gegangen. Vor *Gefährlich lecker* habe ich einen Podcast gemacht, der einen ganz ähnlichen Effekt hatte. Nun bin ich gespannt, ob es Ihnen auch so ergeht.

Teil 1

Wie bitte, ich esse was?

Kapitel 1

Warum ist da Bakterienschleim in meinem Eis? Die Erfindung der hochverarbeiteten Lebensmittel

Am ersten Wochenende meiner 80-Prozent-HVL-Diät spielte das Wetter mal wieder verrückt. Mitten im Herbst gab der Sommer ein kurzes Comeback. Wir machten einen Spaziergang zum Park, wo ich meiner Familie und mir ein Eis spendierte. Dinah, meine Frau, nahm ein türkisblaues Wassereis von Swizzels namens Freeze Pop, ich ein Twister von Langnese. Unsere dreijährige Tochter Lyra entschied sich für eine Riesenkugel Pistazie der Marke Hackney Gelato. Ihre einjährige Schwester Sarah musste sich damit begnügen, reihum an unserem Eis zu lecken.

Kurz darauf entdeckte Lyra zwei Freundinnen und hockte sich mit ihnen und ihrem Eis in die pralle Sonne. Die drei beredeten, was Dreijährige so zu bereden haben, bevor sie schließlich zu den Schaukeln abzogen. Doch zuvor drückte Lyra mir noch ihren Becher in die Hand. Ihr Eis war mehr oder weniger noch unberührt, eine perfekte pistaziengrüne Kugel. Es dauerte einen Moment, bis mir aufging, dass hier irgendetwas nicht stimmte. Wieso hatte das Eis noch diese wunderbare Kugelform? Der Becher war handwarm. Hätte es nicht schmelzen müssen?

Ich probierte einen Löffel. Das Eis entpuppte sich als lauwarmer gallertartiger Schaum. Irgendetwas hatte das Eis am Schmelzen gehindert.

Ich schlug die Zutaten im Internet nach: »Frischmilch, Zucker, Pistazienmasse (Bronte-Pistazien 4 %, Mandeln 2 %, Zucker, Sojaprotein, Sojalecithin, Kokosöl, Sonnenblumenöl, Chlorophyll, natürliche Aromen einschließlich Zitrone), Dextrose, frische Crème double, Glucose, Magermilchpulver, Stabilisatoren (Johannisbrotkernmehl, Guarkernmehl, Carrageen), Emulgatoren (Mono- und Diglyceride von Speisefettsäuren), Maldon-Meersalz«.

Stabilisatoren, Emulgatoren, Pflanzengummis, Lecithin, Glucose, verschiedene Öle … das alles sind Kennzeichen von hochverarbeiteten Lebensmitteln. Die HVL-Definition (die ziemlich lang ist und mit der ich mich im folgenden Kapitel ausführlich beschäftigen werde) beschränkt sich zwar bei Weitem nicht auf die bloße Beimengung von Zusatzstoffen. Für den Moment soll jedoch der Hinweis genügen, dass Inhaltsstoffe, die Sie nicht in Ihrer Küche finden, ein unzweifelhaftes Indiz dafür sind, dass Sie ein HVL vor sich haben. Was allerdings die Auswirkungen auf den Körper betrifft, spielen andere Aspekte der Verarbeitung eine mindestens ebenso große Rolle wie die Zusatzstoffe, wenn nicht sogar eine noch größere. Doch dazu später mehr.

Hackney Gelato ist beileibe nicht der einzige Hersteller, der derartige Zutaten verwendet – sie finden sich in so gut wie allen im Supermarkt erhältlichen Eissorten, jedoch nicht in einer normalen Küche. Mir war nicht klar, weshalb die Hersteller sie für unverzichtbar hielten. Wäre es nicht sehr viel einfacher und preiswerter, weniger Zutaten zu verwenden?

Um zu verstehen, warum HVL auf diese Weise hergestellt werden und sie derart allgegenwärtig sind, vereinbarte ich ein Treffen mit Paul Hart, einem Insider der Lebensmittelindustrie. Hart war direkt nach der Schule als Auszubildender zu Unilever gegangen und dem Unternehmen mehr als 20 Jahre treu geblieben. Nach seiner Ausbildung zum Biochemiker entwickelte er Produktionssysteme für

Lebensmittel. Es gibt eigentlich nichts, was er über HVL und die Industrie dahinter nicht wüsste. Außerdem ist er ein echtes Unikum: »Ich bin als unbedarfter Jüngling in die Lebensmittelindustrie gegangen. Und inzwischen bin ich zu alt, um noch jung zu sterben!«

Hart baut immer wieder derartige kleine Bonmots in seine Ausführungen ein, irgendwelche Zitate oder Aphorismen, die wie Kürzel für tiefere Gedanken wirken. Als würde sein Gehirn so schnell arbeiten, dass sein Mund nicht hinterherkommt und er deswegen seine Gedanken mit einem Minimum an Worten ausdrücken muss (obwohl das immer noch ein Haufen Worte sind). Wenn man Hart eine Frage stellt, ist das, als würde man den Korken aus einer gut geschüttelten Sektflasche ziehen. Auf meine Bitte um ein kurzes Gespräch hin schickte er mir fünf Seiten Text zur Vorbereitung.

Ich traf Hart und seine Frau Sharon bei McDonald's in der Pentonville Road, London. Er war gerade zurück von der riesigen Messe für Lebensmittelzusatzstoffe in Frankfurt und zog stapelweise Broschüren von Unternehmen hervor, von denen ich noch nie gehört hatte. Er breitete sie auf dem klebrigen Plastiktisch aus. »Beweisstück A. Du meine Güte! Grauenvoll! Furchtbar! Schauen Sie sich den Trinkjoghurt hier mal an.«

Hart deutete auf ein Etikett mit reißerischen Behauptungen zu Präbiotika, Probiotika und Omega-3-Fettsäuren. Er erklärte mir, dass der Joghurt nur ein Vehikel für die Behauptungen über die sonstigen Inhaltsstoffe sei: »Man ködert die Kunden mit dem Versprechen, sie könnten irgendeinen Mangel in ihrer Ernährung beheben, indem sie einen Joghurt voller Zusatzstoffe schlucken.«

Hart driftet in Unterhaltungen gern einmal auf höchst unterhaltsame Weise ab. Doch Joghurt erschien mir als gutes Stichwort für meine Frage, weshalb Lyras Eis nicht geschmolzen war. Er erwiderte: »Speiseeis ist ein hervorragendes Beispiel, um so gut wie alles zu erklären, was es über HVL zu wissen gibt.«

Das klang großartig. Wir verließen den McDonald's, um entlang des Regent's Canal zu dem Bahnhof zu schlendern, an dem das Ehepaar Hart den Zug nach Hause nehmen wollte. Die zwei sind seit 40 Jahren verheiratet. Mit ihnen Zeit zu verbringen, ist ein wahres Vergnügen, da sich beide bis heute für die Gedanken des jeweils anderen interessieren. Sharon Hart war früher Krankenschwester und ist inzwischen in Rente. Wenn ich etwas anscheinend nicht verstanden hatte, erklärte sie es mir bereitwillig. Ideale Voraussetzungen, um sich in das Thema Speiseeis zu vertiefen … also begann Paul von einer Tortilla-Messe zu erzählen: »Eine Firma hat im Scherz damit geprahlt, dass ihre Produkte im Grunde wie einbalsamiert wären und sich jahrelang halten würden«, berichtete er. Offenkundig sah man mir meinen Abscheu an, denn er stellte sofort klar: »Alle waren begeistert!«

Auf unserem Weg am Kanal entlang passierten wir unzählige kleine Brücken und mussten immer wieder Fahrradfahrern ausweichen. Die strahlende Sonne lieferte mir einen Vorwand, um das Gespräch wieder auf mein eigentliches Thema zu lenken. Während ich den beiden alles über die Sehenswürdigkeiten am Wegesrand erzählte, erzählte Hart mir alles über Speiseeis. Im Supermarkt bei uns um die Ecke hatte ich die Eissorten studiert. Sie enthielten beinahe ausnahmslos Xanthan, Guarkernmehl, Emulgatoren und Glycerin. Ich fragte Hart, weshalb. »Es geht nur um den Preis und die Kosten. Diese Inhaltsstoffe sparen bares Geld.«

Das ist ein wichtiges Argument für die britischen Konsumenten, die 2017 – also noch vor der aktuellen Krise durch die steil ansteigenden Lebenshaltungskosten – lediglich acht Prozent ihres verfügbaren Einkommens für Lebensmittel ausgaben, weniger als die Menschen in beinahe sämtlichen anderen Ländern, abgesehen von den Vereinigten Staaten, wo nur sechs Prozent auf Lebensmittel entfielen. In anderen europäischen Ländern wie Deutschland, Norwegen, Frankreich und Italien wendeten die Menschen rund 11 bis 14 Prozent ihres Budgets für Lebensmittel auf. In Ländern mit geringem Einkommen mussten die Haushalte sogar 60 Prozent oder mehr für Nahrung aufbringen.[1, 2]

In Großbritannien (ebenso wie in vielen anderen Ländern) liegen die Ausgaben für Wohnung, Heizung und Verkehr extrem hoch, sodass kaum finanzieller Spielraum für Lebensmittel bleibt. Für die wohlhabende Bevölkerung ist das kein Problem. Doch wenn die ärmsten 50 Prozent der Haushalte die nationalen Richtlinien für gesunde Ernährung befolgen wollten, müssten sie einer Analyse der gemeinnützigen Organisation Food Foundation[3] zufolge knapp 30 Prozent ihres verfügbaren Einkommens für Lebensmittel ausgeben. Bei den 10 Prozent der Haushalte mit dem geringsten Einkommen steigt dieser Anteil sogar auf knapp 75 Prozent. HVL sind beinahe durchgehend billiger, schneller und vermeintlich genauso nahrhaft oder sogar noch nahrhafter als selbst zubereitete Lebensmittel und Speisen. Die Kombination aus geringem Einkommen, Zeitaufwand und dem Versprechen eines schmackhaften Essens dürfte der Grund für den großen Anteil von HVL an unserer Ernährung sein. Wenig überraschend sind sie insbesondere in Ländern wie Großbritannien und den Vereinigten Staaten beliebt, in denen die wirtschaftliche Ungleichheit stärker ausgeprägt ist als in Ländern mit vergleichbar hohem Einkommen.

Hart erklärte mir, welche Aufgaben Inhaltsstoffe wie Emulgatoren und Pflanzengummis (zum Beispiel Guarkernmehl, Johannisbrotkernmehl oder Xanthan) bei der HVL-Produktion erfüllen – und wie sie dabei helfen, die Kosten zu reduzieren. Beim Speiseeis sorgen sie dafür, dass es weniger wärmeempfindlich und damit leichter transportierbar wird. Zwischen Fabrik und Lkw, Lkw und Supermarkt, Supermarkt und heimischem Kühlschrank schwankt die Temperatur von Speiseeis immer wieder zwischen minus 18 und minus 5 Grad Celsius. Pflanzengummis, Glycerin und Emulgatoren binden das Wasser und verhindern so die Bildung von Eiskristallen. Dadurch kann das Eis in riesigen Mengen in einer Fabrik hergestellt und dann quer durchs Land verfrachtet werden. Das reduziert auf jeder Etappe der Lieferkette ein wenig den Zeitdruck und sorgt dafür, dass nicht permanent extrem niedrige Temperaturen erforderlich sind. Hart sagte: »Die Kunden möchten cremiges Eis, keine Eisblöcke!« Die zentrale Produktion ermöglicht es den Herstellern zudem, mit Handelsketten einen einheitlichen Preis für Geschäfte im gesamten Land auszuhandeln, sodass sie ihre Gewinnmarge noch einmal erhöhen können.

Nach seiner Ausbildung führte eine von Harts ersten Stationen im Unternehmen ihn in das Entwicklungslabor für Speiseeis. Er schilderte mir das ehrgeizige Projekt, an dem man dort gearbeitet hatte: Schaumblöcke, die bei Raumtemperatur eine feste Konsistenz hatten. Diese sollten dann weltweit ausgeliefert und vor Ort tiefgekühlt werden. Das hätte zu immensen Einsparungen geführt. Und wie mir im Park aufgegangen war, sind viele Eissorten gar nicht mehr allzu weit davon entfernt. Hart sagte: »Das einzige noch ungelöste Problem sind die Keime. Keime lieben Speiseeis. Deswegen muss es immer noch tiefgefroren werden.«

Hart kam auf einen handwerklichen Eisproduzenten zu sprechen, Cream o'Galloway. Das Vanilleeis der Firma enthält mehr oder weniger dieselben Zutaten, mit denen man auch zu Hause Eis herstellen kann: Milch, Sahne, Zucker, Magermilchpulver, Eigelb, Vanilleessenz. Das ist großartig, allerdings kann das Unternehmen seine Produkte nicht landesweit vertreiben, da sich sein Eis beim Transport ein wenig empfindlicher verhält. Die Zutaten schlagen sich auch im Preis nieder: 500 Milliliter Vanilleeis von Cream o'Galloway kosten 3,60 GBP. Damit liegt der Preis rund 14-mal so hoch wie bei der Tesco-Eigenmarke Ms Molly's Vanilla, deren Zweiliterpackung Vanilleeis lediglich ein britisches Pfund kostet. Wenig überraschend verwendet Ms Molly vollkommen andere Zutaten: rekonstituiertes Magermilchkonzentrat, teilweise rekonstituiertes Molkenpulver (Milch), Glucosesirup, Zucker, Dextrose, Palmstearin, Palmöl, Palmkernöl, Emulgatoren (Mono- und Diglyceride von Speisefettsäuren), Stabilisatoren (Guarkernmehl, Natriumalginat), Aromen, Farbstoffe (Carotine).

Hart zufolge ist einer der Gründe, weshalb sich mit diesen Zutaten Geld sparen lässt, dass viele von ihnen echte und teure Zutaten wie Milch, Sahne und Eier imitieren, etwa das Palmstearin, das Palmkernöl, die rekonstituierten Milchprodukte oder die Emulgatoren.* Dieser Austausch auf molekularer Ebene ist ein Schlüsselmerkmal der HVL. Traditionelle Lebensmittel (oder wie wir sie vielleicht passender nennen sollten: Lebensmittel) bestehen aus drei großen Molekülgruppen, auf denen ihr Geschmack, ihre Textur und ihr Kaloriengehalt basieren: Fette, Proteine und Kohlenhydrate.

Traditionelles Speiseeis verdankt seine Textur einer komplexen Anordnung von Eiskristallen, flüssigem Wasser (das flüssig bleibt, weil es gelösten Zucker enthält), Milchprotein und Milchfettkügelchen sowie den in diese Masse eingeschlossenen Luftbläschen. Speiseeis ist ein Schaum mit einem Luftanteil von normalerweise rund 50 Prozent. Deswegen wird es selbst in gefrorenem Zustand nicht vollkommen hart. Doch aus genau diesem Grund ist es so schwierig selbst herzustellen. Denn während die Masse gefriert, muss sie ununterbrochen gerührt werden.**

Das Geheimnis von hochverarbeitetem Speiseeis ist, dass es wie

---

* Bei Lebensmitteln können die Hersteller nicht einfach beim Personal, bei den Fertigungsgemeinkosten oder den Energiekosten sparen. Wegen des Wettbewerbs mit anderen Unternehmen haben sie diese Posten bereits maximal reduziert. »Die einzige Stellschraube, an der die Buchhalter noch drehen können, sind die Zutaten«, erklärte mir Hart. Das verdeutlicht, wie schwierig es ist, den Siegeszug der HVL aufzuhalten: Diese niedrigeren Produktions- und Distributionskosten werden nämlich an uns weitergegeben, zumindest manchmal.

** Die Produktion von fabrikgefertigtem Speiseeis nahm in den Vereinigten Staaten in den 1850er-Jahren an Fahrt auf, um überschüssige Milch nicht entsorgen zu müssen. Die Absatzmenge an schnell verderblicher Frischmilch war und ist schließlich begrenzt. Die Verwandlung von überflüssiger Milch in Speiseeis verlängert nicht nur die Haltbarkeit, sondern demonstriert auch, wie Verarbeitungsprozesse zu höherer Wertschöpfung beitragen. Wir werden im Folgenden noch oft sehen, dass die Umwidmung von Abfallprodukten ein wesentlicher Bestandteil der HVL-Produktion ist. Das ist einer der Gründe, weshalb das Aufkommen von hochverarbeiteten Lebensmitteln teilweise als positive Entwicklung, nicht als Problem betrachtet wurde und wird.

alle HVL aus den billigst möglichen Varianten der drei Makronährstoffe – also von Fetten, Proteinen und Kohlenhydraten – hergestellt wird.

Gelegentlich entstehen auf diese Weise komplett neue Produkte mit neuartiger Textur, etwa Fruchtgummis oder Linsenchips. Doch in der Regel geht es bei HVL darum, die üblichen Zutaten traditioneller und beliebter Lebensmittel durch billigere Alternativen und Zusatzstoffe zu ersetzen – mit dem Ziel, ihre Haltbarkeit zu erhöhen, die zentralisierte Auslieferung zu erleichtern und, wie sich herausstellt, einen übermäßigen Konsum zu fördern.

Pasteten, Chicken Wings, Pizza, Butter, Pfannkuchen, Gebäck, Soßen, Mayonnaise – sie alle waren ursprünglich einmal echte Nahrungsmittel. Doch in der nicht hochverarbeiteten Version sind sie teuer, daher werden die traditionellen Zutaten oftmals durch billige, teils zu 100 Prozent synthetische Alternativen ersetzt. Üblicherweise handelt es sich bei diesen Alternativen um Moleküle, die aus in manchen Ländern massiv subventionierten Futterpflanzen gewonnen werden. Die Moleküle werden verfeinert und modifiziert, bis sich aus ihnen mehr oder weniger alles herstellen lässt, wie Hart erklärte.

»Fast jede Zutat lässt sich durch eine billige modifizierte Alternative ersetzen«, stellte er fest. »Ich will es Ihnen anhand von Stärke und Butter erklären. Das ist ziemlich einfach.« Nun, ganz so einfach war es dann doch nicht. Während wir vor dem Eingang zum Islington Tunnel beobachteten, wie sich zwei paarende Libellen im Schilf niederließen, setzte Hart zu einer fesselnden, allerdings ziemlich komprimierten Erklärung der Chemie synthetischer Kohlenhydrate an.

Er begann mit Ausführungen zur Stärke. Pflanzen speichern überschüssige Energie in Form von Stärke – entweder wie beim Getreide im Samen als Nährstoff für den Sämling oder wie bei anderen Pflanzen in Knollen als Nährstoff für neue Triebe. Getreidesamen oder eingepflanzte Kartoffeln verzehren sich im Grunde selbst, um Wurzeln und Blätter hervorzubringen.

Stärke besteht aus mikroskopisch kleinen Körnern, die sich aus kettenförmig angeordneten Glucosemolekülen zusammensetzen. Die Organisation und die Form der Verknäuelung dieser Ketten bestimmt zum einen das Verhalten der Stärke beim Erwärmen oder Gefrieren und zum anderen, wie sie sich in unserem Mund anfühlen. Das ist komplexe Chemie. Doch auch ohne die Natur dieser Moleküle vollends zu verstehen, hat der Mensch im Verlauf der vergangenen 10 000 Jahre beim Kochen und bei der Domestizierung von Nutzpflanzen die praktische Stärkewissenschaft perfektioniert.

Nehmen wir etwa die Kartoffel. Festkochende Kartoffelsorten wie Linda haben robuste Stärkekörner, wodurch sie beim Kochen fest bleiben und im Kartoffelsalat ihre Struktur behalten. Mehligkochende Kartoffelsorten wie Agria dagegen enthalten weniger fest verbundene Zuckermolekülketten. Daher eignen sie sich zwar hervorragend für Pommes oder Chips, zerfallen jedoch im Kartoffelsalat und lassen ihn zur Mayonnaise-Pampe werden. Und dann gibt es Kartoffelsorten wie die Marabel, die vom Stärkegehalt genau dazwischen liegen und daher für so gut wie alles verwendbar sind.

Die Stärke der verschiedenen Pflanzen hat unterschiedliche Eigenschaften. Mischt man die extrahierte Stärke mit Wasser, lässt sich eine große Bandbreite an Gels und Pasten herstellen, die bei unterschiedlichen Temperaturen unterschiedliche Texturen aufweisen. Im 19. Jahrhundert entdeckten Forscher, dass sie durch die chemische Modifizierung von Stärke exakt die erwünschten Eigenschaften erzeugen konnten. Modifizierte Stärken, eine Standardzutat von hochverarbeiteten Lebensmitteln, können Fette und Molkereierzeugnisse ersetzen, beim Gefrieren Wasser binden und Soßen sämiger machen. Durch die Zähmung der Stärke ließen sich mit billigen Nutzpflanzen Riesenprofite erzielen.

In den 1930er-Jahren begann das Unternehmen Kraft, für die Herstellung von Mayonnaise eine Paste aus Mais- und Pfeilwurzstärke zu nutzen – Zutaten, die sehr viel billiger als Eier oder Öl waren und dennoch dasselbe cremige Mundgefühl erzeugten. In den 1950er-Jahren hatten sich modifizierte Stärken schließlich endgültig durchgesetzt, dank Wissenschaftlern mit solch klingenden Namen wie Carlyle »Corky« Caldwell, Moses Konigsberg und Otto Wurzburg.[4]

Sobald man eine Stärke gezielt modifizieren kann, öffnet sich ein Füllhorn der Möglichkeiten.* Verdünnt man die Stärke mit Säure, lässt sie sich bei Textilien und in Reinigungen einsetzen. Behandelt man sie mit Propylenoxid, erhält man die sämige Struktur von Salatdressings. Mit Phosphorsäure gemischt, erhöht sie die Stabilität bei mehrfachem Einfrieren und Auftauen – ideal für Fertiggerichte. Und Maltodextrine (kurzkettige Glucosepolymere: eine Art der modifizierten Stärke) verleihen jenen Produkten, die manche Menschen für »Milchshakes« halten, ihre schimmernde Oberfläche und ihren cremigen Geschmack. Diese Stärkearten machen teure Milchfette überflüssig: Sie stammen aus Nutzpflanzen, die sich in großem Maßstab und zu einem Bruchteil der Kosten anbauen lassen.

Von den Stärken ging Hart nahtlos über zu den Pflanzengummis, die mir auf der Zutatenliste von Lyras Eis aufgefallen waren.

Einige der Namen kommen Ihnen vielleicht bekannt vor: Guarkernmehl, Johannisbrotkernmehl, Carrageen und das beinahe allgegenwärtige Xanthan. Letzteres ist, ekelhafterweise, ein bakterielles Exsudat: ein Schleim, durch den Bakterien an Oberflächen haften. Wenn Sie das nächste Mal die schmierige Schicht von Ihrem Spülmaschinenfilter kratzen, sollten Sie an Xanthan denken.

Wie mit den modifizierten Stärken kann man mit diesen Pflanzengummis kostenaufwendigere Moleküle ersetzen und Lebensmittel länger haltbar machen. Hart verfügt über einschlägige Er-

---

* Modifizierte Stärken waren in beinahe allen frühen HVL der 1950er-Jahre zu finden. Daneben werden sie auch im Bergbau und bei der Ölförderung eingesetzt. Dort wird mit ihnen die Viskosität von Bohrschlamm reguliert, damit er nicht zu dick oder zu dünn ist, um an die Oberfläche gepumpt oder gedrillt zu werden.

fahrungen mit diesen Stoffen. In den 1980ern fing er bei Unilever in einem Team führender Fachleute an, deren Forschung zu Pflanzengummis gewaltige Fortschritte bei der Textur fettarmer und sogar fettloser Produkte ermöglichte, etwa bei Dressings und Brotaufstrichen. Vermutlich sind die Moleküle, mit denen er sich beschäftigte, auch bei Ihnen bereits viele Male auf den Tisch gekommen.

Die fettarmen Produkte entsprachen den Empfehlungen der 1970er-Jahre, denen zufolge die Menschen weniger Fett zu sich nehmen sollten. Inzwischen dürften in vielen Köpfen Kohlenhydrate die Fette als Problem Nummer eins abgelöst haben. Dennoch sind fettarme Dressings nach wie vor ein Riesengeschäft.

Das kommerzielle Labor Centre for Industrial Rheology – die Rheologie befasst sich mit dem Verformungs- und Fließverhalten von Materie, den Eigenschaften also, die für die Textur von Lebensmitteln in unserem Mund zuständig sind – verglich die unterschiedlichen Strategien der beiden großen Mayonnaise-Produzenten Hellmann's und Heinz, mit denen sie in ihren fettarmen Produkten das Fett ersetzen.[5] Ein nahezu ausschließlich aus Fett bestehendes Produkt wie Mayonnaise ohne Fett herzustellen, ist alles andere als trivial. Traditionelle Mayonnaise verdankt dem Fett nicht nur ihren Geschmack, sondern auch ihre sehr spezifische Konsistenz: Sie ist sowohl fest (im Ruhezustand) als auch flüssig (beim Gebrauch).

Die beiden Unternehmen entschieden sich bei ihren Produkten für unterschiedliche Wege: Hellmann's nutzt Pflanzengummis und Stärke als Verdickungsmittel, Heinz dagegen ausschließlich modifizierte Stärken. Während das fettarme Hellmann's-Produkt sehr viel fester ist als die Vollfettversion, ähnelt die fettarme Heinz-Mayonnaise im Fließverhalten dem Original. Pflanzengummis bergen die Gefahr, dass das Ergebnis ein wenig zähschleimig wird, und wenn man eines nicht will, dann Mayonnaise, die an Schnodder erinnert. In der richtigen Dosis jedoch verleihen die Pflanzengummis der Mayonnaise eine geschmeidige Konsistenz – ein erwünschter Effekt, da die Mayonnaise auf diese Weise im Mund wie Öl anmutet. Beide Methoden helfen den Produzenten indes, die Herstellungskosten zu senken, während sie zugleich auch noch für sich reklamieren können, etwas für die Gesundheit der Konsumenten zu tun.

Ich sage keineswegs, dass jeder seine eigene Mayonnaise herstellen sollte. Allerdings sollte man sich klar sein, dass die fettarmen Varianten höchstwahrscheinlich keinen gesundheitlichen Nutzen haben. Die Meinung der Experten zu fettarmen Ersatzprodukten fällt inzwischen ziemlich einhellig aus. So wie künstliche Süßungsmittel offensichtlich nicht dazu führen, dass wir insgesamt weniger Kalorien zu uns nehmen, und auch nicht vor Erkrankungen schützen (dazu später mehr), scheint auch die Verwendung von neuartigen synthetischen Molekülen bei der Produktion der fettarmen Mayonnaise-Varianten und unzähliger anderer Lebensmittel nicht den gewünschten Effekt zu haben. Unabhängige Studien zeigen einen engen Zusammenhang zwischen derartigen HVL-Produkten, Gewichtszunahme und ernährungsbedingten Erkrankungen (wie wir im folgenden Kapitel sehen werden). Darüber hinaus ist die Adipositas-Rate seit der Einführung und dem verbreiteten Konsum fettarmer Produkte kontinuierlich gestiegen. Das könnte daran liegen, dass wir von diesen Produkten mehr essen (da wir von ihnen nicht die erwünschte Fettmenge geliefert bekommen). Es könnte aber auch daran liegen, dass allem Anschein nach manche der Ersatzmoleküle eine Reihe von unmittelbar schädlichen Folgen haben (auch dazu später mehr, sehr viel später …).

Mit dem Vortrag über Mayonnaise beendete Paul Hart seine Ausführungen zu Stärken und Pflanzengummis. Allerdings brannte ihm noch das Thema der Fette unter den Nägeln. Das Licht der spätnachmittäglichen Sonne wurde vom Kanal reflektiert und brachte das blumenübersäte Ufer zum Leuchten. Davon unbeeindruckt setzte Hart zu seinen Erläuterungen über Schmelzpunktprofile und die Sättigung von Kohlenstoffketten an.

Dass wir beim Essen einen Geschmack wahrnehmen, verdankt sich den aromatischen Molekülen in den Lebensmitteln. Sie verflüchtigen sich auf der Zunge und ziehen dann aus der Mundhöhle in die Nase. Fast alle von ihnen sind fettlöslich. Deshalb ist Fett so wichtig. Brot wird erst durch die Butter darauf so lecker, und Salat wäre ohne ölhaltige Dressings nicht genießbar. Eigentlich ist kaum ein Lebensmittel vorstellbar, das *nicht* durch irgendeinen cremigen Dip oder einen fettigen Aufstrich noch köstlicher würde. Und es existieren genaue Mischungsverhältnisse von Fett und Zucker, die offensichtlich besonders wohlschmeckend sind.

Doch Fette sind nicht nur schmackhaft und eine Kalorienquelle. Sie verleihen Nahrungsmitteln auch Struktur. Hierfür sind feste Fette besonders zweckmäßig, wie jeder Bäcker weiß. Insbesondere Butter hat für viele Speisen ein perfektes Schmelzprofil. Zu ihrer Herstellung wird der Rahm von Milch geschlagen, wodurch das Fett zu Klumpen verklebt. Auf diese Weise bleiben die fettlöslichen Vitamine vollständig erhalten, während Zucker und Proteine von der Masse getrennt werden.

Hart erklärte mir den Vorteil von Butter gegenüber Milch, die eine flüssige Fett-in-Wasser-Emulsion ist (das heißt, dass die Fette, Zucker und Proteine in Wasser gelöst sind): »[In der Milch] können sich Keime problemlos bewegen. Sie haben genügend Nahrung und reproduzieren sich. Milch ist ein nahezu perfektes Medium für Bakterienkulturen. Butter dagegen …«, er legte eine kurze Pause ein, um meine volle Aufmerksamkeit zu gewinnen, » … Butter ist eine *invertierte* Emulsion.«

Das bedeutet, dass Butter hauptsächlich aus Fett besteht, mit einem geringen Anteil gelösten Wassers. Da Butter nicht flüssig ist, können sich die Bakterien in ihr nicht bewegen. Daher ist sie auch außerhalb des Kühlschranks längere Zeit haltbar, außerdem enthält sie große Mengen fettlöslicher Vitamine und essenzieller Fettsäuren. »Butter ist ein fantastisches Nahrungsmittel«, erklärte Hart. »Durch sie haben sich die frühen menschlichen Gesellschaften verändert.« Damit hatte er vollkommen recht. Genau das war geschehen.

***

Einige der frühesten Hinweise auf die Herstellung von Butter finden sich an einem unerwarteten Ort, nämlich im Grenzgebiet von Libyen, Algerien und Niger, inmitten des riesigen gelben Sandmeers der Sahara. Geben Sie Messak Mellet oder Tadrart Acacus in Ihre Suchmaschine ein. Ersteres ist ein mächtiges Sandstein-Hochplateau, letzteres ein Felsgebirge. Beim Anblick der Satellitenbilder würde man an diesen Orten nicht unbedingt Höhlen mit Malereien und Felsritzungen von Krokodilen, Elefanten und Giraffen vermuten.[6] Noch erstaunlicher sind jedoch die Darstellungen von Rindern, teilweise sogar, während sie gerade gemolken werden.* Die Bilder genau zu datieren, ist schwierig, doch Knochenfunde in der Nähe belegen, dass es in der Gegend bereits vor 8 000 Jahren Kühe, Schafe und Ziegen gab und sie vor 7 000 Jahren weitverbreitet waren. Im Jahr 2012 schließlich stieß man auf den unwiderlegbaren Beweis, dass damals bereits Milchwirtschaft betrieben wurde. Ein Team der Universität Bristol fand am Felsüberhang Takarkori Spuren von Milch an Tonscherben, die sich ungefähr auf das Jahr 5 000 vor unserer Zeit datieren lassen.[8] Analysen legen nahe, dass die Milch zu Käse oder einem butterähnlichen Produkt verarbeitet worden war.

Bis dahin hatten die Menschen, wie alle anderen Säugetiere, nach dem Abstillen keine Milch mehr getrunken. Daher produzierten sie keine Lactase, das Enzym, das es den meisten von uns ermöglicht, Lactose (das wichtigste Kohlenhydrat in der Milch) zu verdauen. Wie eine kürzliche Studie zeigte, hatte die fehlende Lactase jedoch erstaunlich wenig Einfluss auf den Genuss von Milch.[9] Hinter der Verarbeitung von Milch dürfte ursprünglich der Wunsch nach längerer Haltbarkeit gesteckt haben: Joghurt (ein Produkt der Verstoffwechselung des Milchzuckers durch *Lactobacillus*-Bakterien zum

---

* Vor 12 000 Jahren, nach dem Ende der letzten Eiszeit, war die Sahara ein grüner Ort mit üppiger Pflanzenwelt. Eine dort ansässige Jäger-, Fischer- und Sammlerpopulation änderte vor etwa 10 000 Jahren ihre Lebensweise und führte fortan eine halbnomadische Hirtenexistenz mit Rindern, Schafen und Ziegen.[7]

natürlichen Konservierungsmittel Milchsäure) und Butter halten sich sehr viel länger als Milch. Im Laufe der folgenden Jahrtausende wurde Butter überall auf der Welt zu einem zentralen Bestandteil unterschiedlicher Essenskulturen.

Das Problem bei der Butter sind die hohen Herstellungskosten. Bevor eine Kuh gemolken werden kann, muss sie schließlich erst einmal aufgezogen werden. Im Vergleich dazu sind Pflanzenfette sehr viel weniger kostenintensiv. Allerdings handelt es sich hierbei zumeist um flüssige Öle. Diese sind schwieriger zu lagern und eignen sich weniger dazu, Lebensmitteln Textur zu verleihen. Gegen Butter haben sie keine Chance. Daher dürfte es nicht überraschen, dass die Suche nach einem festen Fett als preiswertem künstlichen Butterersatz bereits 1869 eingeläutet wurde.

In jenem Jahr lobte Napoleon III. – der Neffe des berühmtesten Napoleons* – einen Preis aus für denjenigen, der eine Lösung für diese fettige Alchemie fände. Einheimsen konnte die stattliche Belohnung schließlich der französische Chemiker und Apotheker Hippolyte Mège-Mouriès, der einige Jahre zuvor wegen seiner Verbesserungen bei der Brotherstellung in die Ehrenlegion aufgenommen worden war. Seine Beschreibung der Produktionsmethode eines Butterersatzes dürfte wohl die erste Darstellung eines hochverarbeitenden Prozesses sein.[10, 11, 12, 13]

Mège-Mouriès nahm billiges Rinderfett (Talg), schmolz es (indem er es mit ein wenig Wasser erhitzte) und verstoffwechselte es

---

* Napoleon III. war der Neffe von Napoleon I. (dem mit der Hand in der Weste, der aus der Verbannung nach Elba zurückkam, um die Schlacht bei Waterloo zu verlieren). Er war im Allgemeinen recht beliebt und förderte in seiner Regierungszeit etliche Projekte zur Verbesserung der Lebensumstände der arbeitenden Klasse. So gestand er etwa den französischen Arbeitern das Recht ein, zu streiken und sich zu organisieren, und erlaubte den Frauen den Zugang zur Universität. Er hatte keinen Handfimmel, allerdings trat er in mindestens zweierlei Hinsicht in die Fußstapfen seines Onkels: indem er eine Schlacht verlor (Sedan) und im Exil starb (in England, nicht auf St. Helena).

mithilfe von Enzymen aus dem Schafsmagen, um das Zellgewebe aufzubrechen, von dem das Fett zusammengehalten wurde. Dann gab er die Masse durch ein Sieb, ließ sie sich absetzen, extrudierte sie, indem er zwei Platten gegeneinander presste, bleichte die Masse mit Säure, wusch sie mit Wasser, erwärmte sie und mischte schließlich Natrium, Milcheiweiß, Kuheutergewebe und Annatto (einen gelben Lebensmittelfarbstoff aus den Samen des Orleanstrauchs) darunter.[14] Das Ergebnis war ein überzeugender, streichfähiger Buttersatz.

Mège-Mouriès nannte seine Schöpfung Oleomargarine. Doch Ihnen dürfte kaum der kleine Haken an der Geschichte entgangen sein: Für die Original-Margarinerezeptur war nach wie vor tierisches Fett erforderlich.* Erst durch bahnbrechende Entwicklungen in der industriellen Chemie des späten 19. und frühen 20. Jahrhunderts wurde es möglich, Margarine aus Pflanzenölen herzustellen.

Das entscheidende Problem war die Härtung der Pflanzenöle. Gelöst wurde es an der Wende zum 20. Jahrhundert dank des Prozesses der Hydrierung. Durch die Erhitzung von Öl unter Wasserstoff-Druck wird seine chemische Struktur modifiziert, wodurch sich seine Schmelzeigenschaften verändern. Bei vollständiger Hydrierung des Öls entsteht Fett, das so hart wie Eis ist. Doch durch die nur partielle Hydrierung lässt sich jedes beliebige Schmelzprofil erzeugen. Auf diese Weise kann man ein Fett herstellen, das bei Raumtemperatur fest bleibt und dennoch streichbar ist, wenn es aus dem Kühlschrank kommt.**

---

* Um 1930 konnte man eine feste Margarine aus flüssigem Walöl herstellen. Der Schmelzpunkt des Aufstrichs lag bei 30 Grad Celsius, daher schmolz er im Mund. Um 1960 machte Walöl 17 Prozent der bei der Margarineproduktion verwendeten Fettmenge aus.[15]

** Allerdings gibt es einen unerwünschten Nebeneffekt: Durch den Prozess entstehen Transfette, die mit Herzerkrankungen und weiteren Gesundheitsproblemen in Zusammenhang gebracht werden. Heute wird die partielle Hydrierung oftmals durch die Vermischung unterschiedli-

Der nächste Schritt bestand darin, das billigste Öl zu finden. Fündig wurde man bei der Baumwolle. Deren Samen waren lange ein wertloses Abfallprodukt der Textilindustrie. Fabriken zur Baumwollentkörnung wurden an Flussufern errichtet, damit die Samen direkt im Wasser entsorgt werden konnten. Doch 1907 gelang es dem seinerzeit noch jungen Unternehmen Procter & Gamble (das später Pringles entwickeln sollte), aus Baumwollsamenöl festes Speisefett herzustellen.* Vorher war jedoch das Problem zu lösen, dass das Öl neben dem Giftstoff Gossypol, der die Pflanzen gegen Insekten schützt und die Fruchtbarkeit von Männern beein-

---

cher Öle ersetzt. Dabei werden durch Erwärmung unterschiedliche Molekülgrößen getrennt (Fraktionierung) und mithilfe von Enzymen Kohlenwasserstoffketten zwischen verschiedenen Fetten ausgetauscht (enzymatische Umesterung). Doch ungeachtet der weitverbreiteten Bedenken gegen Transfette nutzen manche Hersteller nach wie vor das Verfahren der Hydrierung. In Großbritannien stellte sich 2010 der damalige Gesundheitsminister Andrew Lansley gegen ein Verbot von Transfetten. Sowohl Lansley als auch sein Referent hatten zuvor für Beraterfirmen gearbeitet, zu deren Klienten viele Unternehmen gehörten, die von einem Verbot betroffen gewesen wären, etwa Pizza Hut, Kraft und Tesco. Wenn man will, könnte man darin einen Interessenkonflikt erkennen.

* Mark Twain gibt in *Leben auf dem Mississippi* eine wunderbare Schilderung der noch jungen Industrie: »Verstehen Sie, in jeder Gallone Baumwollsamenöl ist nur ein winziger Tropfen einer Essenz oder so was, was ihm Geruch oder Geschmack oder was auch immer gibt – wenn Sie den rauskriegen, ist alles gut – dann können Sie ohne Schwierigkeit jede Sorte Öl, die Sie nur wollen, draus machen, und kein Mensch wird das echte vom falschen unterscheiden können. Nun, wir wissen, wie man diesen kleinen Bestandteil rauskriegt – und unsere Firma ist die einzige, die das kann. Und wir stellen ein Olivenöl her, das einfach tadellos ist – bei dem sich nichts nachweisen läßt! Wir machen auch ein Bombengeschäft, wie ich Ihnen leicht in meinem Auftragsbuch von dieser Fahrt zeigen könnte. Vielleicht werden Sie schon bald Butter auf jedermanns Brot schmieren, aber wir werden vom Golf bis nach Kanada jedermanns Salat mit Baumwollsamenöl anmachen, das ist todsicher.«

trächtigt, auch eine Reihe anderer Verunreinigungen enthält, die einen leicht fauligen Geschmack verursachen.[16] Die Lösung war ein Verfahren, das heute kurz als RBD bekannt ist: die Raffinierung, Bleichung und Desodorierung von Ölen.

Nehmen wir zum Beispiel Palmöl. Frisch gepresst ist es von beinahe leuchtend purpurroter Farbe, hocharomatisch, würzig und geschmacksintensiv, außerdem reich an Antioxidantien wie Tocotrienolen. Doch für HVL-Produzenten sind der intensive Geschmack und die Farbe nicht etwa ein Plus, sondern ein Problem. Ein würziges, purpurrotes Öl ist für Nutella schlicht nicht geeignet. Für hochverarbeitete Lebensmittel benötigt man ein farbloses, neutrales, geschmackloses Öl, denn nur aus diesem lässt sich jedes beliebige essbare Produkt herstellen. Genau ein solches Öl liefert der RBD-Prozess. Für die Raffination wird das Pflanzenöl erst erhitzt, dann entfernt man mit Phosphorsäure die Pflanzengummis und Wachse, bevor das Öl schließlich mit Natriumhydroxid neutralisiert wird. Anschließend bleicht man es mit Bentonit und desodoriert es zum Schluss mit Wasserdampf unter hohem Druck.* Mit diesem Verfahren werden nicht nur Sojaöl, Palmöl, Rapsöl und Sonnenblumenöl hergestellt, die zusammen 90 Prozent des weltweiten Pflanzenöl-Marktes ausmachen, sondern jedes beliebige nicht »native« oder »kaltgepresste« Öl.

Nachdem P&G die Probleme des Baumwollsamenöls gelöst hatte, startete das Unternehmen eine groß angelegte Werbekampagne für das nunmehr giftfreie, teilweise gehärtete Speisefett Crisco, ein Akronym für »crystallized cottonseed oil« (kristallisiertes Baumwollsamenöl). Zur Debatte hatte auch der Name »Cryst« gestanden, doch aus Furcht vor religiösen Missverständnissen war der Vorschlag verworfen worden. In den Jahren bis 1920 setzte sich das Produkt am

---

* Das Antioxidans Tocotrienol der Palmpflanze wird im RBD-Prozess entfernt, um anschließend zur Vorbeugung des Ranzig-Werdens wieder hinzugefügt zu werden. Wie Hart sagte: »So etwas kann man sich nicht ausdenken!«

Markt durch. Crisco-Backfett, im Grunde künstlicher Schmalz, war womöglich das erste massenhaft produzierte HVL.*

Die unzähligen Fette, die man in sämtlichen Produkten von Keksen bis zu Speiseeis entdecken kann, gehen auf diese Technik zur Fettaufbereitung zurück: Sheabutter, Palmfett, Mangokernöl, Palmöl-Stearate, Kokosöl. Die meisten davon waren nie zuvor Teil der menschlichen Ernährung. Haben diese Fette erst die RBD-Behandlung durchlaufen, sind sie im Grunde austauschbar.

Die Sonne warf inzwischen bereits lange Schatten. Sharon Hart blickte auf die Uhr, während ihr Mann den Vorteil der austauschbaren Fette für sämtliche HVL-Unternehmen, nicht nur die Speiseeis-Produzenten, herausstellte: »Sie können einfach nehmen, was gerade am Markt am billigsten zu haben ist. Und um sich die Kosten für neue Verpackungen zu sparen, können sie diese Onkel-Tom-Cobley-Aufkleber** draufpappen, fein säuberlich mit allen unterschiedlichen Fettsorten versehen.«

---

* Margarine und die neuen Butterimitate waren zunächst allgemein verhasst. Mit Beginn des Imports in die Vereinigten Staaten und der heimischen Produktion brach der Margarine-Krieg aus. Maine, Michigan, Minnesota und auch einige Staaten, die nicht mit M beginnen, verboten Margarine. Andere Staaten belegten sie mit hohen Zöllen. Lucius Hubbard, der damalige Gouverneur von Minnesota, einem Milchwirtschaftsstaat, erklärte: »Der verkommene menschliche Erfindungsgeist hat seinen Höhepunkt in der Produktion von Oleomargarine und ähnlichen Abscheulichkeiten erreicht.« Der Senator Joseph Quarles aus Wisconsin (einem weiteren Milchwirtschaftsstaat) sagte: »Ich möchte Butter, die ganz natürlich nach Leben und Gesundheit schmeckt, und verwehre mich gegen diesen aus Fettgewebe und Pflanzenölen zusammengepanschten Ersatz, der den Geruch des Todes ausströmt und seinen Geschmack allein chemischen Tricks verdankt.« In der Zeitschrift *Harper's Weekly* hieß es: »Den erschrockenen Genießern sei gesagt, dass sie in der Verkleidung von Butter ihre alten Kerzenstumpen und Talglichtreste zu sich nehmen.«

** Ich kannte diesen Ausdruck nicht und dachte zunächst, dass Uncle Tom Cobley eine Firma für Lebensmittelzutaten wäre. Tatsächlich jedoch

Sollten Sie auf dem Etikett eines Lebensmittels eines dieser Fette entdecken – eines, das Sie zu Hause vermutlich nicht verwenden (etwa irgendein modifiziertes Palmöl) –, dann haben Sie ein HVL vor sich. Möglicherweise beschert uns das Auf und Ab der Marktpreise zukünftig noch mehr ungewöhnliche Zutaten in unseren Lebensmitteln. So schoss etwa aufgrund des Krieges gegen die Ukraine der Preis für Sonnenblumenöl in die Höhe. Gleichzeitig erließ Indonesien ein vorübergehendes Exportverbot für Palmöl, um den Anstieg der Lebensmittelpreise im Land zu bremsen. Entwicklungen wie diese könnten dazu führen, dass manche Pflanzenfette bald genauso teuer wie Butter werden. »Sie haben beinahe schon das Preisniveau von Talg oder Hühnerfett erreicht«, sagte Hart. »Vielleicht ist also bald Hühnerfett im Eis. Das muss man sich mal vorstellen!«

Mit diesem wenig erquicklichen Gedanken endete unser Gespräch, und Paul und Sharon Hart verabschiedeten sich, um ihren Zug zu erwischen.

---

stammt die Bezeichnung aus einem Volkslied, dessen Refrain aus einer langen Aufzählung von Personen besteht und mit »Old Uncle Tom Cobley and all« endet. Inzwischen verwende ich diese Redewendung selbst häufig.

Kapitel 2

Mehr Coco Pops, bitte: Der Eroberungszug der HVL

Genau eine Woche vor dem Wunder mit Lyras nicht schmelzendem Eis hatte ich meine HVL-Diät mit einem Coco-Pops-Frühstück begonnen.

Lyra fragte, ob die Schüssel für sie wäre. »Nein«, antwortete ich. Für sie sollte es Porridge geben.

»Aber ich möchte die Micky-Maus-Cornflakes!«, krähte Lyra und deutete auf Coco Monkey.*

Sie hatte noch nie Coco Pops gegessen, also war ich davon ausgegangen, dass sie ihnen keine Beachtung schenken würde. Doch ohne auch nur einen Löffel probiert zu haben, war sie Kellogg's

---

* Das quietschfidele Maskottchen warb in Großbritannien bereits vor meiner Geburt für Coco Pops. Laut den Informationen, die der Cerealien-Maskottchen-Aficionado Gabe Fonseca auf seinem YouTube-Kanal teilt, treibt Coco Monkey sein Unwesen in allen Ländern, in denen die Cerealien unter den Namen Coco/Choco Pops oder Choco Krispies angeboten werden. In den Vereinigten Staaten ist das Produkt unter dem Namen Cocoa Krispies im Handel. Dort gab es bereits Affen und Elefanten als Werbefiguren, doch gegenwärtig dienen Snap, Crackle und Pop als Maskottchen, ebenso wie in Kanada.

bereits in die Falle getappt. Sie fühlte sich sofort von dem Produkt angesprochen. Die Entwickler hatten ganze Arbeit geleistet – kein dreijähriges Kind entkam ihnen. Als ich noch einmal Nein sagte, warf Lyra sich auf den Boden und brüllte sich die Seele aus dem Leib. Damit lockte sie auch Sasha in die Küche (auf Dinahs Arm).

Ich hatte für Lyra Porridge gemacht, da mir mein Bauchgefühl sagte, dass Coco Pops kein gesundes Frühstück für eine Dreijährige wären – auch wenn die Packung mir etwas anderes weismachen wollte und vor beruhigenden Nährwertangaben strotzte: »50 % des täglichen Vitamin-D-Bedarfs«, »30 % weniger Zucker«* und so weiter. In Großbritannien zeigt (wie in vielen anderen Ländern) ein Ampelsystem an, wie gesund ein Nahrungsmittel ist. Auf der Coco-Pops-Packung prangten zwei grüne Punkte (für Fett und gesättigte Fettsäuren) und zwei gelbe (für Salz und Zucker). Darüber hinaus suggerierte der fröhlich strahlende Comic-Affe, dass die Cerealien Kindern nicht nur nicht schadeten, sondern ausdrücklich für sie gedacht waren. Vielleicht war also alles kein Problem.

Nicht, dass meine Zweifel irgendwie von Bedeutung gewesen wären. Denn noch während ich mir den Kopf zerbrochen hatte, war Lyra unterm Tisch hervorgekrochen, hatte ihre Schüssel gefüllt und begonnen, mit bloßen Händen und verzücktem Gesichtsausdruck die trockenen Coco Pops in sich hineinzustopfen. Ich gab mich geschlagen, goss ihr Milch in die Schüssel und studierte die Zutaten: Reis, Zucker, Glucosesirup, fettarmes Kakaopulver, Salz, Kakaomasse, Gerstenmalz, Aroma.

Coco Pops fallen aufgrund von Glucosesirup, Kakaomasse und Aromastoffen unter die HVL-Definition. Sie sind ein spektakulärer Triumph des menschlichen Erfindungsgeists. Jemandem, der jeden Tag zum Frühstück irgendwelche Puffreis-Cerealien isst, fällt

---

* Die Behauptung »30 % weniger Zucker« ist mit einem kleinen Sternchen versehen. Wenn man nachschaut, erfährt man, dass Coco Pops durchschnittlich 30 Prozent weniger Zucker als andere Puffreis-Cerealien mit Schokozusatz haben – eine mehr oder weniger wertlose Aussage.

das Knistern, Knacken und Knallen vielleicht gar nicht mehr auf. Doch ich fühlte mich an jenem Morgen in meine Kindheit zurückversetzt. Lyra legte sogar das Ohr an die Schüssel und lauschte entrückt mit geschlossenen Augen, bevor sie weiteraß.

Und immer weiter. Sie schien komplett die Kontrolle verloren zu haben. Laut der Packung betrug die empfohlene Portion für einen Erwachsenen 30 Gramm (das entsprach etwa einer Handvoll). Doch Lyra schaufelte diese Menge in sich hinein, ohne scheinbar auch nur einmal Luft zu holen. Im Allgemeinen muss ich ihr beim Essen gut zureden, aber die erste Schüssel Coco Pops hatte sich im Handumdrehen in Luft aufgelöst. Meine vorsichtige Anmerkung, dass eine Schüssel eventuell genug sein könnte, stieß auf taube Ohren. Genauso gut hätte ich einem Raucher sagen können, er solle lediglich eine Zigarette rauchen. Lyra aß nicht einfach nur ohne Sinn und Verstand, sie war wie in Trance.

***

Wenn man das Wort »Diät« hört, denkt man möglicherweise nicht direkt an Coco Pops. Doch in diesem Fall bildeten sie den Startschuss zu meiner einmonatigen Spezialdiät, in die ich mich mit Unterstützung meiner Kollegen der Londoner Uni-Klinik UCLH stürzte. Den Anstoß zu dem Experiment hatten zwei Studien gegeben, die mir die Fernsehproduzentin Lizzie Bolton ans Herz gelegt hatte. Mehrere Wochen vergingen, in denen die Studien unbeachtet auf einem der Stapel auf meinem Schreibtisch herumlagen. Als ich sie mir endlich vornahm, wirkten sie auf den ersten Blick nicht sonderlich spektakulär. Doch sie sollten sich als die beiden wichtigsten wissenschaftlichen Aufsätze meines Lebens erweisen.

Der erste erschien vor mehr als zehn Jahren in einer eher unbekannten brasilianischen Zeitschrift für öffentliche Gesundheit. Der Titel klang bescheiden und sehr spezifisch: »A new classification of foods based on the extent and purpose of their processing« (»Eine neue Klassifizierung von Lebensmitteln auf Grundlage des

Grads und des Zwecks ihrer Verarbeitung«). Der Erstautor war Carlos Monteiro, ein Professor für Ernährungswissenschaft an der Universität São Paulo.

Der zweite Text, dessen Erstautor Kevin Hall war, wirkte auf mich noch weniger verheißungsvoll. Das Thema war ein Ernährungsexperiment zur Gewichtszunahme, und das Ganze machte auf mich den Eindruck, als wollte da jemand auf einer neuen Trendwelle mitreiten: »Ultra-processed diets cause excess calorie intake and weight gain: an inpatient randomized controlled trial of ad libitum food intake« (»Eine Ernährung auf Grundlage hochverarbeiteter Lebensmittel führt zu übermäßiger Kalorienzufuhr und Gewichtszunahme: eine klinische randomisierte, kontrollierte Studie mit Ad-libitum-Nahrungsaufnahme«).

In dem ersten Artikel stellte Monteiro eine Theorie vor, die Hall in seiner Studie mithilfe eines Experiments überprüfte und offenbar bestätigte. Hier die Theorie: Der Hauptgrund für den weltweit rasanten Anstieg von Übergewicht und Fettleibigkeit insbesondere seit den 1980ern ist der ebenso rasante Anstieg der Produktion und des Konsums von hochverarbeiteten Lebensmitteln und Getränken.

Ich hatte noch nie von HVL gehört und stand einer übergreifenden Erklärung für die Adipositas-Pandemie skeptisch gegenüber, da diese nach allgemeiner Ansicht komplex ist und auf vielen Faktoren beruht. Doch aus irgendeinem Grund kam mir das von Monteiro vorgeschlagene Klassifizierungssystem innovativ und interessant vor.

Das inzwischen auf den Namen NOVA getaufte System teilt Lebensmittel in vier Gruppen ein.[1] Die erste umfasst »unverarbeitete oder kaum verarbeitete« Nahrungsmittel, die in der Natur zu finden sind, etwa Fleisch, Obst und Gemüse, aber auch Nahrungsmittel wie Mehl und Pasta. Zu Gruppe zwei werden »verarbeitete Zutaten zur Zubereitung von Speisen« gerechnet, etwa Öle*, Schmalz,

---

* Paul Hart gab zu bedenken, dass unsere heutigen Öle in Kategorie 4 gehören würden, da sie raffiniert, gebleicht und desodoriert werden. Der

Butter, Zucker, Salz, Essig, Honig oder Stärken – also traditionelle Nahrungsmittel, bei deren Produktion auch industrielle Verfahren zum Einsatz kommen können. Ausschließlich mit Nahrungsmitteln der zweiten Gruppe könnten wir nicht überleben, da zwar in der Regel ihr Energiegehalt hoch ist, sie aber nur wenige Nährstoffe enthalten. Doch in Kombination mit Artikeln aus der ersten Gruppe bilden sie die Grundlage für köstliche Speisen. Die Gruppe drei der »verarbeiteten Lebensmittel« umfasst vorproduzierte Mischungen aus den Gruppen eins und zwei, wobei die Verarbeitung in erster Linie der Konservierung dient. Beispiele sind Dosenbohnen, gesalzene Nüsse, Räucherfleisch, Fischkonserven, eingelegtes Obst und frisches Brot.

Bleibt noch Gruppe vier, die »hochverarbeiteten Lebensmittel«. Ihre Definition ist lang, möglicherweise die längste Definition einer wissenschaftlichen Kategorie, die mir je begegnet ist: »Rezepturen mit Inhaltsstoffen, die im Wesentlichen ausschließlich in der Industrie verwendet werden und bei deren Herstellung eine Reihe industrieller Verfahren zum Einsatz kommen, von denen viele aufwendige Gerätschaften und Technologien erfordern.«

Das war erst mal nur zum Warmwerden. Es ging weiter: »Zu den Verfahren bei der Herstellung von hochverarbeiteten Lebensmitteln gehören die Aufspaltung frischer Lebensmittel in einzelne Substanzen, die chemische Modifikation dieser Substanzen …«

Einwand ist verständlich, doch die Klassifizierung basiert auf den Daten aus Brasilien von Monteiro, denen zufolge die Öle von den Menschen genutzt werden, um selbst zu kochen. Damit sind sie, ebenso wie der Zucker auf dem Tisch, ein Anzeichen für Gesundheit. Mittlerweile gibt es einige überzeugende Hinweise, dass diese Pflanzenöle in den von uns konsumierten Mengen Schaden anrichten. Allerdings macht es einen himmelweiten Unterschied, ob wir mit Sonnenblumenöl kochen oder ein industriell gefertigtes Produkt konsumieren, bei dem das Öl eine von unzähligen Zutaten ist. Wir werden immer wieder zu der Diskussion zurückkehren, was einer bestimmten NOVA-Gruppe zuzurechnen ist.

Wie von Paul Hart geschildert, werden also Nutzpflanzen wie Mais und Soja in Öle, Proteine und Stärken umgewandelt, die anschließend eine weitere Modifikation durchlaufen. Die Öle werden raffiniert, gebleicht, desodoriert, hydriert und umgeestert, die Proteine möglicherweise hydrolysiert und die Stärken modifiziert. Anschließend werden diese modifizierten Nahrungsmittelpartikel mit Zusatzstoffen vermischt und mithilfe industrieller Techniken in die gewünschte Form gebracht, etwa durch Gießen, Fließpressen und Druckveränderungen. Diesem Schema sollte ich in meiner Diät immer wieder begegnen. Die Unterschiede auf den Zutatenlisten von Pizzen und Schokoriegeln verschwammen zunehmend.

Doch damit war die HVL-Definition noch lange nicht an ihrem Ende angelangt. Ich las weiter: »Die Verfahren und Zutaten zur Herstellung von hochverarbeiteten Lebensmitteln sind darauf ausgerichtet, hochprofitable (durch billige Zutaten, lange Haltbarkeit, emphatische Markenbildung), praktische (sofort konsumierbare) und äußerst schmackhafte Produkte zu erschaffen. Diese sollen frisch zubereitete Speisen und Gerichte ersetzen, die aus den Lebensmitteln der übrigen NOVA-Gruppen zubereitet werden.«

Bei der ersten Lektüre von Monteiros Text rauschte die Behauptung, der Zweck eines Lebensmittels könnte bedeutsam sein, ein wenig an mir vorbei. Doch nach und nach begannen Gedanken, die mir seit vielen Jahren durch den Kopf spukten, Form anzunehmen. Mir war bereits vorher klar gewesen, dass – zumindest theoretisch – physikalische und chemische Prozesse Einfluss darauf haben könnten, wie sich Lebensmittel auf den Körper auswirken. Doch in die Definition den *Zweck* der Verarbeitung aufzunehmen – die Erschaffung hochprofitabler Produkte –, war für mich komplettes Neuland.

Dass traditionelle Lebensmittel und Speisen einen anderen Zweck haben könnten als Substanzen, die von transnationalen Konzernen mit einem Umsatz von mehreren Hundert Milliarden Dollar produziert werden, spielt in der wissenschaftlichen und politischen Diskussion über Lebensmittel und Ernährung quasi keine Rolle. Man muss kein Genie sein, um sich denken zu können, dass Produkte, die die evolutionären Mechanismen unterlaufen, mit denen unser Körper uns Sattheit signalisiert, auf dem Markt bessere Überlebenschancen haben.

Nach der Lektüre von Monteiros Artikel hielt ich das NOVA-System und das HVL-Konzept zunächst einmal nur für Hypothesen, so reizvoll sie auch klingen mochten. Also griff ich zu Halls Studie, in der er diese Hypothesen überprüfte.

Sein Artikel war in der renommierten Fachzeitschrift *Cell Metabolism* erschienen. Das Experiment war ziemlich einfach aufgebaut. Freiwillige erhielten entweder eine HVL-Diät oder eine hinsichtlich Fett-, Salz-, Zucker- und Ballaststoffgehalt identische Diät ohne irgendwelche HVL. Nach zwei Wochen tauschten die beiden Gruppen ihren Speiseplan. In beiden Phasen des Experiments konnten die Teilnehmenden so viel essen, wie sie wollten. Wie sich herausstellte, aßen die Probanden während der HVL-Diät mehr und nahmen zu, wohingegen sie in den zwei Wochen mit unverarbeiteten Lebensmitteln sogar abnahmen, obwohl ihnen auch hier beliebig viel Essen zur Verfügung stand. Derartige Studien waren für mich damals im Grunde noch unbekanntes Terrain, daher konnte ich den Aufbau und die Bedingungen nicht wirklich kritisch einschätzen. Doch die Studie wirkte überzeugend, die Daten glaubwürdig.

Dennoch blieb ich skeptisch. Selbst in den renommiertesten Fachzeitschriften – möglicherweise gerade in den renommiertesten Fachzeitschriften – finden sich haufenweise verlockend klingende Ideen, die gekonnt präsentiert und mit vermeintlich vielversprechenden Daten untermauert werden, sich letztlich aber als kompletter Irrtum erweisen. Glaubwürdige Schätzungen gehen sogar davon aus, dass die meisten wissenschaftlichen Studien falsch sein könnten.[2] Zwei Artikel genügten jedenfalls nicht, um ein gesamtes Fachgebiet auf den Kopf zu stellen. Außerdem kam es mir seltsam vor, dass keiner der britischen Ernährungsexperten, von denen ich Dutzende im Rahmen der Recherche für andere Artikel und Dokumentationen gesprochen hatte, auch nur mit einer Silbe Carlos Monteiro, Kevin Hall oder hochverarbeitete Lebensmittel erwähnt hatte. Weder die britischen noch die US-amerikanischen Ernährungsempfehlungen gehen auf den Grad der Verarbeitung von Lebensmitteln ein. Und auf Verpackungen findet sich kein Hinweis, ob es sich beim Inhalt um ein hochverarbeitetes Produkt handelt.

Als ich am Abend Lyra und Sasha ins Bett gebracht hatte, verspürte ich trotz meiner Bedenken ein Gefühl der Faszination. Denn unsere bisherige Denkweise schien dem ständig größer werdenden Problemkomplex der ernährungsbedingten Krankheiten nichts entgegensetzen zu können.

Am folgenden Tag suchte ich eine Freundin und Kollegin an der Uni-Klinik auf, Rachel Batterham. Als Professorin beschäftigt sie sich mit Adipositas, Diabetes und Endokrinologie und hat sich mit ihrer Adipositas-Forschung international einen Namen gemacht. Einige der wichtigsten Studien zur Appetitregulation und zum Essverhalten stammen von ihr, darunter ein bahnbrechender Aufsatz in der Zeitschrift *Nature*. Mit ihrer klugen und humorvollen Art hat sie meine Einstellung gegenüber Adipositas und den Menschen, die damit leben, verändert.*

Ich legte ihr die Artikel vor. Auch sie hatte bis dahin kaum etwas von dem Konzept der hochverarbeiteten Lebensmittel gehört, allerdings hatte sie eine ungefähre Vorstellung von Kevin Halls wissenschaftlicher Arbeit. Ihr war sofort einsichtig, dass sich die physikalische Verarbeitung von Lebensmitteln auf die Menge auswirken könnte, die wir zu uns nehmen, bis unser Körper »Es reicht!« ruft.

---

* Eine der wichtigsten Folgen ist, dass ich adipös oder fettleibig nicht länger deskriptiv verwende. Menschen »haben« Übergewicht oder Adipositas, so wie sie auch Krebs oder Diabetes haben. Es ist nicht ihre Identität. In der Medizin gibt es allgemein einen hilfreichen Trend in diese Richtung. Menschen leben mit etwas, sie benötigen es nicht als definierendes Merkmal.

Und da sie sich leidenschaftlich gern und mit kompromissloser wissenschaftlicher Strenge großen Fragen widmet, skizzierte sie auf der Stelle einen Ansatz, wie sich die Hypothesen überprüfen ließen.

Wir ersannen ein Experiment: Ich würde mich einer einmonatigen HVL-Diät unterziehen, in deren Verlauf Rachel und ihr Team sämtliche Aspekte meines Gehirns und meines Körpers überwachen würden. Sollten wir auf irgendwelche interessanten Erkenntnisse stoßen, würden wir sie als Pilotdaten nutzen, um Mittel für eine umfassendere Studie einzuwerben.* Hall war bis dahin der Einzige gewesen, der die körperlichen Auswirkungen einer HVL-Diät untersucht hatte, doch seine Studie war unter Laborbedingungen entstanden. Wir wollten unser Experiment in der realen Welt durchführen.

Die Leitlinien meiner Diät waren simpel. Ich würde essen wie ein Kind. In Großbritannien nimmt ein Fünftel der Bevölkerung mindestens 80 Prozent seiner täglichen Kalorienmenge in Form von HVL zu sich und zwar Kinder wie Erwachsene gleichermaßen.[3] Hochgerechnet auf die Gesamtbevölkerung liegt die Quote bei 60 Prozent.[4, 5, 6, 7]

Ich würde also 80 Prozent HVL essen, jedoch ohne jeden Zwang. Wir wollten nicht *Super Size Me* nacheifern. Ich würde nur dann essen, wenn ich das Bedürfnis danach verspürte. Ehrlicherweise rechneten weder Rachel noch ich mit weltbewegenden Erkenntnissen nach nur einem Monat. Wir hofften lediglich, auf irgendetwas zu stoßen, das weitere Untersuchungen rechtfertigen würde.

Zur Vorbereitung würde ich vier Wochen lang keinerlei hochverarbeitete Lebensmittel essen. In meiner Vorstellung waren HVL noch immer gleichbedeutend mit Junkfood, daher überraschte

---

* Kleine, sorgfältig durchgeführte Studien können äußerst aufschlussreich sein, allerdings müssen ihre Ergebnisse an größeren Gruppen überprüft werden. Zahllose Entdeckungen – von der Wirkung von Sildenafil (Viagra) bis zur Wirksamkeit von Impfstoffen – wurden ursprünglich in Studien mit nur wenigen Probanden gemacht.

mich die Auswertung eines Essenstagebuchs. Im Allgemeinen nahm ich 30 Prozent meiner täglichen Kalorienmenge in Form von HVL zu mir.

Obwohl ich mich jahrelang in Artikeln sowie Radio- und Fernsehsendungen mit Ernährungsfragen beschäftigt hatte, war mein Gewicht langsam, aber stetig gestiegen. Inzwischen sah mein täglicher Speiseplan ungefähr so aus: schwarzer Kaffee zum Frühstück, ein Sandwich und Chips zum Mittag und ein relativ gesundes, selbst gekochtes Essen am Abend (einer unserer Standards ist Hühnchen mit Reis und Brokkoli), gefolgt von einem Supermarkt-Dessert. Alle paar Tage sparten wir uns das Kochen und aßen eine HVL-Lasagne aus der Mikrowelle oder eine HVL-Pizza aus dem Backofen. Ungefähr einmal die Woche gab es ein Takeaway-Essen – in der Regel aus der Kategorie hochverarbeitet, dank des großzügigen Gebrauchs von modifizierten Stärken und Geschmacksverstärkern.

Der Verzicht auf HVL stellte sich als erstaunlich schwierig heraus. Ich sehnte mich nach den Mikrowellen-Mahlzeiten, Schokoriegeln und Takeaway-Gerichten. Doch auch das meiste aus der Krankenhauskantine war tabu, wie mir der Blick auf die Etiketten und Zutatenlisten verriet. Zudem konnte ich mir mittags kein Sandwich mehr holen und zwar wegen der Emulgatoren im Brot und des Maltodextrins und der Konservierungsstoffe im Belag. Also musste ich mir selbst Brote zum Mitnehmen schmieren: richtiges Sauerteigbrot vom Bäcker bei uns im Viertel mit Butter und Käse, mehr nicht. Nicht einmal meine geliebte Hellmann's-Mayonnaise war noch erlaubt.*

Obwohl meine Hosen am Bund bald ein bisschen weniger kniffen, kam bei mir langsam Vorfreude auf meine HVL-Diät auf. Die verbotenen Speisen entfalteten eine immer verführerischere Anzie-

* Hellmann's: Rapsöl (78 %), Wasser, pasteurisiertes Ei und Eigelb, Spiritusessig, Salz, Zucker, Aromastoffe, Zitronensaftkonzentrat, Antioxidans (Calcium-Dinatrium-EDTA), Paprikaextrakt.

hungskraft. Dinge, an die ich normalerweise nie einen Gedanken verschwendete, beschäftigten mich jetzt pausenlos. Insbesondere die gegenüber vom Krankenhaus gelegenen Filialen von McDonald's und Kentucky Fried Chicken schlugen mich geradezu magisch in den Bann.

Am Tag vor dem Beginn meiner Diät wurde ich einen halben Tag lang in der Uni-Klinik gewogen und vermessen. Ich stieg auf die Körperanalysewaage. Gewicht: 82 kg. Größe: 185 cm. BMI: 24,2. Körperfettanteil: 17 Prozent. Insgesamt war ich in einem deprimierend durchschnittlichen Zustand für einen Mann meines Alters. Rachel Batterhams Team nahm mir Blut ab, um meine Entzündungswerte zu bestimmen und zu überprüfen, wie mein Körper auf Nahrung reagierte. Zur Vorbereitung hatte ich seit dem Vorabend nichts mehr gegessen. Ich bekam einen leckeren Bananen-Milchshake mit exakt abgemessenen Fett-, Protein- und Zuckermengen, um anschließend den Anstieg der Sättigungshormone und meine Insulinreaktion zu messen. Darüber hinaus unterzog ich mich psychometrischen Tests und füllte Fragebogen zu Stimmung und Appetit aus.

Als Letztes stand eine Magnetresonanztomografie an, um die Verbindungen zwischen den verschiedenen Regionen meines Gehirns aufzuzeichnen. Ich weiß noch, dass ich in der Röhre dachte, wie absurd der Test sei. Nur weil ich mich vier Wochen lang einer Diät unterziehen würde, die für Millionen Menschen im Land Alltag ist, würde eine MRT gewiss keine auffälligen Veränderungen zeigen.

***

Ich beobachtete Lyra, die gerade die letzten Reste der ersten Portion Coco Pops aus ihrer Schüssel kratzte. Kaum fertig, griff sie erneut zur Packung und füllte sich ein wenig unbeholfen nach. Wann würde sie wohl genug haben? Während wir weiteraßen, kam mir noch einmal der Vergleich mit dem Rauchen in den Sinn. Der erste Löffel war für uns beide ein ekstatisches Erlebnis gewesen. Der Puffreis war gehaltvoll, komplex und schokoladig. So intensiv hatte ich ihn nicht in Erinnerung. Beim ersten Löffel ist die Textur ein Erlebnis. Manche der »Pops« werden beinahe umgehend weich, wohingegen andere knusprig bleiben und auf der Zunge knistern.

Doch nach drei Löffeln war von dem Vergnügen nichts mehr übrig. Die Schüssel enthielt nur noch eine braune Matsche, die man in sich hineinstopfte, um sein Verlangen zu befriedigen. Lyra und ich gierten nach dem nächsten Bissen wie ein Raucher nach dem nächsten Zug. Das Erlebnis des ersten Löffels ließ sich nicht wiederholen, doch etwas an den Pops brachte uns dazu, es immer wieder zu versuchen.

Da Lyra ganz offensichtlich nicht zu einer tiefergehenden Unterhaltung aufgelegt war, studierte ich die Packung. Sie führte mir überdeutlich die Einstellung zu Lebensmitteln in Großbritannien und den Vereinigten Staaten vor Augen. Alles, was für uns zählt, ist das Nährwertprofil. Wir unterscheiden »gute« und »schlechte« Nährstoffe, und wie viel davon ein Lebensmittel jeweils enthält, entnehmen wir den Angaben auf der Packung. Anhand der Menge von gesättigten Fetten, Salz, Zucker, Ballaststoffen, Vitaminen und Mineralien entscheiden wir, ob das, was wir essen, gesund ist. Wir fragen uns, wie viele Kalorien eine Portion hat und ob Vitamin C enthalten ist. Diese Denkweise ist uns in Mark und Bein übergegangen. Wir können unsere Nahrung kaum noch aus einer anderen Perspektive betrachten.

Gyorgy Scrinis bezeichnete diese Einstellung mit gewisser Verachtung als »Nutritionismus«. Der außerordentliche Professor für Ernährungspolitik und -strategien an der Universität Melbourne vertrat als einer der Ersten die Vorstellung, dass Nahrung womöglich mehr ist als die Summe ihrer Einzelteile. Doch bei allen Vorbehalten gegen diesen Nutritionismus: Er löst ein wichtiges Problem. Um etwas zu erforschen, muss man es zunächst »operationalisieren«. Der größte Teil der modernen Wissenschaft beruht auf dieser Grundlage: Um etwas zu definieren, das wir nicht messen können, müssen wir auf etwas zurückgreifen, das wir messen können. Der Unterschied lässt sich gut anhand von Wohlstand und Gesundheit verdeutlichen. Beim Wohlstand ist es einfach: Er lässt sich unmittelbar messen und beziffern. Schwieriger hingegen ist es bei der Gesundheit: Sie existiert, aber wir besitzen keine spezifische Maßeinheit zu ihrer Quantifizierung. Daher definieren wir sie anhand von Gebrechlichkeitsskala, BMI, Blutdruck, chronischen Krankheiten, Eisenspiegel und so weiter.

Mit der Nahrung verhält es sich wie mit der Gesundheit, da wir auch hier nicht über eine spezifische messbare Größe verfügen. Zu ihrer wissenschaftlichen Erforschung muss man sie in messbare Einheiten wie etwa die Nährwerte zerlegen: Kalorien, Vitamin-C-Gehalt in Gramm und so weiter. Die Auswirkungen der Nährwerte auf so gut wie jeden Aspekt unserer Physiologie wurden ausgiebig dokumentiert, da die Zahl der ernährungsbedingten Krankheiten weltweit geradezu explodiert ist. Doch vor Carlos Monteiro war niemand aus dem Bereich Gesundheit und Ernährung auf den Gedanken gekommen, unsere Ernährung einmal anders zu beschreiben.

Lyra hatte ihre zweite Portion verputzt und nahm nun ihre Schüssel in die Hand, um die bräunliche Milchpfütze auszuschlürfen, die sich am Boden gesammelt hatte. Mir war klar, dass mir der Nutritionismus kaum bei der Entscheidung helfen würde, wie viel oder was Lyra essen sollte. Da war zum Beispiel die Frage, ob sie für ein Kind ihres Alters zu viel Zucker zu sich genommen hatte. Wahrscheinlich ja, aber wie hätte ich mir Gewissheit verschaffen sollen? Auf der Packung befand sich eine kleine Tabelle mit dem Zucker- und Salzgehalt pro 100 Gramm Cerealien, aber ich wusste nicht, wie viel Gramm sie gegessen hatte. Und die Packung verriet nicht, wie viel Gramm Coco Pops eine Dreijährige bedenkenlos verzehren konnte. Das war merkwürdig angesichts des riesigen Comic-Affen, mit dem das Produkt gezielt Kinder ansprach.

Als Nächstes beschäftigte ich mich näher mit dem Salzgehalt. Coco Pops enthalten 0,65 Prozent Salz, aber ich hatte keine Ahnung, was das bedeutete. Um die Angabe einordnen zu können, zog ich andere Lebensmittel heran und kam zu dem Schluss, dass man die Salzmenge in Coco Pops sinnvoller durch den folgenden Hinweis erklären könnte: Diese Cerealien enthalten 20 Prozent mehr Salz pro Gramm als eine beliebige Mikrowellenlasagne. Diese erstaunliche Salzmenge findet sich bei den meisten Frühstücksflocken – sie ist ein Grund, weshalb sie so großartig schmecken. Warum also gibt es keinen Warnhinweis zum Salz? Vermutlich, weil die empfohlene Portionsgröße für einen Erwachsenen 30 Gramm beträgt, was vier Esslöffeln entspricht. Wenn ein Erwachsener diese Menge isst, nimmt er nicht zu viel Salz zu sich. Allerdings vermutete ich, dass Lyra mehr als 30 Gramm verschlungen hatte, während ich mit den Nährwerttabellen von Lasagnen beschäftigt gewesen war.

Je länger ich Lyra beobachtete, desto absurder kamen mir die Ernährungsampeln auf der Packung vor (zur Erinnerung: zweimal grün, zweimal gelb). In Großbritannien ist dieses System zur Einstufung des Gehalts an Fett, gesättigtem Fett, Salz und Zucker freiwillig. Doch stellen Sie sich einmal vor, Sie sind mit einem dreijährigen Kind auf dem Rücksitz im Auto unterwegs und sehen vor sich vier Ampeln, von denen zwei auf Grün und zwei auf Gelb stehen. Halten Sie an oder nicht?

Neben dem Ampelsystem gibt es in Großbritannien noch ein weiteres, in der Presse oft erwähntes Modell zur Kennzeichnung von Lebensmitteln: das Label HFSS, oder *High in (saturated) fat, salt and sugar*, für Produkte mit einem hohen Anteil an (gesättigten) Fetten, Salz und Zucker. Die formale Kennzeichnung von verpackten Lebensmitteln als HFSS (oder nicht) dient in erster Linie Marketingzwecken und erfolgt nach einem Modell mit dem ein wenig rätselhaften Namen Nutrient Profile Model (NPM 2004/5; Nährstoffprofil-Modell). Ursprünglich entwickelt wurde es zur Regulation von Lebensmittelwerbung, die sich an Kinder richtet.*

---

* NPM 2004/5 wurde von der britischen Behörde für Lebensmittelstandards (FSA) eingeführt, um der Medienaufsichtsbehörde Ofcom ein

Wenn schon die Nährwerttabelle auf den Verpackungen keine große Hilfe bei der Frage ist, was das eigene Kind essen sollte, so erweist sich NPM 2004/5 erst recht als Sackgasse. Der NPM-Score eines Lebensmittels lässt sich nämlich nicht einfach nachschlagen. Man muss ihn in drei Schritten selbst berechnen. Wenn ich das Verfahren hier schildere, dann nur, um zu zeigen, wie kompliziert es ist.

Als Erstes bestimmt man den Score eines Lebensmittels für die schlechten Dinge: Kalorien, gesättigte Fettsäuren, Zucker und Natrium. Das sind die sogenannten »A«-Punkte. Als Zweites zählt man dann die Punkte für die guten Dinge zusammen: Obst, Gemüse, Nüsse, Ballaststoffe und Protein. Das sind die sogenannten »C«-Punkte. (Übrigens: Um an sämtliche dieser Informationen zu gelangen, benötigt man teilweise Zugang zu kostenpflichtigen Lebensmittel-Datenbanken wie der NielsenIQ Brandbank.) Nach der Berechnung der A- und C-Punkte muss man noch weitere Regeln bedenken, etwa: »Ein Lebensmittel oder Getränk mit mehr als elf A-Punkten kann nur dann Punkte für Protein erhalten, wenn es mindestens fünf Punkte für Obst, Gemüse und Nüsse erreicht.«

So weit alles klar? Nun, *jetzt* zieht man die C-Punkte von den A-Punkten ab, um einen Score auf einer Skala bis 30 zu berechnen. Jedes Lebensmittel, dessen Punktzahl über vier liegt, wird als HFSS eingestuft. Aber selbst nach dem ganzen Prozedere bleibt die Frage offen, ob Kinder diese HFSS-Lebensmittel essen sollten – und wenn ja, in welcher Menge. Die Einstufung legt nur fest,

---

Instrument an die Hand zu geben, mit dem sie die Lebensmittel zur Regulierung der an Kinder gerichteten Fernsehwerbespots einstufen kann. Das Label HFSS stellt eine der Kategorien von NPM 2004/5 dar. Gegenwärtig unterliegt die auf Kinder abzielende Werbung für ein als HFSS eingestuftes Produkt im Internet und im Fernsehen bestimmten Einschränkungen. Dennoch können Kinder nach wie vor Werbung für das entsprechende Unternehmen (zum Beispiel McDonald's oder Coca-Cola) sehen. Außerdem ist es nicht verboten, dass das Unternehmen in den Läden mit Spielzeugen oder einer Comicfigur für sich wirbt.

ob, wann und wie sich die Werbung für ein bestimmtes Lebensmittel an Kinder wenden darf. Wie 2018 in einem Kommentar zum NPM-2004/5-Rechner treffend festgestellt wurde: »Er stellt keinen einheitlichen, einfachen Maßstab dar, um Lebensmittel als ›gesünder‹ oder ›weniger gesund‹ zu definieren.«[8]

Während Lyra an einem Schokoladenmilchfleck auf ihrem Schlafanzug rubbelte, kam ich zu dem Schluss, dass die HVL-Definition von Carlos Monteiro ein wenig praktikabler sein könnte – vorausgesetzt natürlich, dass die Daten seine Definition und die vermeintlichen gesundheitlichen Auswirkungen stützten.

Ohne Frage sind Ampeln, Nährwerttabellen oder der HFSS-Score Symptome einer falschen Vorstellung von der Art und Weise, wie sich Menschen für ein bestimmtes Lebensmittel entscheiden und was ihr Essverhalten bestimmt. Zum einen versteht kein normaler Mensch die entsprechenden Informationen auf den Packungen, auf denen sie zudem mit den verlockenden Versprechungen der Hersteller konkurrieren. Zum anderen ist es schlicht eine Illusion, dass wir uns beim Essen nach Zahlen richten würden, nicht nach unserem Appetit.

Wie alle Tiere hat auch der Mensch Systeme zur Kontrolle der Nahrungsaufnahme entwickelt. Als ich mich in das Thema vertiefte, begann ich mich zu fragen, ob HVL möglicherweise in die natürliche Appetitregulation eingreifen, sodass wir immer weiteressen, egal, was auf der Packung steht.

Monteiros Artikel, in dem er seine Hypothese einführte, war möglicherweise genauso bedeutsam wie manche der Studien, die wir im Journal Club unseres Labors diskutiert und die mein Weltbild geprägt hatten. Doch wie war Monteiro darauf gekommen, Lebensmittel nach dem Grad ihrer Verarbeitung einzuteilen?

Für eine Antwort auf diese Frage nahm ich mir systematisch Monteiros Schriften vor. Die Lektüre glich einer Reise durch die Geschichte der Ernährung und der Fettleibigkeit.

Monteiro wurde 1948 als Kind einer Familie geboren, die einen besonderen Platz in der brasilianischen Gesellschaftshierarchie einnahm, genau an der Schwelle zwischen arm und wohlhabend. Er kannte beide Seiten. Daher verdankte sich sein Interesse an Fragen der sozialen Gerechtigkeit vielleicht der Furcht, dass seine Familie jederzeit in die rundherum sichtbare Armut abrutschen könne – ohne eigenes Verschulden, einfach nur aus Pech.

Als er sich 1966, kurz nach dem von den Vereinigten Staaten unterstützten Militärputsch, in Brasilien für Medizin einschrieb, war er der Erste aus seiner Familie, der studierte. Während Monteiro die medizinische Laufbahn einschlug, wurde das Land von einer Reihe aufeinanderfolgender Militärjuntas regiert und litt an einem stetig steigenden Maß staatlicher Gewalt. Vor diesem Hintergrund wuchs sein Interesse an der Gesundheit der am stärksten marginalisierten Gruppen der brasilianischen Gesellschaft.

Seine erste Forschungsarbeit führte ihn in eine der ärmsten Regionen im Umkreis von São Paulo, die Ribeira-Niederung, wo er den Einfluss der sozialen Klasse – nicht etwa von Bildung oder Einkommen – auf den Ernährungszustand von Plantagenarbeitern untersuchte. Eine Schwierigkeit des Projekts war die Definition solch uneindeutiger Begriffe wie »soziale Klasse« und »Ernährungszustand«. Monteiro verknüpfte mathematische, medizinische, anthropologische und ökonomische Kenntnisse, um verschiedene Datensätze zu organisieren und zu analysieren. Das hier erworbene Wissen bildete die Grundlage für die spätere Entwicklung der Kategorie der HVL.

Im Mittelpunkt seiner frühen Veröffentlichungen nach 1977 stand die Unterernährung, damals in Brasilien ein enormes Problem. Er verfasste Studien zum Stillen, zu Wachstumsstörungen und zur Eisenversorgung von Kindern. Dass sich einmal eine Übergewichtskrise entwickeln könnte, war zu der Zeit noch vollkommen undenkbar.

Die Erforschung von Mangelerkrankungen war überall auf der Welt der Ausgangspunkt der Ernährungswissenschaft. Skorbut bei den Seeleuten auf der Suche nach der Nordwestpassage. Der »Kropf« durch Jodmangel. Beriberi, Pellagra, Rachitis – alles bekannte Namen von Vitaminmangelerkrankungen. Die Ernährungswissenschaft wurde von einer Welt geprägt, in der die dringendste Frage lautete, was der Körper mindestens benötigte, um gesund zu bleiben. Eine Welt, in der sich furchtbares Leid durch die Zugabe eines einzigen Nährstoffes lindern ließ. Vermutlich geht darauf die Vorstellung zurück, dass sich gesunde Ernährung auf einzelne chemische Stoffe mit einer genau anzugebenden Dosis herunterbrechen ließe.

Demgegenüber hinkt unser Verständnis für die Auswirkungen des Nahrungsüberflusses auf unseren Körper weit hinterher. Doch ab Mitte der Neunzigerjahre beobachtete Monteiro genau das: Es gab zu viel Nahrung. Die vormals undenkbare Übergewichtskrise war plötzlich nicht nur vorstellbar, sondern unübersehbar, wohin auch immer er den Blick richtete. Er entdeckte eine von ihm sogenannte »alimentäre Transformation«, eine verwirrende Zunahme starken Übergewichts in den ärmeren Schichten bei einem gleichzeitigen Rückgang in den reicheren Schichten.

Seine Artikel strotzen vor komplizierten Gleichungen, doch womit er sich eigentlich beschäftigt, ist erstaunlich simpel, verglichen etwa mit der Behandlung von Krebs oder der Sequenzierung des Genoms. Monteiro nimmt schlicht Kassenzettel unter die Lupe, allerdings mithilfe linearer Regressionsmodelle. Trotz meiner wissenschaftlichen Ausbildung hatte ich beim oberflächlichen Blick auf Monteiros Arbeiten den Eindruck, dass er einer Verbreitung seiner Erkenntnisse selbst im Weg stand. Er beging einen Fehler, durch den viel zu viele bedeutende Ideen ungehört verhallen: Die Darstellung war kompliziert und langweilig. Doch als ich schließlich bei seinen Aufsätzen den Teil mit den statistischen Methoden außen vor ließ und mich auf den eigentlichen Inhalt konzentrierte, wurde mir klar, dass er höchst akribisch eine außerordentliche Entwicklung dokumentierte: die alimentäre Transformation Brasiliens von einem Land, in dem Fettleibigkeit höchstens von akademischem Interesse war, zu einem Land, in dem sie wohl das wichtigste Gesundheitsproblem darstellt.

Das Aufregende daran war, dass wir in Staaten wie Großbritannien oder den USA den Moment verpasst haben, in dem unsere Ernährung von vornehmlich unverarbeiteten Nahrungsmitteln zu HVL umschwenkte. Es existieren so gut wie keine Datensammlungen zur individuellen Ernährung in den Fünfzigern, Sechzigern und Siebzigern, abgesehen von den allgemeinen nationalen Konsumdaten. Monteiro kannte die Entwicklung in den Vereinigten Staaten und in Großbritannien, und er sah, dass sie in Brasilien noch schneller verlief.

Ungefähr ab 2003 konzentrierte er sich in seinen Studien zunehmend auf den Fett- und Zuckerkonsum. Allerdings betrachtete er die Daten aus ungewöhnlicher Perspektive. Tatsächlich enthüllten seine Arbeiten zu Übergewicht, Adipositas, Zucker und Fett ein merkwürdiges Paradox.

Traditionelle Empfehlungen raten zu einer Ernährung auf Grundlage von Kohlenhydraten wie Cerealien, Brot, Reis, Pasta und Kartoffeln sowie von Obst und Gemüse. Dagegen sollten Öle, Fette, Salz und raffinierter Zucker nur sparsam konsumiert werden. Doch Monteiro fand heraus, dass in dem Zeitraum von Mitte der Achtzigerjahre bis zu den 2010er-Jahren, in dem in Brasilien die Adipositas-Rate explodierte, der Verkauf von vermeintlich gesunden Produkten wie Cerealien, Pasta und Brot stieg, der von vermeintlich ungesunden Dingen wie Öl und Zucker als Küchenzutaten jedoch sank.[9] Nach konventioneller Ansicht war die Ernährung also besser geworden, nicht schlechter.

Um dieses vermeintliche Paradox aufzulösen, beschloss Monteiro, das gesamte *Ernährungsmuster* in den Blick zu nehmen, anstatt sich auf einzelne Nährstoffe oder Lebensmittel zu fokussieren. Er und sein Team begaben sich auf die Suche nach einem anderen Ansatz, um zu bestimmen, was »schlechtes Essen« eigentlich ist. Anstatt am Anfang, auf mikroskopischer Ebene, begannen sie am Ende. Sie wollten die Lebensmittel identifizieren, die für die Probleme verantwortlich waren, und dann ihre Gemeinsamkeiten herausfinden.

Dafür waren in der Ernährungswissenschaft zuvor unbekannte statistische Methoden erforderlich. Die Berechnungen ergaben für Brasilien zwei unterschiedliche Ernährungsmuster. Das eine bestand hauptsächlich aus traditionellen Nahrungsmitteln wie Reis und Bohnen, das andere vor allem aus Softdrinks, Süßgebäck, Fertigdesserts, Instantnudeln und Cerealien. Das zweite Muster verdrängte zunehmend die traditionelle Ernährung. Beispielsweise stieg der Absatz von Keksen in Brasilien zwischen 1974 und 2003 um 400 Prozent, ebenso der von Softdrinks. Die Gemeinsamkeit dieser beliebten und augenscheinlich für das Problem verantwortlichen Produkte war offensichtlich: Sie alle bestanden aus dekonstruierten, modifizierten Zutaten, die mit Zusatzstoffen versetzt waren und zudem oftmals aggressiv vermarktet wurden.

Als Monteiro und sein Team die mit Gesundheit assoziierten Einkäufe analysierten, stellten sie fest, dass sich auf diesen Kassenbons häufig auch Zucker und Öl fanden. Selbstverständlich sind Zucker und Öl an sich keineswegs gesund, aber ihr Vorhandensein deutete darauf hin, dass in einem Haushalt nach alter Sitte mit Reis und Bohnen gekocht wurde.

Das führte Monteiro und sein Team zurück zu einer seit Langem geführten Debatte. Denn auch wenn Einigkeit herrscht, dass bei Adipositas die Ernährung das Problem ist, bleibt die schwierige Frage seit ewigen Zeiten: welche Ernährung genau?

Offensichtlich gibt es schlechte Lebensmittel. Doch wie soll man diese definieren?

Vielleicht denken Sie nun, dass das alles ein alter Hut sei. Viele kluge Menschen äußerten schon immer Bedenken gegen »verarbeitete Lebensmittel«. Allerdings mussten sie erkennen, dass es nicht einfach ist, stichhaltige Argumente zu finden. Ein Beispiel ist meine Mutter.

Ungefähr zu der Zeit, als Monteiro bei den Plantagenarbeitern der Ribeira-Niederung forschte, war meine Mutter Redakteurin bei *Time Life*. Sie arbeitete an vielen Büchern, doch ihr Herzensprojekt war die Buchreihe »The Good Cook«. Der Autor war ein

Nahrungspurist namens Richard Olney. Er gehörte zu der Sorte Köche, die am liebsten selbst Weizen anbauen würden, wenn sie Mehl benötigen. Menschen wie er und meine Mutter sprachen abschätzig von »Junkfood«.

Als meine Brüder und ich unsere ersten wissenschaftlichen Schritte unternahmen, warfen wir unserer Mutter Snobismus vor. Wir erklärten ihr, dass ihr selbst gemachtes (köstliches) Essen genauso viel Salz und Fett enthielt wie die Produkte von McDonald's, die sie uns so gut wie nie erlaubte. Die Haltung zur Ernährung, die man uns im Medizinstudium nahebrachte, unterschied nicht zwischen dem salzhaltigen, fettigen Essen unserer Mutter und dessen industriellen Pendants. Die Daten von Carlos Monteiro dagegen stützten eine solche Unterscheidung, die seither immer mehr an Kontur gewann.

Nehmen wir zum Beispiel Pizza. Was den Nährwert betrifft, ist eine Pizza so gut wie die andere. Mehl, Tomaten, Käse. In der Pizzeria Sweet Thursday bei mir in der Straße bezahlt man für eine Pizza etwa zehn britische Pfund. Sie besteht grob gesprochen aus sechs Zutaten und ist kein hochverarbeitetes Lebensmittel. Doch sie hat ungefähr denselben Nährwert wie eine HVL-Pizza für ein Pfund aus dem Supermarkt nebenan, in der Konservierungsstoffe, Stabilisatoren und Antioxidantien stecken. Beide Pizzen enthalten in etwa gleich viel Kalorien, Fett, Salz und Zucker. Doch die eine ist ein traditionelles Nahrungsmittel, das nicht mit Fettleibigkeit oder ernährungsbedingten Krankheiten assoziiert ist, die andere nicht.

Jegliche Auseinandersetzung über gesundes Essen endet rasch in der Zwickmühle des Snobismus. In der Regel essen die Menschen, die mehr Geld für Essen aufwenden können, andere und vielfältigere Lebensmittel als Menschen mit geringerem verfügbaren Einkommen. Wie wir noch sehen werden, ist das ein Grund, weshalb unter ärmeren Menschen Adipositas insgesamt häufiger auftritt. Ein Standardargument lautet daher, dass sich niemand für Fettleibigkeit und andere ernährungsbedingte Krankheiten entscheidet.

Die Generation meiner Mutter war bei Weitem nicht die erste, die »Junkfood« oder »verarbeiteten« Lebensmitteln skeptisch gegenüberstand. Bereits als diese Form der Ernährung noch nicht mit Armut assoziiert wurde, tauchten Bedenken auf. Ein Pionier der Forschung zu Fett und seiner Verstoffwechselung im Körper, Hugh MacDonald Sinclair, wandte sich schon lange, bevor meine Mutter Kochbücher lektorierte oder Monteiro auf der Bildfläche erschien, gegen verarbeitete Lebensmittel. Sinclair war Professor in Oxford, ein charismatischer und exzentrischer Biochemiker. Im Jahr 1956 verfasste er ein Schreiben an die medizinische Fachzeitschrift *The Lancet*, das er selbst als »den längsten und ungehobeltsten Brief, der jemals in *The Lancet* veröffentlicht wurde«, bezeichnete.

In dem Brief machte er den chronischen Mangel an essenziellen Fettsäuren für Lungenkrebs, Koronarthrombose und Leukämie verantwortlich. Als Grund der Mangelversorgung benannte er die Verarbeitung des Weizens und den Konsum von Margarine: »Ich hege keinerlei Sympathie für langhaarige Naturfreunde, dennoch plädiere ich in aller Bescheidenheit dafür, dass wir noch einmal nachdenken und zusätzliche Forschungen durchführen, ehe wir Weizen immer feiner mahlen und ›verbessern‹ und Margarine produzieren. Ehe wir also der Öffentlichkeit hochentwickeltes Futter vorsetzen, mit dem sie sich ahnungslos abfindet.«

Noch vor Sinclairs Zeit gab es in Chicago eine Kinderärztin namens Clara Davis, eine ebenso außerordentliche wie geheimnisvolle Figur der Geschichte der Ernährungswissenschaften. Bereits in den 1920er-Jahren brachte sie Bedenken gegen Weißmehl, Backwaren und Zucker vor. Auf sie werde ich noch ausführlich zurückkommen. Und wiederum lange vor Davis, nämlich 1820, veröffentlichte Friedrich Accum die erste wissenschaftliche Abhandlung zu den schädlichen Auswirkungen des Verfälschens und Verarbeitens von Lebensmitteln: *Death in the Pot: A Treatise on Adulteration of Food, and Culinary Poisons, and Methods of Detecting Them* (deutsch 1822 unter dem Titel *Von der Verfälschung der Nahrungsmittel und von den Küchengiften*).

Auch als vor rund 6 000 Jahren ein nordafrikanischer Hirte auf die Idee kam, Milch in einem Tiermagen aufzubewahren, und so zufällig den Käse erfand, dürfte gewiss nicht jeder mit dieser neuen Form der Verarbeitung einverstanden gewesen sein. Obwohl sie die Haltbarkeit erhöhte.

Eine Grenzlinie zwischen verarbeiteten und unverarbeiteten Lebensmitteln zu ziehen, ist im Grunde unmöglich. Man muss nur überlegen, was für Nahrungsmittel vollkommen unverarbeitet sind, im Stück und roh gegessen werden können und zu keiner Zeit einer selektiven Züchtung unterlagen. Man wird auf ein paar wilde Beeren, Austern, Rohmilch und einige Pilze kommen, nicht viel mehr. Die Verarbeitung von Lebensmitteln begann vor knapp einer Million Jahren, als sich unsere Entwicklung von der des Schimpansen abkoppelte. Ein Stück Fleisch von den Knochen eines Mammuts schneiden? Verarbeitung. Kochen auf dem Feuer? Ebenfalls Verarbeitung. Nutzpflanzen und Nutztiere durch selektive Züchtung verändern, eine Technik, die älter als das Schreiben ist? Verarbeitung.

Nahezu unsere gesamte Nahrung ist also zu einem gewissen Grad verarbeitet, und das dürfte ein entscheidender Faktor gewesen sein, weshalb die offiziellen Ernährungsrichtlinien nie die gesundheitlichen Auswirkungen der Verarbeitung berücksichtigt haben. »Junkfood« wurde schlicht deshalb als schädlich betrachtet, weil es zu viele »schlechte« Stoffe enthält, nämlich Salz, gesättigte Fette und Zucker, und zu wenig »gute«.

Während Monteiro noch mit diesem Problem rang, tauchten 2007 zwei Artikel auf, die ihn und sein Team entscheidend beeinflussten. Der erste, von Michael Pollan, erschien in der *New York Times*. Er begann mit dem berühmt gewordenen Satz: »Essen Sie Lebensmittel, nicht zu viel und vorwiegend Pflanzen.«[10] Pollan stellte fest, dass offensichtlich so gut wie jegliche traditionelle Ernährungsweise positive Auswirkungen auf die Gesundheit habe. Dabei sei es vollkommen egal, woraus sie sich zusammensetze – ob sie beispielsweise, wie im Fall Frankreichs, erhebliche Mengen

Alkohol und gesättigte Fette oder, wie im Fall Italiens, jede Menge Pizza und Pasta enthalte.

Die zweite Studie erschien in der weniger bekannten Zeitschrift *Nutrition Reviews*. Der Titel des von dem Epidemiologen David Jacobs von der University of Minnesota und Linda Tapsell von der australischen Universität Wollongong verfassten Textes lautete »Food, not nutrients, is the fundamental unit in nutrition« (»Lebensmittel, nicht Nährstoffe, sind die Grundeinheit der Ernährung«). Die beiden Autoren wiesen auf ein bis heute der Erklärung harrendes Phänomen hin: Laut einer Reihe zuverlässiger Studien senkten manche Lebensmittel wie etwa Vollkorngetreide, Nüsse, Oliven und ölreicher Fisch das Risiko chronischer Erkrankungen, allerdings verschwand der Nutzen der relevanten Nährstoffe wie Betacarotin, Fischöl oder Vitamin B, sobald sie aus den Nahrungsmitteln extrahiert und als Nahrungsergänzungsmittel aufgenommen wurden.

Kurz gesagt gibt es keine Nahrungsergänzungsmittel, die für gesunde Menschen einen Nutzen hätten. Gesundheitsfördernde Nährstoffe entfalten ihre Wirkung offensichtlich nur, wenn wir sie im Kontext zu uns nehmen. Fischöl bringt uns nichts, öliger Fisch dagegen schon. Das erscheint unbegreiflich, ich weiß. Kein Nahrungsergänzungsmittel, Vitamin oder Antioxidans verringert bei gesunden Menschen das Sterblichkeitsrisiko und noch nicht einmal die Gefahr von Krankheiten. So gut wie alle großen unabhängigen Studien zu Multivitaminpräparaten und Antioxidationsmitteln zeigen, dass sie im schlimmsten Fall sogar das Sterblichkeitsrisiko erhöhen. Das gilt insbesondere für Vitamin E, Betacarotin und hochdosiertes Vitamin C.[11, 12, 13] Sobald man begreift, dass Vitaminpräparate jenseits von Mangelerscheinungen wirkungslos sind, wird man auch verstehen, dass Nahrungsmittel und Nahrungsmittelextrakte nicht dasselbe sind. Man denke an den Effekt des Wettrüstens: Nahrung ist komplex.

Die beiden Artikel bildeten die gedankliche Grundlage für Monteiros nächsten Schritt: die formale Spezifizierung von schlechten

Lebensmitteln, um sie erforschen zu können. Seine Zeit auf den Plantagen war eine gute Vorbereitung hierfür gewesen. Er und sein Team suchten die Lebensmittel heraus, die ihren Daten zufolge nachteilige gesundheitliche Auswirkungen hatten, und beschrieben sie. Um das Jahr 2010 herum hatten sie schließlich die NOVA-Klassifizierung entwickelt. Monteiro reklamiert diese Idee nicht für sich, sondern bezeichnet sie als kollektive Leistung. Auch einen Heureka-Moment habe es nicht gegeben, vielmehr sei die Definition das Ergebnis langjähriger gründlicher Datenanalyse gewesen. Wie und wann genau man zu der Definition gelangte, konnte mir niemand aus Monteiros Team sagen. Die Forscher wussten nur noch, dass Jean-Claude Moubarac eines Tages in der Uni-Mensa den Namen »NOVA« vorgeschlagen habe.

***

Unbewusst hatte ich am Frühstückstisch begonnen, den Jingle der alten Fernsehwerbung für Coco Pops zu summen. Lyra konnte einfach nicht genug von dem Zeug bekommen. Sie aß immer weiter, bis ihr Magen fast zu platzen drohte. Als sie endlich den Löffel sinken ließ, hatte sie zwei Erwachsenenportionen mit reichlich Vollmilch verzehrt, was mehr oder weniger ihrem gesamten Tagesbedarf an Kalorien entsprach. Als wir fertig waren, holte ich die Digitalwaage heraus, füllte ihre Schüssel noch einmal und wog nach, wie viel wir tatsächlich gegessen hatten. Eine Digitalwaage habe ich, weil viele meiner tollsten Rezepte von Kollegen stammen, die sie wie bei einem Versuchsprotokoll mit genauen Grammangaben notieren. Eine Kollegin misst Gewürze sogar auf einer Mikrowaage ab, sodass sich in ihren Rezepten Angaben wie »100 mg gemahlene Nelken« finden. Doch eine Mikrowaage habe ich mir bisher noch nicht zugelegt.

Ich hatte fünf Portionen hinuntergeschlungen, eine angemessene Auftaktmahlzeit zu meiner HVL-Diät. Als die Coco Pops Ende der Fünfzigerjahre auf den Markt kamen, wurden sie für die

Generation meiner Eltern rasch zu einem Grundnahrungsmittel. In meiner eigenen Kindheit waren sie die mit Abstand beliebtesten Cerealien. Inzwischen gelten sie beinahe schon als »traditionelles« Nahrungsmittel, das niemand skeptisch anschaut.

Seit der Präsentation von Monteiros NOVA-System hat sich eine lautstarke Gegenbewegung formiert. Die Kritiker fragen, wie bestimmte Verarbeitungsverfahren zu Gewichtszunahme führen oder der Gesundheit schaden könnten. Schließlich würden den Nahrungsmitteln keine Kalorien hinzugefügt, und auch ihre chemische Zusammensetzung werde nicht verändert.* Ein verständlicher Einwand. Womöglich hat bei Ihnen auch noch etwas anderes ein unbehagliches Gefühl ausgelöst, nämlich dass die HVL-Definition ein wenig willkürlich erscheint.

Genau diesen Vorwurf erhob der polemische Journalist Christopher Snowdon im Januar 2022 in seinem Blogbeitrag »What is ›ultra-processed food‹?« (»Was sind ›hochverarbeitete Lebensmittel‹?«).[14] Snowdon erklärte zu seiner Motivation, ein »vollkommen irrer« Kommentar zu HVL in der Zeitschrift *British Medical Journal* habe förmlich nach einer Erwiderung verlangt. Er stellte die »Willkürlichkeit« der Definition pointiert heraus: »›Junkfood‹ ist ein zu enger Begriff, da die meisten Leute darunter ›Fast Food‹ von einigen wenigen Restaurantketten verstehen. In Ermangelung eines offensichtlichen Schuldigen ist daher die ›Gesundheitslobby‹ auf einen Feldzug gegen ›hochverarbeitete Lebensmittel‹ umgeschwenkt.«

Snowdon stieß sich insbesondere an einer der Daumenregeln, an denen man dem Beitrag im *British Medical Journal* zufolge HVL erkennen könne: dass sie in der Regel mehr als fünf Zutaten enthielten. Er erklärte: »Was ist das denn für eine groteske, willkürliche Schwelle? Sie basiert auf keinerlei wissenschaftlicher Grundlage!«

Was er damit sagen will, ist klar. Warum nicht sechs Zutaten?

---

* Beim Kochen verändert sich die chemische Zusammensetzung natürlich, doch bei den meisten anderen Verfahren nicht.

Oder vier? Doch für einen Wissenschaftler ist der Vorwurf der Willkür schlicht kein gültiger Einwand.

Man stelle sich vor, Monteiro und seine Leute wären von einer absolut willkürlichen Prämisse ausgegangen, was der Grund von Adipositas sei. Sagen wir Sternzeichen. Nehmen wir also an, die Forscher hätten postuliert, entscheidend sei, ob jemand Löwe ist. Nicht, ob er HVL isst. Aus wissenschaftlicher Sicht spielt das keine Rolle, *solange man es mit Beweisen belegen kann.*

Gehen wir nun davon aus, irgendjemand hätte beobachtet, dass Löwen tatsächlich häufiger Adipositas hätten. Dann müssten die Forscher ein Modell entwickeln, mit dem sich das erklären ließe: Jahreszeiten, das Wetter bei der Zeugung, die Ernährung der Mutter, bei der Geburt zirkulierende Viren und so weiter. Sie könnten Tierversuche durchführen und Mäuse züchten, die zwischen dem 23. Juli und 22. August geboren würden, um sie dann mit Mäusen zu vergleichen, die im restlichen Jahr geboren wurden. Nachdem sie ihr Modell auf Herz und Nieren geprüft hätten, würden sie schließlich zu dem Ergebnis kommen, dass einzig und allein entscheidend ist, ob jemand in dem Zeitraum geboren wird, in dem die Sonne von 120 Grad ekliptikaler Länge nach 150 Grad ekliptikaler Länge wandert, den Himmelskoordinaten des Sternzeichens Löwe. Uns bliebe nichts anderes übrig, als uns damit abzufinden. Es wäre bizarr, dennoch wäre es die Wahrheit, bei aller Willkür der Prämisse.

Woher wir unser Wissen eigentlich haben, darüber sind sich die Wissenschaftsphilosophen keineswegs einig. Doch die meisten stimmen darin überein, dass am Anfang der Wissenschaft eine Beobachtung steht, gefolgt von der Entwicklung eines Modells und der anschließenden Überprüfung des Modells anhand der Beobachtungsdaten. Manchmal erscheinen diese hochwissenschaftlich, etwa bei Messungen der Bewegung von Himmelskörpern oder den Werten, die sich von einem hochkomplexen Gerät wie einem Teilchenbeschleuniger ablesen lassen. Bei anderer Gelegenheit wiederum stößt jemand zufällig beim Gassigehen im Park auf eine tote

Gans, und diese wird zum ersten Datenpunkt eines Vogelgrippeausbruchs.

Selbstverständlich würde unsere willkürliche astrologische These in der Realität durch keinerlei Daten gestützt und das Modell in sich zusammenfallen. Die Forscher müssten sich nach einem anderen Grund für Adipositas umschauen, etwa einem Nahrungsmittelsystem, das die Menschen verführt, Unmengen industriell hergestellter Lebensmittel zu essen. Oder dass die Betreffenden Schütze seien. Die Stärke guter Wissenschaft liegt darin, dass sie mit schlechten, falschen oder willkürlichen Hypothesen umgehen kann. Genau genommen ist das sogar das definierende Charakteristikum von Wissenschaft.

Praktische Wissenschaft beginnt oft mit willkürlichen Festsetzungen. Wir legen Dinge in Schachteln. Fassen sie zu Gruppen zusammen. Geben ihnen einen Namen. Irgendwo müssen wir eine Grenzlinie ziehen, um das Objekt unseres Interesses beschreiben zu können. In den physikalischen Wissenschaften sind diese Grenzlinien oftmals klarer. In der Physik werden die Teilchen in Abhängigkeit von ihrem Verhalten in Gravitations- oder elektromagnetischen Feldern kategorisiert und beschrieben. In der Chemie bestimmen die subatomare Zusammensetzung und das chemische Verhalten der Elemente ihren Platz im Periodensystem. Diese Systeme sind objektiv und diskret.

Auch in den Biowissenschaften verfügen wir über wohldefinierte Kategorien. HIV ist inzwischen eine binäre Diagnose: Entweder man hat das Virus oder nicht. Doch bei vielen der dringendsten Probleme herrscht weniger Eindeutigkeit. Als Definition von Adipositas bei Erwachsenen wurde willkürlich ein BMI von 30 oder mehr festgelegt. Ebenso gut hätte man die Grenze auch bei 29 oder 31 ziehen können.* Bei genau 30 tritt keine plötzliche ge-

---

* Der Gebrauch des BMI wirft zu viele Probleme auf, als dass sie hier erörtert werden könnten. Doch momentan bleibt er hinsichtlich der Gesamtbevölkerung oder bestimmter Bevölkerungsgruppen unser bestes

sundheitliche Veränderung auf. Die Risiken steigen kontinuierlich. Fast alle biologischen Messwerte – Blutdruck, Hämoglobingehalt, Lungenkapazität – bewegen sich auf einer stufenlosen Skala. Mehr oder weniger beliebig ziehen wir irgendwo eine Grenzlinie und erklären, dass die Menschen jenseits davon unter hohem Blutdruck, Anämie oder Fettleibigkeit litten, alle anderen aber nicht.

Darin bestand der geniale Einfall von Monteiro und seinem Team: Sie zogen eine Grenzlinie. Oder vielleicht bestand ihr genialer Einfall auch darin, eine solche Grenzlinie überhaupt in Erwägung zu ziehen: dass es also tatsächlich schädliche Nahrungsmittel gibt und diese definiert werden können. Und bei aller Willkürlichkeit der Position dieser Grenzlinie ist die Vorstellung, gewisse Ernährungsweisen riefen Krankheiten hervor, alles andere als willkürlich. Sie stützt sich auf eine Unmenge sorgsam erhobener und analysierter Daten. Ebenso wenig willkürlich ist die These, dass zugunsten des Profits produzierte Lebensmittel bewusst oder unbewusst so konstruiert werden, dass wir sie bis zum Exzess konsumieren.

Die NOVA-Klassifizierung war eine Hypothese, ein Modell zur Kategorisierung von Lebensmitteln, das es Kevin Hall und vielen anderen erlaubte, diese Hypothese einer strengen Prüfung zu unterziehen. Und zumindest in gewissem Maße umgeht sie das soziale Minenfeld der Ernährungsforschung. Ob eine bestimmte Pizza übermäßigen Konsum anregt, liegt nicht am Preis oder daran, wer sie isst. Sondern nur daran, ob sie ein hochverarbeitetes Lebensmittel ist.

Durch die Definition im Jahr 2010 wurden HVL für die Forschung operationalisiert. Die Frage war, ob sich die Hypothese als tragfähig erweisen würde.

Instrument. Als messerscharfe Analyse der Probleme des BMI empfehle ich: »The bizarre and racist history of the BMI« von Aubrey Gordon.[15]

Kapitel 3

»Hochverarbeitete Lebensmittel«, das klingt schlimm. Aber sind sie wirklich ein Problem?

Am zweiten Wochenende meiner Diät unternahm ich mit meinem Bruder Xand und meinen beiden Schwagern Chid (Richard) und Ryan einen Campingtrip in den Nationalpark Brecon Beacons. Auf dem Weg von London westwärts in Richtung Wales legten wir einen Zwischenstopp an der Raststätte Leigh Delamere ein, einem wahren HVL-Tempel. Dort deckte ich mich für den Rest der Fahrt mit Cool Original Doritos, zwei Dosen Red Bull, einer Tüte Skittles und einer Tüte Haribo Supermix ein.

Im Nationalpark schlugen wir unsere Zelte unweit eines Wasserfalls auf. Die Landschaft war wunderschön. Doch lebhafte Träume über die körperlichen Folgen meiner Diät verdarben mir die Nachtruhe. In meiner Vorstellung war mein Blut zäh und klebrig geworden, eingedickt von Salz und Zucker. Als ich in aller Herrgottsfrühe hochschreckte, war ich traurig und fühlte mich unwohl.

Ich nahm einen großen Schluck Wasser, um mein Blut wieder dünnflüssiger zu machen. Beim Frühstück ließ das Bergpanorama meine Laune steigen. Es gab Kellogg's Crunchy Nut Clusters (Vollkorn, ohne künstliche Farb- oder Aromastoffe und mit einem Gutschein fürs Legoland für einen Erwachsenen) und Alpen-Vollkornmüsli von Weetabix.

Mein Schwager Ryan aus Australien, ein international renommierter Psychologieprofessor, bemerkte erstaunt, dass ich trotz HVL-Diät Alpen aß. »Was stimmt nicht mit Alpen? Es ist natürlich und vollwertig.« Ich klärte ihn auf, dass es formal zu den HVL gehört, denn es enthält mit Molkenpulver eine Zutat, die man normalerweise zu Hause nicht verwendet.

Die Verblüffung stand ihm ins Gesicht geschrieben. »Aber was ist mit der Bergidylle auf der Packung?« Ich erwiderte, dass es dennoch ein HVL sei. Chid und Xand pflichteten mir bei. Aber Ryan ließ nicht locker: »Wie auch immer, es ist lecker.« Wenn die Verpackung Ryan überzeugen kann, kann sie jeden überzeugen.

Auf der Heimfahrt rief mich ein Redakteur vom BBC-Rundfunk an und bat mich, den Hörern in einem kurzen Beitrag das Konzept der HVL vorzustellen. Ich hoffte, dass die Sendung uns beim Eintreiben von Fördergeldern für unsere Studie helfen würde – vorausgesetzt, dass meine 80-Prozent-HVL-Diät irgendetwas Interessantes ergeben sollte (Geldgeber lieben es, wenn die von ihnen geförderte Forschung ein breites öffentliches Echo hervorruft). Außerdem lieferte mir der Beitrag einen Vorwand, um Kontakt zu potenziellen Forschungspartnern aufzunehmen. Als Erstes meldete ich mich bei Kevin Hall, der in seiner Studie Monteiros Hypothese, dass HVL zur Gewichtszunahme führten, überprüft hatte.

Ich rief Hall aus einer schallgedämmten Sendekabine der BBC an, um ihn zu seinem Experiment zu befragen. Er eröffnete unser Gespräch mit einem Geständnis: »Als ich erstmals hörte, dass wir uns nicht wegen der Nährstoffe in den Lebensmitteln Sorgen machen sollten, sondern wegen des Ausmaßes und des Zwecks der Verarbeitung, hielt ich das für kompletten Unfug.« Damit hatte ich nicht gerechnet.

Ich hatte Hall in seinem Büro in Bethesda, Maryland, erreicht, wo er als leitender Wissenschaftler am US-amerikanischen Forschungsinstitut für Diabetes und Erkrankungen des Verdauungstraktes und der Nieren tätig ist. Sein eher bürokratischer Titel – »Abteilungsleiter für integrative Physiologie, Labor für biologische Modellierung« – verschleiert ein wenig die Tatsache, dass er einer der wichtigsten Ernährungswissenschaftler des 21. Jahrhunderts ist. Und das, obwohl er das Fach ursprünglich nicht studiert hat. Als Physiker promovierte er in mathematischer Modellierung, zum Thema der sogenannten nichtlinearen Dynamik.

Hall wurde in Kanada als Sohn britischer Eltern geboren. Sein Vater hatte als findiger Mechaniker am Bau von Turbinen für die frühesten Atomkraftwerke mitgewirkt, seine Mutter war für den Papierkram einer Physiotherapiepraxis verantwortlich gewesen. Wie Carlos Monteiro war Hall der Erste aus seiner Familie, der studierte. In seinem Bachelorstudium der Physik an der McMaster University fiel er mit hervorragenden Leistungen auf und gehörte zu den Top-Studenten im Bereich Hochenergie-Teilchenphysik. Er selbst äußert sich dazu mit der für ihn typischen Bescheidenheit: »Meinem besten Kommilitonen flog alles nur so zu. Irgendwann erkannte ich, dass ich etwas anderes finden musste, in dem ich besser war.«

Ein Ferienjob führte ihn in ein elektrophysiologisches Labor, in dem die Kontraktionen im Verdauungstrakt von Hunden erforscht wurden. Dort begann er mit der mathematischen Modellierung biologischer Prozesse, von wo aus er auf das Feld der Ernährungswissenschaften gelangte – die er schließlich grundlegend verändern sollte.

»Abhängig davon, mit wem Sie sprechen, bin ich für drei Dinge bekannt«, erzählte Hall.

Da ist zunächst seine mathematische Modellierung des Stoffwechsels von Erwachsenen.[1] Mithilfe dieses Modells sagte Hall bereits vor einigen Jahren voraus, dass eine Low-Carb-Diät keine signifikanten Auswirkungen auf das Gewicht haben würde.

Seine nächste Errungenschaft bestand darin, sein Modell anhand einer Vorstellung zu überprüfen, die sich seit der Jahrtausendwende zunehmend durchgesetzt hatte: dass Zucker die Hauptursache von Adipositas sei. Ihm verdanken wir entscheidende Beiträge zur Frage des Einflusses von Zucker auf unseren Stoffwechsel. Doch dazu später mehr.

Schließlich war da noch seine »*Biggest Loser*«-Studie,[2] für die er sechs Jahre lang die Entwicklung der Teilnehmer des US-Quotenhits *The Biggest Loser* verfolgte. Bei Drehbeginn hatten alle von ihnen einen BMI von mehr als 40, das heißt Adipositas Grad III (oder, brutaler ausgedrückt, morbide Adipositas). Für die Sendung verbrachten sie mehrere Monate in vollkommener Abgeschiedenheit auf einer Farm, wo sie sich einem Programm mit extrem reduzierter Kalorienaufnahme und viel Sport unterwarfen. Am Ende betrug der durchschnittliche Gewichtsverlust rund 60 Kilogramm. Sechs Jahre danach hatten die Teilnehmer im Durchschnitt wieder 41 Kilo zugenommen, obwohl sie sich weiterhin viel bewegten. Halls Studie zeigte also, wie schwierig es ist, dauerhaft Gewicht zu verlieren.

»Und dann ist da noch meine Arbeit zu hochverarbeiteten Lebensmitteln. Nun ja, damit sind es wohl vier Dinge«, sagte Hall. Wegen dieser Forschung hatte ich ihn kontaktiert. Dass er mir gleich zu Beginn unseres Gesprächs gestehen würde, Monteiros HVL-Theorie zunächst für Unfug gehalten zu haben, hatte ich keineswegs erwartet. Er berichtete mir, dass er dem HVL-Konzept erstmals bei einer Konferenz begegnet war, zu der ihn ein hochrangiger Pepsi-Mitarbeiter eingeladen hatte. Das war im Jahr 2017, als die ersten Aufsätze zu HVL erschienen: »[Der Pepsi-Boss] sagte, dass ihnen ein neuer Forschungsansatz Sorge bereiten würde und sie deshalb meine Meinung hören wollten. Mein erster Gedanke war: Wie kann irgendjemand diesen Kram ernst nehmen?«

Für Hall hatte festgestanden, dass wir dank jahrzehntelanger bedeutender Fortschritte inzwischen immer besser verstanden, welche Nährstoffe in unserer Ernährung gut (oder schlecht) sind und was gegen Mangelerkrankungen getan werden kann. Er sagte: »Die Ernährungswissenschaft heißt so, weil sie sich mit Nährstoffen beschäftigt, richtig? Und dann kommt da diese Monteiro-Mannschaft und erklärt: ›Nein, nein, ihr seid komplett auf dem Holzweg.‹«

Insbesondere stieß er sich an Monteiros Definition von HVL als »Rezepturen, bei deren Herstellung zumeist billige industrielle Quellen von Nahrungsenergie und Nährstoffen sowie Zusatzstoffe verwendet werden und eine Reihe von Verarbeitungsschritten zum Einsatz kommen, während sie nur ein Minimum an vollwertigen Rohstoffen enthalten«. In seinen Augen war das eine schwammige und unbefriedigende Definition, die nichts über das eigentlich Problematische an diesen Lebensmitteln aussagte.

Hall hatte einige Fragen, die seiner Ansicht nach der Klärung bedurften:

1. Sind die sogenannten HVL nicht vor allem deshalb schädlich, weil sie viel Salz, Fett und Zucker und wenig Ballaststoffe enthalten? Wenn dem so wäre, wäre HVL dann nicht einfach ein Synonym für »viel Fett, Salz, Zucker«?
2. Oder gelten HVL als schlecht, weil sie die guten Lebensmittel vom Speiseplan der Menschen verdrängen?
3. Oder stehen sie stellvertretend für andere Dinge wie Rauchen oder Armut?
4. Oder handelt es sich um eine Kombination dieser Faktoren?
5. *Oder* behaupteten Monteiro und seine Kollegen, dass etwas anderes das Problem sei? Vielleicht irgendetwas an den Verarbeitungsschritten selbst: die Chemikalien, die physikalischen Prozesse, die Zusatzstoffe, das Marketing und so weiter?

Diese Fragen legte er den Personen vor, von denen er erstmals vom HVL-Konzept gehört hatte (und die allesamt nicht Monteiros Team angehörten). Ihrer Ansicht nach war der hohe Gehalt an Salz, Zucker und Fett in Verbindung mit den fehlenden Ballaststoffen das Problem. Hall ereiferte sich: »Ich sagte ihnen: ›Moment mal, Leute, beides zugleich geht nicht! Ihr könnt mir nicht erzählen, dass es nicht die Nährstoffe sind. Und wenn ich euch dann nach einem Mechanismus frage, sagt ihr mir, dass es doch die Nährstoffe sind, nämlich Salz, Zucker, Fett und Ballaststoffe!‹«

Hall erschien das Konzept der hochverarbeiteten Lebensmittel von Grund auf verworren, daher entschloss er sich zu seinem Experiment – mit der Absicht, die HVL-Hypothese zu widerlegen. Er wollte zeigen, dass der gesamte Komplex der Verarbeitung keinen Unterschied mache und es einzig und allein auf die chemische Zusammensetzung und die Nährstoffe eines Nahrungsmittels ankäme.

Sein Experiment war bestrickend einfach: Er würde zwei unterschiedliche Ernährungsformen direkt miteinander vergleichen.[3] Die eine würde zu 80 Prozent aus Lebensmitteln der NOVA-Kategorie 1 bestehen (Dinge wie Milch, Obst, Gemüse und so weiter), mit geringen Anteilen der NOVA-Kategorien 2 (Zutaten wie Öl und Essig) und 3 (verarbeitete Lebensmittel wie Konserven, Butter und Käse), doch ohne HVL der NOVA-Kategorie 4. Die andere würde zu mindestens 80 Prozent aus Lebensmitteln der NOVA-Kategorie 4 bestehen, also aus HVL.

Entscheidend war, dass beide Diäten gleich viel Salz, Zucker, Fett und Ballaststoffe enthielten. Außerdem sollten die Teilnehmer so viel essen dürfen, wie sie wollten. Sämtliche Teilnehmer wurden verpflichtet, bequeme Kleidung zu tragen, damit ihnen nicht gleich auffiel, wenn sie zunahmen.

Für die Studie wurden 20 Männer und Frauen mit unterschiedlicher Körperform und -größe und relativ stabilem Gewicht ausgewählt. Das Durchschnittsalter der Teilnehmer lag bei etwa 30 Jahren. Die Freiwilligen verbrachten vier Wochen rund um die Uhr im NIH Clinical Center, einem nationalen Forschungsklinikum in Maryland. Die eine Hälfte der Probanden begann mit der HVL-Diät, die andere mit der von Hall als »unverarbeitete Diät« bezeichneten Ernährung. Nach zwei Wochen wurde der Speiseplan zwischen beiden Gruppen getauscht. Die HVL stammten aus ganz normalen Geschäften und waren ein Beispiel für die typische US-amerikanische Ernährung. Das Essen der »unverarbeiteten Diät«

wurde vor Ort von den Ernährungswissenschaftlern und Köchen des Instituts ausschließlich aus frischen Zutaten zubereitet.

»Als ich sie bat, sich beim Nährstoffgehalt genau an die Vorgaben der HVL zu halten, haben sie mich angestarrt, als wäre ich nicht ganz bei Trost«, erzählte Hall. Im Anhang zu seiner Studie findet sich eine detaillierte Liste der Mahlzeiten inklusive Fotos. Die Gerichte der unverarbeiteten Diät sehen ausgesprochen appetitlich aus, während die der hochverarbeiteten Diät ehrlich gesagt auf mich eher abstoßend wirken.*

Nehmen wir zum Beispiel Tag 5 der HVL-Diät: Zum Mittag gab es ein Spam-Sandwich und einen Light-Softdrink. An den Rändern des dreieckig zurechtgeschnittenen Sandwiches krümelte das Dosenfleisch auf den Teller. Die triste, graue Limonade erinnerte an Spülwasser. Das Abendessen war keinen Deut besser. Zwei pappig aussehende Burger, grau-grüne Dosenbohnen, Dosenmais, Mac-and-Cheese mit der Anmutung von Eiter: eine erbärmliche Parade von Beige- und Brauntönen, die vor dem Hintergrund der geblümten Tischunterlage noch trister wirkte. Allein der Anblick verursachte bei mir Verstopfung. Weil HVL in der Regel kaum Ballaststoffe enthalten, mussten sie den meisten Gerichten künstlich beigemengt werden.

Die Mahlzeiten der unverarbeiteten Diät sahen dagegen aus, als stammten sie aus der Werbung für ein schickes neues Restaurant. Am ersten Tag gab es zum Mittag einen Spinatsalat mit Hähnchenbrust, Apfelspalten, Bulgur, Sonnenblumenkernen und Weintrauben. Die Vinaigrette bestand aus Olivenöl, frisch gepresstem Zitronensaft, Apfelessig, gemahlenen Senfkörnern, schwarzem Pfeffer und Salz. Zum Abendessen gab es Roastbeef, dazu Basmatireis, gedämpften Brokkoli, Tomatensalat mit Balsamicodressing, Orangenspalten und gehackte Pekannüsse. Das alles wurde präsentiert, als wäre die Küchenmannschaft mit der Zubereitung allein maßlos

* Als ich das Hall erzählte, erwiderte er, dass viele Menschen den Look der HVL-Diät bevorzugten.

unterfordert gewesen, weshalb sie die Fleischscheiben fächerförmig drapiert und mit kleinen Garnierungen versehen hatte.

Doch egal, was auf den Fotos zu sehen ist: Hinsichtlich der Vertrautheit und Angenehmheit der Speisen fällten die Probanden bei beiden Diäten stets ein nahezu identisches Urteil. Ein wichtiger Aspekt war, dass niemand seine Portionen vollständig schaffte. Die Studie entsprach im Großen und Ganzen dem »normalen Leben« in den Vereinigten Staaten, wo die meisten Menschen Zugriff auf eine unbegrenzte Menge an Kalorien haben.

Die Auswertung schockierte Hall. Er hatte sich selbst widerlegt und Monteiros Hypothese bewiesen. Im Durchschnitt nahmen die Teilnehmer während der HVL-Diät 500 Kalorien mehr am Tag zu sich als während der unverarbeiteten Diät. Entsprechend stieg ihr Gewicht. Noch erstaunlicher jedoch war vielleicht, dass die Teilnehmer während der unverarbeiteten Diät sogar abnahmen, obwohl sie unbegrenzt essen konnten. Wie erwähnt, war die HVL-Diät auch keineswegs schmackhafter. Irgendetwas anderes musste die Teilnehmer dazu gebracht haben, zu viel hochverarbeitete Lebensmittel zu essen.

Womöglich unterschätzt die Studie sogar noch den Effekt der HVL. Schließlich waren die Teilnehmer für die Dauer der Studie keine Opfer der HVL-Marketingmaßnahmen. Weder wurden sie mit Werbung und Gesundheitsversprechen bombardiert, noch steckten die Lebensmittel in ihren attraktiv gestalteten Verpackungen – all das sind in der realen Welt Aspekte des Verarbeitungsprozesses. Rindfleisch, Pilze oder Milch werden so gut wie nie beworben, und ihre Verpackungen sind frei von jeglichen Gesundheitsversprechen. HVL-Verpackungen dagegen schmücken regelmäßig irgendwelche Comicfiguren und Hinweise auf Vitaminzusätze. Auf die eindeutigen Beweise für den Beitrag des Marketings in all seinen Formen zum übermäßigen Konsum werde ich später noch zu sprechen kommen.

Die Teilnehmer mussten ihr Essen weder bezahlen noch selbst zubereiten. Halls Team gab pro Woche und Proband rund 100 US-

Dollar aus, um jeden Tag HVL mit einem Nährwert von 2 000 Kalorien auf den Tisch zu bringen. Bei der unverarbeiteten Diät waren es eher 150 US-Dollar. Doch HVL sind nicht nur preiswerter, sie erfordern auch weniger Zeit. Hall betonte das Können der Klinikköche. Sie können jede beliebige Speise zubereiten, auf jede beliebige Weise. Dagegen fehlt vielen Menschen schlicht die Zeit, selbst Granola-Müsli herzustellen oder für jede Mahlzeit vier verschiedene Obst- oder Gemüsesorten zu schnippeln oder Schüsselchen mit Dressing oder Nüssen vorzubereiten. Fairer wäre es wohl gewesen, die HVL-Diät mit den unverarbeiteten Speisen zu vergleichen, die die meisten von uns auf die Schnelle zu Hause hinbekommen. Wenn ich einmal Pizza selbst machen will, endet das in der Regel damit, dass ich Toastbrot mit Tomaten und Käse in die Mikrowelle schiebe (wenig überraschend bevorzugt Lyra die hochverarbeitete tiefgefrorene Version).

Die Tatsache, dass sich Hall ungeachtet der genannten Faktoren selbst widerlegte, verleiht seinen Ergebnissen besondere Glaubwürdigkeit. Die Wirkung der Studie kann gar nicht überschätzt werden. Das Experiment war zwar klein, allerdings wurde es so sorgfältig durchgeführt, dass die Schlussfolgerung berechtigt war, Monteiros These könne in der Tat den allgemeinen Anstieg der Fettleibigkeit unter allen Bevölkerungsgruppen und in allen Ländern erklären. Halls Arbeit verlieh der NOVA-Klassifikation wissenschaftliche Glaubwürdigkeit, sodass nunmehr viele Forscher in ihr eine legitime Methode erkannten, die für Adipositas verantwortliche Lebensmittelkategorie zu definieren. Offensichtlich vermochte sie die widersprüchlichen Beobachtungen zu versöhnen, mit denen sich die Ernährungswissenschaft so lange herumgeplagt hatte: die Verwirrungen hinsichtlich Fett und Zucker, die Nutzlosigkeit von Light-Produkten als Hilfe beim Abnehmen, der unerbittliche Anstieg der Adipositas weltweit. Halls Erkenntnisse lösten eine wahre Forschungswelle aus und wurden in Hunderten anderer wissenschaftlicher Aufsätze und Dutzenden von Richtlinienpapieren zitiert.

Klinische Studien wie die von Hall kosten schnell Millionen von US-Dollar und können weltweit nur in einigen wenigen spezialisierten Zentren durchgeführt werden. Allerdings gibt es auch in der »realen Welt« immer mehr epidemiologische Belege, die Halls Erkenntnisse stützen. Darüber hinaus häufen sich seit 2010 die Beweise, dass HVL höchstwahrscheinlich nicht nur der Hauptgrund für den weltweit steilen Anstieg der Fettleibigkeit sind, sondern auch für zahlreiche andere Gesundheitsprobleme. Die einst nur spärlich tröpfelnden Indizien sind spätestens seit der Publikation von Halls Studie 2019 zu einer wahren Flutwelle angeschwollen.

Während meiner Diät nahm Rachel Batterham einen Nachwuchswissenschaftler in ihre Forschungsgruppe auf, der ausdrücklich die immer umfangreichere Literatur zu HVL auswerten sollte: Sam Dicken. Nach seinem Studium in Cambridge hatte er ein prestigereiches Stipendium des Medical Research Council erhalten. Ich traf ihn eines Tages in Rachels Büro in der Londoner Uni-Klinik, von wo aus man zufällig über den Innenhof direkt in das Stationszimmer sehen kann, in dem ich jede Woche Patienten behandle. Sam hatte für mich eine Präsentation seiner Forschung vorbereitet. Er rief die erste Folie auf und begann seine Ausführungen. Insgesamt hatte er sich mit rund 250 Studien beschäftigt und ein enormes Fachwissen zusammengetragen. Systematisch war er alle Fragen angegangen, die Hall aufgeworfen hatte und die Sie sich vermutlich auch selbst bereits gestellt haben. Einmal in Fahrt, redete er ohne Punkt und Komma. Als müsste er nie Luft holen.

Einer der Hauptkritikpunkte an der NOVA-Klassifikation lautet, die negativen gesundheitlichen Auswirkungen von HVL kämen einfach daher, dass sie nur wenige Nährstoffe enthalten, dafür aber jede Menge gesättigte Fette, Natrium und Zucker. Andere behaupten, der Zusammenhang zwischen hohem HVL-Konsum und schlechtem gesundheitlichen Zustand beruhe darauf, dass HVL die guten Lebensmittel verdrängen würden, da Menschen, die sich überwiegend von HVL ernähren, kaum wenig bis gar nicht verarbeitete Nahrungsmittel wie Obst, Gemüse, Getreideflocken,

Bohnen, Hülsenfrüchte und Meeresfrüchte äßen.[4] Das wirft die Frage auf, ob die negativen Folgen also ausblieben, wenn die Menschen einfach HVL mit hohem Linsenanteil und viel Brokkoli äßen. Oder ob man eventuell die Rezeptur der HVL dahingehend verändern könnte, dass sie weniger Zucker und Fett und dafür mehr Vitamine und Mineralien enthalten würden.

Ein weiteres Argument lautet, dass HVL im Allgemeinen relativ preiswert sind und daher womöglich vor allem Menschen mit geringem Einkommen viele hochverarbeitete Lebensmittel konsumieren. Finanzielle Not jedoch geht tragischerweise oft mit einem schlechten Gesundheitszustand einher. In den ärmsten Regionen Großbritanniens tritt Adipositas unter Kindern wie Erwachsenen fast doppelt so häufig auf wie in den reichsten Regionen.[5] Liegt die wahre Bedeutung von hohem HVL-Konsum also letztlich darin, dass er ein Symbol der Armut ist?

Oder ist ein hoher HVL-Konsum womöglich ein Marker eines insgesamt ungesunden Lebensstils, da ungesunde Verhaltensweisen oftmals gehäuft auftreten? Trinken oder rauchen Personen, die sich überwiegend von HVL ernähren, also auch häufiger? In diesem Fall wären HVL nur scheinbar das Problem, tatsächlich jedoch sind es das Trinken und das Rauchen.

Epidemiologen wie Sam Dicken sind sich dieser Schwierigkeiten vollkommen bewusst. Ihr Job besteht darin, sie auszuschließen. Sam zufolge wurde in unzähligen Arbeiten erforscht, ob tatsächlich ein Zusammenhang zwischen HVL und den anscheinend von ihnen verursachten gesundheitlichen Problemen besteht.

Ein Beispiel hierfür ist eine große Studie von Forschungsgruppen aus Frankreich und Brasilien mit Daten zu mehr als 100 000 Menschen im *British Medical Journal*, die einen Zusammenhang zwischen HVL und Krebserkrankungen nahelegte.[6] Die Forscher untersuchten das Risiko, an Brust-, Prostata- oder Dickdarmkrebs zu erkranken, sowie das Gesamtkrebsrisiko. Sie fanden heraus, dass bei einem um 10 Prozent erhöhten HVL-Konsum auch die Gesamtkrebsrate und die Rate der Brustkrebserkrankungen um 10 Prozent stieg. Dieser »dosisabhängige Effekt« ist einer der Faktoren, die den Beweisen Überzeugungskraft verleihen.

Doch damit nicht genug. Die Forscher verfügten außerdem über Daten zu den Nährstoffen, die die Teilnehmer zu sich nahmen. Daher konnten sie analysieren, ob das erhöhte Krebsrisiko allein auf die Tatsache zurückzuführen ist, dass HVL in der Regel einen hohen Gehalt an Zucker, Salz und Fett bei gleichzeitig geringem Ballaststoffanteil haben. Sie untersuchten auch, ob HVL einfach ein Element eines insgesamt ungesunden Ernährungsmusters waren. Gewissermaßen nahmen sie sich also die von Kevin Hall aufgeworfenen Fragen vor, allerdings in einem sehr viel größeren Maßstab. Doch auch nach Einbeziehung des Nährstoffgehalts besaß ihr Ergebnis weiterhin statistische Relevanz. Einmal mehr deutete alles darauf hin, dass die Nährstoffe ein geringeres Problem darstellen als die Verarbeitung.

»Diese Studie steht nicht allein da«, sagte Sam. Er präsentierte mir die Arbeit einer chinesischen Forschungsgruppe, die Daten von 92 000 US-Amerikanern analysiert hatte.[7] Laut diesen Daten geht ein höherer HVL-Konsum mit einer erhöhten Sterblichkeit an Herz-Kreislauf-Erkrankungen einher. Um auszuschließen, dass die Folgen von HVL beispielsweise darauf zurückzuführen waren, dass diese vor allem von älteren Personen konsumiert wurden, bezogen die Wissenschaftler die üblichen Kontrollfaktoren wie Alter, Geschlecht und so weiter ein. Auch danach blieb der Effekt signifikant. Anschließend führten sie zusätzlich Kontrolluntersuchungen in Hinblick auf Fett, Salz und Zucker durch. Der Effekt blieb bestehen. Und er blieb auch, als die Forscher weitere Kontrollen durchführten, um zu überprüfen, ob der HVL-Konsum einfach auf allgemein schlechte Ernährungsgewohnheiten verwies, unabhängig von Fett und Zucker.

Sam hatte inzwischen seinen Rhythmus gefunden. Eine Folie folgte auf die nächste. Eine wahre Sturzflut an Zahlen und Daten ergoss sich über mich. Sie alle stützten Kevin Halls Erkenntnis: Dass HVL schädlich sind, liegt nicht allein an Fett, Salz und Zucker.

An dieser Stelle übernahm Rachel Batterham, um diesen Punkt noch einmal zu betonen. Außerdem wollte sie vermutlich Sam Gelegenheit geben, einmal tief Luft zu holen. »Manche Menschen denken, dass HVL einfach wegen der Nährstoffe von Übel sind und nur von Personen konsumiert werden, die sich insgesamt schlecht ernähren. Doch auch wenn man das in den Studien einbezieht, ändert sich nichts an den Konsequenzen hinsichtlich Sterblichkeit, Depression, Gewicht und Herzinfarkten.« Die hohe Verarbeitung ist das Problem, nicht der Nährstoffgehalt.

Sam stellte detailliert Dutzende Studien zu insgesamt mehr als 50 unterschiedlichen Gesundheitsfolgen vor. Selbst bei seinem Tempo brauchte er knapp zwei Stunden.* Penibel erklärte er bei jeder Studie die ausgeklügelten Schritte, mit denen gewährleistet worden war, dass die Erkenntnisse zu HVL nicht auf gesättigte Fette, Salz, Zucker oder die allgemeinen Ernährungsgewohnheiten zurückzuführen waren.

Die Daten waren auf vielerlei Weise überprüft worden. Zwangsläufig konzentrieren sich die meisten Studien auf Adipositas, gleichwohl gibt es Hinweise, dass hoher HVL-Konsum auch in engem Zusammenhang steht mit einem erhöhten Risiko von:

- Tod – die sogenannte Gesamtmortalität[8, 9, 10, 11, 12]
- Herz-Kreislauf-Erkrankungen (Schlaganfälle und Herzinfarkte)[13, 14, 15]
- Krebs (das Gesamtkrebsrisiko sowie insbesondere das Risiko von Brustkrebs)[16]
- Typ-2-Diabetes[17, 18]
- hohem Blutdruck[19, 20, 21]
- Fettleberkrankheit[22]
- entzündlichen Darmerkrankungen (Colitis ulcerosa und Morbus Crohn)[23, 24]

---

* Die Präsentation war eine Vorbereitung zu seiner definitiven HVL-Metastudie, die rund einen Monat darauf erschien.

- Depression[25]
- schlechtem Blutfettprofil[26]
- Gebrechlichkeit (gemessen anhand der Greifkraft)[27]
- Reizdarmsyndrom und Dyspepsie (Verdauungsstörungen)[28]
- Demenzerkrankungen.[29]

Der letzte Punkt dürfte insbesondere für Menschen mit familiärer Demenzvorbelastung alarmierend sein. Eine 2022 in der Zeitschrift *Neurology* erschienene Studie wertete die Daten von mehr als 72 000 Menschen aus.[30] Ein um 10 Prozent erhöhter HVL-Konsum führte zu einem um 25 Prozent höheren Demenzrisiko und einem um 14 Prozent höheren Risiko, an Alzheimer zu erkranken.

Eine derartige Menge unterschiedlicher gesundheitlicher Auswirkungen ist nicht trivial. Laut einer großen italienischen Studie lag selbst nach Einbezug der Ernährungsmuster das Sterblichkeitsrisiko bei dem Viertel der Teilnehmer mit dem höchsten HVL-Konsum um 26 Prozent über dem des Viertels mit dem geringsten HVL-Konsum.[31] Eine US-amerikanische Studie, die vergleichbare Einflussfaktoren einbezog, kam zu ähnlichen Ergebnissen.[32] Eine Studie zu 60 000 britischen Patienten ergab ein um 22 Prozent erhöhtes Gesamtmortalitätsrisiko.[33] Einer spanischen Studie zufolge stieg das Gesamtmortalitätsrisiko um 62 Prozent.[34] Effekte dieser Größenordnung wurden in fast allen Studien festgestellt.

Sam Dicken wies noch auf einen weiteren wichtigen Punkt hin: Da der Verarbeitungsgrad von Lebensmitteln in den nationalen Ernährungsrichtlinien keine Rolle spielt, ist nicht auszuschließen, dass manche Menschen sich relativ fett-, salz- und zuckerarm ernähren, aber dennoch viele HVL konsumieren. Auch wenn sich diese Personen den Richtlinien zufolge also gesund ernähren würden, müssten sie laut den wissenschaftlichen Beweisen mit gesundheitlichen Problemen rechnen.

Man denke an Nutri-Score, eines der Ampelsysteme, die in Europa auf vielen Verpackungen zu finden sind. Es stuft Lebensmittel nach ihrer Nährwertqualität ein, doch nicht weniger als ein Viertel der als hochwertig gekennzeichneten Lebensmittel sind HVL.[35] Sie haben oftmals eine pflanzliche Grundlage und werden so modifiziert, dass sie wenig Fett, Zucker und Salz enthalten. Man kann sich also den Verpackungen zufolge gesund ernähren und dennoch HVL in rauen Mengen verzehren. Das dürfte bei vielen Konsumenten von Shakes und Light-Getränken, die mit Diät-Versprechungen beworben werden, der Fall sein, auch wenn das erst noch untersucht werden müsste.

Die Flut der von Sam präsentierten Studien sowie Halls klinisches Experiment brachten mich zu dem Schluss, dass das NOVA-System sehr viel geeigneter war, die gesundheitlichen Folgeerscheinungen der Ernährung zu erklären, als das traditionelle Klassifikationssystem auf Grundlage des Nährstoffgehalts. Allerdings soll nicht verschwiegen werden, dass das NOVA-System keineswegs auf ungeteilte Zustimmung stößt.

Eine Handvoll Studien äußern sich kritisch. Im Jahr 2017 erschien in der Fachzeitschrift *American Journal of Clinical Nutrition* eine bekannte Studie mit dem Titel »Ultra-processed foods in human health: a critical appraisal« (»Hochverarbeitete Lebensmittel und menschliche Gesundheit: eine kritische Einschätzung«).[36] Der Haupteinwand der Autoren gegen NOVA lautet, dass das System zu grob und simplifizierend sei. Da mag etwas dran sein, allerdings würde ich dagegenhalten, dass es nicht weniger simplifizierend ist, Nahrungsmittel wie momentan üblich anhand der drei Makronährstoffe plus Salz zu beschreiben.

Der Artikel beginnt mit folgender Feststellung: »Die Identifizierung von Nahrungselementen, die möglicherweise zu nicht ansteckenden chronischen Krankheiten beitragen, hat im vergangenen halben Jahrhundert entscheidend dabei geholfen, eine gesunde Ernährung zu entwickeln.« Diese Ansicht teile ich nicht. Schließlich steigen die Zahlen von schwerem Übergewicht und Stoffwechselerkrankungen nach wie vor. An dieser Situation haben die üblichen nährstofffixierten Herangehensweisen an die Ernährung kaum etwas geändert. Einfach den Fett- und Zuckeranteil zu verringern, war keine Lösung.

Die Autoren greifen das NOVA-System direkt an: »Es wurden keinerlei Argumente angeführt, wie und ob überhaupt die Prozesse der Lebensmittelverarbeitung eine Gefahr für die Gesundheit der Verbraucher darstellen könnten, zum Beispiel aufgrund einer nachteiligen Nährstoffaufnahme oder chemischer und mikrobiologischer Risiken.« Auch das halte ich für falsch. Warum und wie die Verarbeitung der Gesundheit schadet, werde ich später ausführlich darstellen. Bereits vor Veröffentlichung des Artikels im Jahr 2017 waren Dutzende Studien erschienen, die das belegten und die 2021 in einer Metastudie zusammengefasst wurden.[37]

Tatsächlich gehen die Autoren überhaupt nicht auf die epidemiologische Literatur ein. Bei ihrem Aufsatz handelt es sich um einen Kommentar, nicht um einen formellen Forschungsüberblick, wie Sam ihn verfasst hat. Allerdings gelang es ihnen, die einzige Studie auszugraben, die keinen eindeutigen Zusammenhang zwischen HVL und Fettleibigkeit erkannte.

Weshalb ich mich trotzdem mit diesem Kommentar beschäftige? Wegen des Absatzes zu den Interessenkonflikten. An dieser Stelle legen die Autoren wissenschaftlicher Arbeiten Beziehungen offen, von denen die Ergebnisse beeinflusst worden sein könnten. In dem Kommentar wird angegeben, dass einer der Autoren, Mike J. Gibney, »Wissenschaftlichen Beiräten von Nestlé und Cereal Partners Worldwide angehört«. Dagegen erklären die übrigen Autoren, bei ihnen lägen keinerlei Interessenkonflikte vor. Das ist erstaunlich, da ein Autor, Ciarán Forde, viele Jahre in unterschiedlichen Positionen in der Nahrungsmittelindustrie tätig war, zuletzt fünf Jahre als leitender Wissenschaftler im Nestlé-Forschungszentrum. Einige seiner Forschungsarbeiten zum kindlichen Essverhalten wurden von dem Unternehmen mitfinanziert. Zudem sitzt er im Wissenschaftlichen Beirat der Kerry Group plc – ein Nahrungsmittelkonzern mit neun Milliarden US-Dollar Umsatz, der zahllose HVL-Produkte wie Wall's-Würstchen und, unter dem Markennamen Yollies, Joghurt am Stiel herstellt.* Rund vier Monate nach der Veröffentlichung des Artikels korrigierte Forde schließlich seine ursprüngliche Angabe und erklärte, dass er bis 2014 »Angestellter des Nestlé-Forschungszentrums« gewesen sei und dass er »von Kerry Taste and Nutrition Reisekostenvergütungen erhält und seine Forschungen zum kindlichen Essverhalten teilweise vom Nestlé-Forschungszentrum finanziert werden«.[38]

In gewisser Weise ist das eine Lappalie. Man muss nicht lange suchen, um herauszufinden, dass Forde bei Nestlé gearbeitet hat. Doch die eindeutige und transparente Offenlegung sämtlicher Interessen ist die absolute Minimalvoraussetzung wissenschaftlicher Glaubwürdigkeit. Nur so wird erkennbar, ob die Industrie Einfluss auf Forschungsergebnisse nimmt (Achtung, Spoiler: Ja, tut sie).

Diese Form der Einflussnahme ist üblich. In einer anderen Kritik am HVL-Konzept[39] wird behauptet, dass »NOVA nicht die Kriterien erfüllt, die für Ernährungsrichtlinien unabdingbar sind: Verständlichkeit, Kosten, Praktikabilität und Zweckmäßigkeit«. Als Autorin fungiert offiziell Julie Miller Jones, doch das Kleingedruckte am Ende des Artikels verweist darauf, wie er tatsächlich entstanden ist: »Das Konzept und wesentliche Grundlagen der vorliegenden Arbeit gehen auf die Arbeit der Ad Hoc Joint Food and Nutrition Science Solutions Task Force zurück.«

Hinter dieser »Task Force« stehen die Academy of Nutrition and Dietetics (Akademie für Ernährung und Diätetik, zu deren Geldgebern Nahrungsmittelkonzerne wie Abbott und BENEO,

---

* Wall's-Würstchen: Schweinefleisch, Wasser, Zwieback (Weizen), pflanzliches Protein (Soja), Kartoffelstärke, Salz, Dextrose, Aromen, Stabilisatoren (Diphosphate), Gewürze, Kräuter, Hefeextrakt, Zwiebelpulver, Kräuterextrakt (Salbei), Konservierungsmittel (Natriummetabisulfit), Antioxidantien (Ascorbinsäure, Alpha-Tocopherol); Hülle: Rindercollagen. Yollies: Sahne, Joghurt, Molkenproteinkonzentrat (Milch), getrockneter Glucosesirup, Zucker, Erdbeerpüree aus Konzentrat, Stärke, Inulin, Stabilisatoren (Agar, Johannisbrotkernmehl, Guarkernmehl), Calciumphosphat, natürliche Aromen, Zitronensäure, Farbstoff (Karmin), Vitamin D.

eine Tochtergesellschaft des weltgrößten Zuckerproduzenten, gehören), die American Society for Nutrition (diese Amerikanische Gesellschaft für Ernährung gibt als »Förderer« unter anderem Abbott, Danone, Mars, Mondelēz, Nestlé, PepsiCo und General Mills an) sowie zahlreiche weitere Institutionen, die Gelder von HVL-Produzenten erhalten.

Doch selbst mit Jones als alleiniger Autorin hätte ihr Artikel Fragen aufgeworfen. Sie ist als wissenschaftliche Beraterin für Unternehmen wie Quaker Oats und Campbell Soup Company tätig, außerdem trat sie als Autorin und Rednerin für das teilweise in die Kritik geratene Forschungsinstitut CIMMYT (das Internationale Zentrum für die Verbesserung von Mais und Weizen in Mexiko) und den Zuckerriesen Tate & Lyle in Erscheinung.

Ein weiterer kritischer Artikel zum HVL-Konzept und der NOVA-Definition stammt von Heribert Watzke, dem Gründer der Abteilung für Lebensmittel-Materialwissenschaften des Schweizer Konzerns Nestlé.[40] Seiner Ansicht nach hätten Begriffe wie hochverarbeitete Lebensmittel eher irreführenden als erklärenden Wert. In einem Aufsatz von Christina Sadler und mehreren Kolleginnen wiederum wird behauptet, dass auch bei HVL-loser Ernährung die empfohlene tägliche Kalorienmenge überschritten werden könnte.[41] Sadler und eine ihrer Co-Autorinnen sind beim Europäischen Informationszentrum für Lebensmittel angestellt, das zu einem Drittel von der Lebensmittel- und Getränkeindustrie getragen wird, zudem wird Sadlers Forschungsarbeit teilweise von Mondelēz und McCain Foods finanziert.

Die Beteiligung von HVL-Produzenten an der Leugnung der Gesundheitsfolgen von hochverarbeiteten Lebensmitteln erstaunt nicht. Jedoch belegt eine Fülle an Daten zur Pharmaindustrie und anderen Branchen, dass die Ergebnisse industriefinanzierter Forschungsarbeiten im Allgemeinen zugunsten der Geldgeber ausfallen.[42, 43, 44, 45, 46, 47]

Selbstverständlich finden sich nicht bei jeder einzelnen NOVA-kritischen Studie erkennbare Interessenkonflikte. Doch in allen werden Artikel von Autoren mit Interessenkonflikten zitiert. Und nicht eine einzige dieser Studien stellt eine Erklärung vor, die auch nur ansatzweise die eindeutigen Hinweise auf die Gesundheitsfolgen von HVL entkräften würde.

Bei meinem Treffen mit Rachel Batterham und Sam Dicken befolgte ich seit einer Woche meine Diät. Noch immer war mir nicht ganz klar, welche Lebensmittel tatsächlich zu den HVL gehörten. Aber was das betraf, war ich bereit, eine großzügig bemessene Grauzone einzuräumen. Doch bereits zu diesem Zeitpunkt zweifelte ich nicht mehr an der Existenz einer eigenen Kategorie hochverarbeiteter Lebensmittel und an deren Schädlichkeit – immerhin stützten drei überzeugende Quellen die negativen gesundheitlichen Auswirkungen dieser Lebensmittel.

Erstens lassen grundlegende biologische Indizien den Zusammenhang plausibel erscheinen. Immer mehr Beweise legen nahe, dass einige spezifische Zutaten, die in der HVL-Produktion gang und gäbe sind, vermutlich schädlich sind und dass bestimmte Eigenschaften der HVL (wie ihre weiche Konsistenz und ihre Energiedichte) einen negativen Einfluss auf Gewicht und Gesundheit haben. Darauf komme ich noch zurück.

Zweitens haben wir Kevin Halls klinische Studie, die zwar klein, aber wasserdicht ist und noch dazu von einem für seine Akribie bekannten Skeptiker geleitet wurde. Und schließlich sind da noch die umfassenden epidemiologischen Beweise: Dutzende von gewissenhaft durchgeführten unabhängigen Studien, die überzeugend den Zusammenhang zwischen HVL und einer Reihe von Gesundheitsproblemen bis hin zur vorzeitigen Sterblichkeit belegen.

Ich kannte nunmehr die Beweise für die schädlichen Auswirkungen der HVL und verstand dank meines Gesprächs mit Paul Hart auch die Logik hinter dem Eroberungszug, mit dem die HVL die Herrschaft über unser Ernährungssystem übernommen hatten. Doch eine Äußerung von ihm zur Geschichte der synthetischen Fettproduktion führte mich auf einen Umweg, auf den ich Sie gerne mitnehmen möchte. Ich begab mich auf die Suche nach einer Substanz, die sich als definitives HVL erweisen sollte und mir zu vollkommen neuen Einsichten über die Welt der Produkte in unseren Supermarktregalen verhalf. Doch lassen Sie mich die Geschichte von hinten aufrollen.

Kapitel 4

Kohle zu Butter. Das ultimative HVL

Wer am 21. Februar 1989 ein Exemplar der *New York Times* zur Hand nahm, dessen Blick fiel auf einen der wohl fesselndsten Aufmacher in der Geschichte des Wirtschaftsjournalismus: »Ein westdeutsches Unternehmen, das mutmaßlich eine Schlüsselrolle beim Bau einer Giftgasfabrik in Libyen gespielt hat, gestand heute, eine als Ecstasy bekannte illegale Droge produziert und in die Vereinigten Staaten exportiert zu haben.«

Bei diesem Unternehmen handelte es sich um die Imhausen-Chemie. Ein Firmensprecher räumte die Produktion und den Export der Droge ein, allerdings habe man nicht gewusst, dass die Substanz dem Betäubungsmittelgesetz unterlag.

Selbstverständlich produzieren Chemieunternehmen eine breite Palette von Stoffen im Auftrag anderer Unternehmen, ohne notwendigerweise zu wissen, was diese damit vorhaben. Zudem trat Ecstasy als gefährliche Droge erst Mitte der 1990er-Jahre ins öffentliche Bewusstsein. Daher hätte man geneigt sein können, im Zweifel zugunsten der Imhausen-Chemie zu entscheiden. Zumindest ohne den beunruhigenden Hinweis auf die Beteiligung an einer Giftgasfabrik.

Nur einen Monat zuvor war in derselben Zeitung schon einmal ein Artikel über die Firma erschienen. Der Titel: »Haben Deutsche

Libyen beim Bau einer Nervengasfabrik geholfen?« Der Vorstandsvorsitzende der Imhausen-Chemie, Jürgen Hippenstiel-Imhausen (von Freunden und Kollegen nur »Hippie« genannt), erklärte in einem Interview zu dem Skandal, das Unternehmen habe sich in Libyen um einen Vertrag zur Herstellung von Plastiktüten beworben. Allerdings bestritt er jegliche Verbindung zu, in seinen Worten, »dieser Fabrik, die angeblich in Libyen Chemiewaffen herstellt«. (Wie sich später herausstellte, handelte es sich um eine der größten Chemiewaffenanlagen der Welt, mit einer geschätzten Tagesproduktion von zehn bis 40 Tonnen Senfgas und Nervenkampfstoff.)

Hippie war eine ausgesprochen eigensinnige Persönlichkeit, womit er seinen Sprechern das Leben nicht gerade leicht machte. Ihm zufolge war der Unternehmensname missbraucht worden: »Alles beruht nur auf Verdächtigungen und Gerüchten. Die Libyer haben überhaupt nicht das nötige Geld für so etwas. Wir bestreiten ausdrücklich irgendeine Beteiligung. Um eine Fabrik wie diese zu betreiben, sind die Libyer viel zu dumm. Alle Araber sind faul und holen sich ausländische Sklaven ins Land, die die Arbeit für sie erledigen.«[1] Ein Jahr darauf wurde er zu fünf Jahren Gefängnis verurteilt. Die Staatsanwaltschaft bezeichnete Hippie als »den obersten Händler des Todes«.

Doch man mag es kaum glauben: Das war keineswegs die schlimmste Episode in der Firmengeschichte. Bei Weitem nicht. Dafür müssen wir in das Jahr 1912 zurückgehen, als der Großvater von Hippies Ehefrau, Arthur Imhausen, eine Seifenfabrik übernahm und mit der Produktion von Chemikalien begann,[2] darunter auch Grundzutaten von Sprengstoffen im Ersten Weltkrieg. In der Nachkriegszeit erfreute sich die neue Seife des Unternehmens mit dem Namen Warta in Deutschland großer Beliebtheit.

Während sich Warta zum Renner entwickelte, arbeiteten am Kaiser-Wilhelm-Institut die beiden Wissenschaftler Franz Fischer und Hans Tropsch an einem Verfahren, um Deutschland aus der Abhängigkeit von ausländischem Öl für Panzer, Flugzeuge und

Kraftfahrzeuge zu befreien.[3] Deutschland hatte keine eigenen Erdöllagerstätten, aber reiche Vorkommen der eher minderwertigen Braunkohle mit einem Kohlenstoffanteil von lediglich 50 Prozent.

Die Idee von Fischer und Tropsch war relativ simpel: Sie setzten Kohle unter Einsatz von Wasserdampf und Sauerstoff in Kohlenmonoxid und Wasserstoff um, da sich aus diesen Grundstoffen eine beinahe unbegrenzte Anzahl nützlicher Stoffe herstellen lässt. Anschließend ließen sie das entstandene Gas mit einem Katalysator reagieren, sodass sich Kohlenstoff, Wasserstoff und Sauerstoff zu einem flüssigen Kraftstoff verbanden. Mit der Zeit verfeinerten sie ihr Verfahren,* bis damit schließlich zu Beginn der 1940er-Jahre in neun Produktionsstätten jährlich 600 000 Tonnen Kraftstoff aus Kohle hergestellt wurden. Als Abfallprodukt des Verfahrens entstand der sogenannte Paraffingatsch, das Ausgangsmaterial von Paraffin.[4]

Als Arthur Imhausen, der mit Warta nach wie vor gute Geschäfte machte, von dem Paraffin-Abfall hörte, kam ihm als NSDAP-Mitglied die Idee, daraus etwas Nützliches für das Nazi-Regime herzustellen. Inspiriert wurde er von der Tatsache, dass es in Deutschland nicht nur zu wenig Kraftstoff, sondern auch zu wenig Speisefett gab. In den Dreißigerjahren wurden im Land rund eineinhalb Millionen Tonnen Fett konsumiert, von denen nur die Hälfte aus heimischer Produktion stammte. Man war abhängig vom Import von Leinsaat aus Südamerika, Sojabohnen aus Ostasien und Walöl aus der Antarktis.[5, 6] Imhausen arbeitete seinerzeit bereits an Verfahren, um aus Paraffin Seife zu produzieren. Doch da Seife und Fett in chemischer Hinsicht eng verwandt sind, er-

---

* Ein Durchbruch gelang ihnen 1925. Mithilfe von Zinkoxid (der Stoff, den man in Sonnencreme und Wundcreme für Babys findet) stellten sie Methanol her, den einfachsten Alkohol. Nun mussten sie nur noch ein wenig Eisen und Kobalt hinzufügen, um komplexere Stoffe zu erzeugen.

kannte er, dass er, wenn er Seife herstellen konnte, auch Fett würde herstellen können.*

Er nahm Kontakt mit dem Politiker Wilhelm Keppler auf, der als Bindeglied zwischen deutschen Unternehmen und dem Nazi-Regime fungierte.[7] Keppler war verantwortlich für einen spezifischen Aspekt der deutschen Autarkie-Bestrebungen, nämlich für die vollständige Unabhängigkeit bei industriellen Fetten und Ölen. Begeistert lauschte er Imhausens Vorhaben, aus dem Paraffin-Abfall von der Umwandlung der Kohle in flüssigen Kraftstoff Speisefett herzustellen.[8]

Imhausen verbündete sich mit Hugo Henkel, dem Persil-Erfinder, und gemeinsam gründeten sie 1936 das Unternehmen Deutsche Fettsäure-Werke. Dieses schloss sich mit dem Chemieriesen IG Farben zusammen, und bereits 1938 produzierte das Gemeinschaftsunternehmen hochwertige Fettsäuren. Um daraus Speisefett zu erzeugen, musste nun nur noch Glycerin hinzugefügt werden.

Das Speisefett war weiß, geschmacklos und von wachsartiger Konsistenz. Allerdings erinnerte es geschmacklich nur entfernt an Butter. Doch für einen Chemiker wie Imhausen stellte das kein Problem dar. Das typische Butteraroma verdankt sich einer chemischen Substanz namens Diacetyl, die bis heute als Aromastoff bei Mikrowellen-Popcorn verwendet wird.** Indem Imhausen seinem Fett Diacetyl, Wasser, Salz und etwas Betacarotin als Farbstoff hinzufügte, gelang es ihm, die deutsche Kohle in »Kohlebutter« (in

---

* Bei beiden stehen am Anfang Fettsäuren, lange Kohlenwasserstoffketten mit zwei Sauerstoffatomen am Ende. Durch die Reaktion der Fettsäuren mit Lauge entsteht Seife. Durch die Verbindung mit Glycerin wiederum entsteht Triglycerid – das Fett in Tieren und Pflanzen.

** Manche Arbeiter in den Popcorn-Fabriken leiden an einer Krankheit, die ihre Lungen zerstört. Ihr offizieller Name ist Bronchiolitis obliterans, doch sie wird auch als »Popcornarbeiter-Lunge« bezeichnet. Auch in einigen Liquiden für E-Zigaretten wurden geringfügige Mengen Diacetyl gefunden.[9]

Imhausens Worten schlicht »synthetische Butter«) umzuwandeln – das erste vollkommen künstliche Lebensmittel.

Keppler war hocherfreut und wollte den Erfolg propagandistisch ausschlachten, um die Stimmung in der Bevölkerung zu heben. Doch es gab zwei Probleme. Zum einen war Imhausens Mutter Jüdin. Vor der Einweihung der Anlage der Deutsche Fettsäure-Werke 1936 hatte Keppler sich an Hermann Göring gewendet und ihn gebeten, an den Feierlichkeiten teilzunehmen. Wobei er zu bedenken gegeben hatte, dass Imhausen »teilweise nichtarischer Abstammung« sei. Allerdings habe er bereits mit Hitler gesprochen, der ihm erwidert habe: »Wenn der Mann die Sache wirklich erfunden hat, dann machen wir ihn zum Arier.«[10, 11]

Und so schrieb Göring an Imhausen: »In Anbetracht der großen Verdienste, die Sie sich um die Entwicklung der synthetischen Seife und des synthetischen Speisefetts aus Kohle erworben haben, hat der Führer auf meinen Vorschlag Ihre Anerkennung als Vollarier gutgeheißen.«[12, 13, 14, 15]

Damit war das erste Problem aus dem Weg geräumt. Das zweite war die Unbedenklichkeit der synthetischen Butter. Um für die Truppenverpflegung in Betracht zu kommen, durfte sie die Einsatzfähigkeit der Soldaten nicht mindern.

Im Jahr 1943 veröffentlichte Imhausen in der Zeitschrift *Colloid and Polymer Science* einen Artikel mit dem Titel: »Fatty acid synthesis and its importance for securing the German fat supply« (»Die Fettsäuresynthese und ihre Bedeutung für die deutsche Fettversorgung«).[16] In dem Artikel beschrieb er ausführlich den Prozess zur Herstellung synthetischer Fette. Nur vage hingegen äußerte er sich zu ihrer Unbedenklichkeitsprüfung: »Tausende Tests unter Leitung von Direktor Prof. Dr. Flössner bestätigten die Hochwertigkeit des synthetischen Speisefetts und machten es zum weltweit ersten synthetischen Lebensmittel, das für den menschlichen Konsum zugelassen wurde.«

Als Leiter der Abteilung Ernährungsphysiologie im Reichsgesundheitsamt hatte Otto Flössner das synthetische Fett tatsächlich ausführlich getestet, allerdings verschwieg Imhausen die Umstände der Experimente: Diese wurden an mehr als 6000 Insassen von Konzentrationslagern durchgeführt.*

Das Regime gab das Fett schließlich für den menschlichen Konsum frei. Doch nach Ende des Zweiten Weltkriegs stieß der britische Geheimdienst auf Daten, die von den Nazis zurückgehalten worden waren. So hatten etwa einige Studien ergeben, dass der regelmäßige Verzehr des synthetischen Fetts zu schweren Nierenproblemen und zur Knochenentkalkung bei Tieren führte. Hunde weigerten sich offenbar, es zu fressen.[20, 21] Dennoch kam das Fett bei U-Boot-Besatzungen im Nordatlantik zum Einsatz. Da die U-Boot-Matrosen ohnehin nur eine durchschnittliche Lebenserwartung von 60 Tagen hatten, nachdem sie einmal in See gestochen waren, wurde ein Nachweis der langfristigen Unbedenklichkeit vermutlich als irrelevant betrachtet.

Nach dem Krieg entdeckten die Alliierten Imhausens Produktionsstätte für synthetische Butter im Ruhrtal. Ein Bericht in der *Chicago Tribune*[22, 23] zeigt die riesigen Maschinen, die mitten im Produktionsprozess angehalten wurden. Aus der Extrusionsanlage hängt eine fußbreite Fettwurst heraus, und in einer Aluminiumwanne winden sich mächtige Spiralen synthetischer Butter. Ein britischer Offizieller wird mit der Aussage zitiert: »Das ist hervorragende Butter. Niemand würde denken, dass sie synthetisch ist.«

Die Umwandlung von Kohle in Butter offenbart die unvermeidlichen Probleme bei der Herstellung synthetischer Lebensmittel. Der Konsum komplexer Kombinationen von neuartigen Molekülen als Kalorienquelle birgt Gefahren. Substanzen, mit denen wir im Rahmen unserer Ernährung noch nie Kontakt hatten, können unvorhersehbare physiologische Folgen haben. Daher müssen sie

---

* Die Ergebnisse wurden 1944 bei einer Konferenz in Berlin vorgestellt. Zu den Teilnehmern gehörten Ernährungsexperten wie der Nobelpreisträger für Chemie von 1938, Richard Kuhn, und natürlich Flössner selbst. Man sprach sich einstimmig für die Fortsetzung der Experimente aus.

ausgiebig an Menschen und Tieren getestet werden, was auch dann ethisch fragwürdig bleibt, wenn es keine andere Möglichkeit der Nahrungsmittelproduktion gibt. Und um eine breite Öffentlichkeit von derartigen synthetischen Lebensmitteln zu überzeugen, bedarf es offenbar einer irreführenden Vermarktung, indem etwa die Abstammung des Erfinders verschleiert oder modernen Zusatzstoffen ein gesundheitlicher Nutzen zugesprochen wird. Doch insbesondere schien mir die Geschichte der Butter aus Kohle einen Einblick in das Wesen von Konzernen zu eröffnen.

Nach dem Krieg genehmigten die alliierten Besatzungsmächte den Fortbetrieb der Imhausen-Chemie und ernannten Arthur Imhausen zum Präsidenten der Industrie- und Handelskammer.[24] Sein Sohn Karl-Heinz (der Schwiegervater von Hippie) übernahm die Chemiefabrik, die in wechselnder Gestalt bis heute fortbesteht. Die ursprüngliche Seifenfabrik hat mehrmals ihre Besitzer gewechselt und gehört inzwischen zu Evonik Industries,* einem der weltweit größten Spezialchemiekonzerne.[25]

Doch Evonik ist nicht der einzige Erbe der von Arthur Imhausen gegründeten Unternehmen. Wie erwähnt, hatte er sich mit der IG Farben zusammengeschlossen, dem wohl berüchtigtsten deutschen Konzern. Im Zweiten Weltkrieg betrieb das Unternehmen in Auschwitz ein Werk zur Herstellung von Synthetikkautschuk, in dem ausschließlich Zwangsarbeiter beschäftigt waren. Das für die Morde in demselben KZ verwendete Gas Zyklon B wurde von Degesch hergestellt, einem Gesellschaftsunternehmen unter Beteiligung der IG Farben.** Der Konzern unterstützte

---

* Evonik stellt auf seiner Webseite ausführlich die eigene Verstrickung in der Zeit des Nationalsozialismus dar. Unter anderem organisiert das Unternehmen Reisen seiner Beschäftigten nach Auschwitz, damit sie die Geschichte des Holocaust verstehen lernen und sich der Rolle der Vorgängerfirmen von Evonik bewusst werden.

** Nach allgemeiner Einschätzung wussten die Firmenleitung und die Angestellten von dieser Beteiligung des Unternehmens und anderen Aktivitäten. Nach dem Krieg wurden 24 Mitarbeiter von IG Farben angeklagt.

wie kein anderer die nationalsozialistischen Kriegsanstrengungen. Viele leitende Angestellte konnten ihre Karriere in Unternehmen fortsetzen, die nach der Aufspaltung der IG Farben entstanden und weltweit bekannte Namen tragen: BASF, Bayer und Hoechst (das inzwischen zum französischen Sanofi-Konzern gehört).[29, 30, 31, 32]

Nach der Aufspaltung blieb eine börsennotierte Mantelgesellschaft übrig. Diese Konstruktion sollte Opfern die Möglichkeit geben, Entschädigungen zu fordern. Im Anschluss an eine erste Zahlung von 17 Millionen US-Dollar in den Fünfzigern leistete das Unternehmen keinerlei Entschädigungen mehr und verweigerte 2001 die Beteiligung an einem nationalen Opferfonds. Die Anwälte des Unternehmens warfen den ehemaligen Zwangsarbeitern sogar vor, die Auflösung der Firma zu verzögern.[33, 34]

Die Aktie der Mantelgesellschaft war von Kriegsende bis 2012 an der Frankfurter Börse notiert. Mithin existierte die IG Farben einerseits weiter, andererseits existierte sie nicht länger – je nachdem, ob man mit der Aktie Geld verdienen wollte (dann existierte sie) oder ob man eine Entschädigung für Zwangsarbeit forderte (dann existierte sie nicht). Was aber weiterhin auf jeden Fall existiert, ist das von dem Unternehmen generierte Vermögen.

Hippie, der stets fesch gekleidete Schwiegerenkel von Arthur Imhausen, wurde an einem sonnigen Montagmorgen im Frühjahr 1993 aus dem Gefängnis Bruchsal entlassen.[35, 36, 37] Nach Schätzungen des Staatsanwalts hatte ihm der Deal mit Libyen in den 1980er-Jahren etwa 90 Millionen Mark eingebracht. Dem deutschen Finanzamt schuldete er rund 40 Millionen Mark. Doch Hippie hatte seinen Doktor der Volkswirtschaft nicht umsonst gemacht und das Geld in einem Versteckspiel mit den Ermittlern mithilfe eines, in den Worten der Anklage, »riesigen Geldkarussells« mit Schweizer

---

Die Hälfte von ihnen wurde verurteilt, doch die längste Haftstrafe betrug lediglich acht Jahre.

Konten und fünf Liechtensteiner Briefkastenfirmen verschwinden lassen.

***

Während meiner Recherche zum Imhausen-Komplex wurde mir bewusst, dass diese Konzerne Organismen in einem Ökosystem sind, dessen Treibstoff das Geld ist. Auf Unternehmen zu schimpfen, die unmittelbare Profiteure eines verbrecherischen Regimes sind, ist offensichtlich vergebliche Liebesmüh: Schande und Wut sind ungeeignete Mittel, um das Überleben von Firmen zu gefährden, die sich zu Komplizen machen. Warum das so ist, lässt sich mit dem Konzept des Ökosystems erklären: Die Konzerne ändern ihr Verhalten nur, wenn sie von ihrer Energiequelle, dem Geld, abgeschnitten werden. Gelegentlich führen Schamgefühle dazu, dass der Geldfluss unterbrochen wird. Doch geschieht das nicht, bleibt alles beim Alten.

Ökonomen verwenden dieselben Formeln zur Beschreibung des Überlebens von Konzernen im wirtschaftlichen »Survival of the Fittest« wie Ökologen für das Überleben oder Aussterben von Arten in der Biologie. Unternehmen unterliegen denselben Gesetzen wie Verbände lebender Organismen (Arten, Familien und so weiter), auch wenn in dem einen Ökosystem Geld der Treibstoff ist, während das andere von natürlichen Energiequellen angetrieben wird.[38, 39, 40, 41, 42]

Doch die Produktion von Lebensmitteln aus Kohle oder mithilfe irgendeines anderen industriellen Syntheseverfahrens wirft noch ein anderes, schwieriger zu fassendes Problem auf. Sie beraubt die Nahrung jeden Werts jenseits ihrer Rolle als bloßes Mittel zur Lebenserhaltung (auch wenn sie diese Rolle, wie im Fall der synthetischen Butter und der U-Boot-Besatzungen, nur kurz erfüllt). Nahrungsmittel werden zu einer rein zweckdienlichen Substanz, ohne jegliche kulturelle oder historische Bedeutung. Das ist die extremste Form des Nutritionismus.

Ein Beleg hierfür ist etwa ein Artikel von Hans Kraut, der 1949 in der Fachzeitschrift *British Journal of Nutrition* erschien und online nach wie vor verfügbar ist: »The physiological value of synthetic fats« (»Der physiologische Wert von synthetischen Fetten«).[43] Der Artikel gehört zu den vielen Fachbeiträgen, die Flössners Experimente zitieren, ohne zu erwähnen, dass sie an KZ-Häftlingen durchgeführt wurden. Der Autor spricht sich für die weitere Produktion synthetischer Fette aus:

> *»Schwerarbeiter können ihren Kalorienbedarf nur decken, wenn sie einen angemessenen Anteil daran in Form von Fett zu sich nehmen. [...] Das gilt insbesondere für die Arbeiter, die ohne Pause für eine vollständige Mahlzeit die langen Schichten der modernen Industrie absolvieren müssen. Der Anstieg des Fettkonsums in sämtlichen Industrieländern während der vergangenen 100 Jahre ist somit nicht allein eine Geschmacksfrage, sondern eine Notwendigkeit des modernen Lebens. Daher plädiere ich dafür, die Forschung zu synthetischen Fetten fortzuführen.«*

Hier tritt die unerbittliche Logik zutage, die hinter sämtlichen industriellen Lebensmitteln steckt: die Zeit zu verringern, die die Arbeitskräfte für ihre Mahlzeiten benötigen. Daran muss ich immer denken, wenn ich irgendwo Werbung für einen schnellen Imbiss in der Mittagspause sehe: HVL-Chips, HVL-Limo, HVL-Sandwich.

Bei meinem Gespräch mit den Mitgliedern von Monteiros Forschungsgruppe fragte ich sie nach ihren eigenen Ernährungsgewohnheiten. Sie alle erzählten ausführlich von dem Mittagessen mit Reis und Bohnen, zu dem sie jeden Tag zusammenkamen. Während meiner Zeit in Brasilien schloss ich mich ihrem Beispiel an. In der modernen Welt ist es ein Zeichen von Gesundheit und Lebensqualität, sein Mittagessen sitzend an einem Tisch zu verzehren.

Gemessen an der Evolutionsgeschichte ereignete sich die Verdrängung der traditionellen Lebensmittel in den vergangenen Jahrzehnten in einem unvorstellbaren Tempo. Das ist bedenklich, da die Ernährung gemeinsam mit der Reproduktion den Spitzenplatz unter unseren biologischen Lebensaktivitäten einnimmt. So gut wie jede andere unserer Tätigkeiten steht im Dienst dieser beiden Aufgaben. Um die Auswirkungen der hochverarbeiteten Lebensmittel zu verstehen, musste ich in der Zeit zurückgehen und mich Fragen widmen, über die ich mir bis dahin noch nie Gedanken gemacht hatte: Was genau heißt eigentlich »essen«, und wie hat es sich evolutionär entwickelt? Gehen wir ganz an den Anfang zurück, als Gesteine Nahrungsmittel waren: in das »erste Zeitalter des Essens«, wie ich es nennen möchte.

Teil 2

Was ich esse, bestimme immer noch ich. Oder nicht?

Kapitel 5

Die drei Zeitalter des Essens

In meinen Augen ist es ausgesprochen hilfreich, die Aktivität des Essens in drei klar zu unterscheidende, aber sich überlappende Zeitalter zu unterteilen, die alle drei bis heute andauern.

Im ersten Zeitalter traten lebende Organismen auf, die sich von Stoffen ernährten, die niemals lebendig waren, etwa Gestein und Metall. Dieser Prozess reicht von Anbeginn der Zeiten bis in die Gegenwart. Im zweiten Zeitalter des Essens begannen lebende Organismen, sich von anderen lebenden Organismen zu ernähren, teils nach einem gewissen Maß an Verarbeitung. Dieses Zeitalter dauert seit Hunderten Millionen Jahren an (und für die Gattung *Homo* seit rund 2,1 Millionen Jahren).

Im dritten Zeitalter des Essens schließlich fing eine einzige Spezies (mitsamt ihrer Haus- und Nutztiere) an, hochverarbeitete Lebensmittel zu essen, bei deren Produktion zuvor unbekannte industrielle Techniken und neuartige Moleküle zum Einsatz kommen. Dieses Zeitalter ist erst wenige Jahrzehnte alt. Daher sollte man die Auswirkungen der HVL im Kontext der sehr langen Geschichte betrachten, wie Organismen für ihr Überleben sorgen.

Lassen Sie uns ganz an den Anfang zurückgehen.

Die Erde ist ungefähr viereinhalb Milliarden Jahre alt. Die ersten rund 700 Millionen Jahre waren eine aufregende Zeit, in der unablässig Asteroiden einschlugen, darunter einer von der Größe eines Planeten, dessen Kollision mit der Erde zur Entstehung des Mondes führte. Die Spuren dieser Einschläge sind nicht mehr sichtbar, da der flüssige Erdkern bis heute ständig die Erdoberfläche verändert. Aber um einen Eindruck vom Ausmaß des Bombardements zu gewinnen, muss man sich nur die kraterübersäte Oberfläche des Mondes vor Augen führen. Nicht umsonst werden die ersten 500 Millionen Jahre der Erdgeschichte als Hadaikum (nach Hades, dem griechischen Gott der Unterwelt) bezeichnet.

Und doch ist der Begriff »Hadaikum«, der Bilder einer Höllenlandschaft aus flüssiger Lava evoziert, womöglich nicht ganz passend. Auch wenn von der frühesten Erdoberfläche nicht mehr viel übrig ist, deuten einige in Westaustralien entdeckte winzige Zirkonkörner darauf hin, dass die Bedingungen womöglich milder waren als angenommen. Diese rund 4,4 Milliarden Jahre alten »Zirkone« weisen auf das Vorkommen von flüssigem Wasser hin. Möglicherweise hatten sich also bereits in den ersten 150 Millionen Jahren nach der Geburt unseres Planeten Meere gebildet.[1]

Zugegebenermaßen müssten sie ziemlich heiß gewesen sein. Die dichte Kohlendioxid-Atmosphäre der jungen Erde hat vermutlich eine Druckglocke erzeugt, sodass die Meere zwar flüssig blieben, sich aber auf mehr als 200 Grad Celsius aufgeheizt haben dürften. Und auch wenn das möglicherweise Bilder des Hades evoziert, war es gewiss kein Meer aus flüssigem Gestein. Auch die Atmosphäre dürfte lebensfreundlicher gewesen sein als lange gedacht. Vermutlich bestand sie hauptsächlich aus vulkanischen Gasen, insbesondere aus Kohlendioxid, Stickstoff und Schwefeldioxid. Was fehlte, war der Sauerstoff.

Für eine noch größere Überraschung sorgte der Fund eines Einschlusses in einem der rund vier Milliarden Jahre alten australischen Zirkone. Die Forscher entdeckten darin Kohlenstoff mit einer »biogenen« Signatur,* den frühesten indirekten Hinweis auf Leben.[2]

---

* Es gibt mehrere unterschiedliche Strukturformen des Elements Kohlenstoff, und diese unterschiedlichen Strukturformen werden beim

Als gesichert gilt, dass vor spätestens dreieinhalb Milliarden Jahren erste einzellige Organismen entstanden. Die winzigen Spuren sind eindeutig: Mikrofossilien in eisenhaltigem Gestein in Nordkanada, die Überreste von Stromatolithen (Mikrobenkolonien) in Südwestgrönland und Matten von bakteriellen Ablagerungen in westaustralischem Sandstein.

Vor 3,2 Milliarden Jahren veränderte das sich reproduzierende Leben die geologische Beschaffenheit der Erde. Formationen mit der Fläche kleinerer Staaten bildeten sich, riesige Bändereisenerzgebilde, die sich über Hunderte Quadratkilometer erstrecken und aus den Ausscheidungen von frühen Bakterien entstanden.[3, 4, 5, 6] Die größten hiervon befinden sich in Australien. Sie geben Hinweise zum ersten Zeitalter des Essens, das mit der Entstehung dieser frühesten Form des Lebens begann.

Damals enthielten die Meere große Mengen gelöstes Eisen, das von unterseeischen Vulkanen ausgestoßen wurde und die Nahrung des frühen bakteriellen Lebens bildete. Während wir Sauerstoff einatmen, verstoffwechselten diese Bakterien Kohlendioxid. Das ausgeschiedene Abfallprodukt war Rost. Die riesigen Bändereisenerzstrukturen – Ausgangsmaterial zahlloser Gegenstände unseres täglichen Lebens – sind vermutlich Ablagerungen bakterieller Exkremente.[7, 8, 9]

Wenn Sie sich Metall als Nahrung nicht vorstellen können: So schwer ist das nicht. Alles eine Sache der Atome.

Sämtliche Materie besteht aus Atomen, die sich ihrerseits aus Protonen und Elektronen zusammensetzen.* Jedes Element verfügt über eine spezifische Anzahl von Protonen und Elektronen, die für ihre jeweiligen Eigenschaften verantwortlich ist – manche Elemente

---

Aufbau von Proteinen in den Zellen in bestimmten Verhältnissen genutzt.

* Sowie aus Neutronen, die allerdings über keine elektrische Ladung verfügen und daher im Grunde keine Auswirkungen auf das chemische Verhalten eines Atoms haben.

sind transparente Gase, andere schwarze Feststoffe und so weiter. Doch jedes Atom muss immer über gleich viele Protonen und Elektronen verfügen. Sauerstoff hat acht Protonen und acht Elektronen. Kohlenstoff hat sechs Protonen und sechs Elektronen. Aber nicht alle Atome sind mit ihrem Schicksal glücklich.* Kohlenstoff zum Beispiel würde gern Elektronen loswerden, wohingegen Sauerstoff gerne mehr davon hätte.** Die unzufriedenen Atome können sich zusammentun und ihre Elektronen neu aufteilen, sodass beide glücklich sind. Eine perfekte Ehe, aus der in unserem Beispiel Kohlendioxid entsteht. Bei der Vermählung wird Energie freigesetzt: Das ist die chemische Reaktion, die ein Auto antreibt.

Wenn Lyra nachmittags ein wenig quengelig wird, kann man sie sich gewissermaßen wie ein Auto vorstellen, dem das Benzin ausgegangen ist. Das Grundprinzip ist dasselbe. Lyra entnimmt ihrer Nahrung Elektronen (aus den Kohlenstoffatomen von einem Stück Pizza zum Beispiel), reicht sie an den Sauerstoff aus der Atemluft weiter und atmet schließlich Kohlendioxid aus. Im Motor eines

---

* Manche Chemiker sind mit Begriffen wie »glücklich« nicht glücklich, andere haben nichts dagegen. Auf der subatomaren Ebene ist die Bedeutung von Worten ein wenig fragil. Das System verhält sich, als bestünde dieses Verlangen, daher halte ich derartige Begriffe als Annäherungen an das Geschehen für in Ordnung.

** Diese Elektronenspende ist als Oxidation bekannt. Wie sich erweist, verlangt Sauerstoff nach genau der für das Leben richtigen Anzahl von Elektronen. Trotz seines griechischen Namens (Oxygen) ist Sauerstoff nicht das stärkste Oxidationsmittel. Während Sauerstoff höflich um ein Elektron bittet, entreißen andere Gase wie Fluor oder Chlor so gut wie jedem anderen Atom einfach ohne lange zu fragen ein Elektron. Das macht sie zu solch wirkungsvollen Toxinen. Wenn man Chlor oder Fluor einatmet, oxidieren sie alles in unserem Körper (das heißt, sie holen sich Elektronen). Sauerstoff kann sämtliche organische Materie auf der Erde verbrennen, aber durch einen glücklichen chemischen Zufall benötigt er dafür einen Zündfunken. In den Zellen bilden die Enzyme diesen Zündfunken, sodass es zu einer kontrollierten Reaktion kommt und die Energie nutzbringend gewonnen werden kann.

Autos führt diese Reaktion zu einer Verpuffung, doch im »Leben« ist es entscheidend, dass die frei werdende Energie vorsichtiger gewonnen wird.

In fast allen von Lyras Zellen zupfen kleine Proteine Elektronen aus den Pizza-Kohlenstoffatomen (in den Zuckermolekülen des Weizenmehls). Die Proteine reichen die Elektronen über eine Abfolge anderer Proteine in den Mitochondrien, Organellen in Lyras Zellen, weiter. Während die Elektronen von einem Protein zum anderen springen, bewegen sie sich wie kleine Pumpen und füllen die Mitochondrien gleich einem Ballon mit elektrischer Ladung. Es entsteht eine Spannung von 30 Millionen Volt pro Meter, was ungefähr der Spannung entspricht, die sich bei einem Blitzschlag entlädt. Am letzten Protein der Reihe wird das Elektron dann ohne Feuer oder Rauch an den Sauerstoff übergeben.

Der Mitochondrien-Ballon enthält nun eine starke elektrische Ladung, jedoch verfügt er über kleine Poren, winzige Mühlen, durch die die Ladung dank der hohen Spannung entweichen kann. Beim Hinausfließen extrahieren die Mühlen Energie, mit der sie ein neues Molekül, ATP, produzieren. Dieses dient als Energiequelle für jede Reaktion in jeder Zelle unseres Körpers. Wenn ATP auf ein Protein trifft, ermöglicht das die Reproduktion von DNA, das Öffnen einer Pore, die Kontraktion eines Muskels, die Bewegung einer Zelle. Eine einzige Muskelzelle verbraucht jede Sekunde rund zehn Millionen ATP-Moleküle. Pro Gramm produzieren unsere Mitochondrien zehntausendmal mehr Energie als die Sonne.

Das ist das, was wir Leben nennen. Sämtliches Leben. Ob es die Bakterien auf den unterseeischen Vulkanschloten oder meine Finger sind, die das hier tippen, es geschieht immer dasselbe: Das Leben nutzt die Energie, die bei der Weitergabe von Elektronen aus Nahrungsmitteln an die Atemluft freigesetzt wird.* Als Nahrung

---

* Um besonders klug zu erscheinen, können Sie Ihren Mitmenschen mit einem Zitat des ungarischen Nobelpreisträgers Albert Szent-Györgyi kommen: »Leben ist nur ein Elektron auf der Suche nach einem Ruhe-

eignet sich somit alles, das bereit ist, ein Elektron an die Atemluft abzugeben.

Irgendwann in den ersten paar Hundert Millionen Jahren der Erde entwickelte sich somit aus der Geochemie die Biochemie, und das erste Zeitalter des Essens begann, als einzellige Organismen Gestein verzehrten, um Leben zu erzeugen. Heute sind Geochemie und Biochemie strikt getrennte Fachbereiche, die an Universitäten oftmals in unterschiedlichen Gebäuden residieren. Aber es lässt sich kein exakter Zeitpunkt festlegen, zu dem aus der Chemie der Gesteine die Chemie des Lebens wurde. Die Grenze mag zeitlich nicht bestimmbar sein, dennoch ist es eine Grenze: Das Leben ist etwas kategorial anderes als das Nicht-Leben. Wie bei der Klassifizierung der Nahrungsmittel muss eine Grenzlinie gezogen werden.

Das erste Zeitalter des Essens, in dem die Nahrung nie lebendig war, dauert bis heute an. Nach wie vor ernähren sich Bakterien von Gestein, auch wenn wir die grundlegenden Prozesse immer noch nicht vollständig verstanden haben. Doch irgendwann, möglicherweise als die Konkurrenz um Rohstoffe wie Eisen zu groß wurde, entschieden sich die frühzeitlichen Lebewesen, eine Abkürzung zu nehmen. Sie beschlossen, jemand anderen die Energie aus dem Gestein oder der Sonne gewinnen zu lassen und dann ihn oder seine Abfallprodukte zu fressen. Seit sie diese Abkürzung eingeschlagen haben, bilden sämtliche Tiere ihren Körper auf dieselbe Weise: indem sie anderes Leben fressen. Das ist das zweite Zeitalter des Essens, das Zeitalter der organischen Nahrungsmittel.

Wann genau dieses zweite Zeitalter begann, ist unbekannt. Die wissenschaftlichen Auseinandersetzungen über diese Frage werden so erbittert geführt, dass es schon wieder unterhaltsam ist. Die

---

platz.« Wenn Sie das alles noch besser verstehen wollen, ohne erst Biochemie zu studieren (oder wenn Sie genau wie ich alles, was Sie über Biochemie wussten, wieder vergessen haben), sollten Sie zu dem Buch *Der Funke des Lebens: Energie und Evolution* meines UCL-Kollegen Nick Lane greifen.

trockene akademische Sprache in Artikeln und öffentlichen Briefwechseln kann kaum verbergen, wie wütend über die Frage gestritten wird, ob eine halbe Milliarde Jahre alte Gesteinsspuren auf das aktive Fressverhalten eines urzeitlichen Tieres zurückzuführen sind oder auf Steine, die im seichten Wasser an den Haftkrallen von Algen festhingen, oder auf verschrumpelte Eukalyptusblätter, die von den Wellen über den Sand gezogen wurden.[10, 11]

Dennoch herrscht allgemeine Einigkeit, dass eines Tages vor rund 560 Millionen Jahren am Rand des Ur-Kontinents Rodinia ein winziges Lebewesen langsam durch den schlammigen Meeresboden kroch.[12] Dieses ungefähr fingerlange Geschöpf war flach und oval, mit Furchen, die fächerförmig von einer Zentralfurche ausgingen. Vergrößert würde das Muster einen wunderschönen Teppich abgeben. Dieses Lebewesen besaß weder ein Skelett noch Gliedmaßen, Augen oder Ähnliches und wohl nur ein rudimentäres Nervensystem. Doch für damalige Standards war es unglaublich komplex, der Höhepunkt einer Milliarden Jahre währenden Evolution. Der Schlamm am Meeresboden war selbst ebenfalls belebt, denn das ist das Wesen von Schlamm: Er ist Sand, der durch den Schleim zahlloser einzelliger Organismen zusammengehalten wird. Als der »Teppich«, der schließlich auf den Namen *Dickinsonia costata* getauft wurde, über diesen mikrobiellen Schlamm kroch, hinterließ er Spuren, wenn er nicht gerade mal wieder in einem kleinen Tunnel verschwand.[13, 14]

Zweifellos taten damals zahlreiche Geschöpfe genau dasselbe. Doch dieses eine Lebewesen fährt aufgrund der Umstände seines Todes all den Ruhm ein: Aus irgendeinem Grund wurde es unmittelbar nach seinem Tod von einer konservierenden Schicht aus Staub oder Asche bedeckt. Dies sowie das geologische Geschehen der folgenden 500 Millionen Jahre führten dazu, dass es schließlich 1946 in den Ediacara Hills in Südaustralien von einem Geologen namens Reg Sprigg entdeckt werden konnte.[15]

In einem wissenschaftlichen Aufsatz werden die Bewegungen des »Teppichs« durch den Schlamm beschrieben als »bedingt komplexe Interaktionen mit mikrobiellen Matten, um Ressourcen von Nährstoff- und Sauerstoffressourcen auszunutzen«. Tatsächlich jedoch handelt es sich hierbei um die erste überlieferte Spur des zweiten Zeitalters des Essens.

Diese kleinen *Dickinsonia*-Teppiche erinnern uns daran, dass die Aktivität des Essens bedeutet, Teil eines Ökosystems zu sein. Sie fraßen nicht nur, sondern bereiteten auch andere Lebensformen zum Gefressen-Werden vor und gestalteten aktiv ihren Lebensraum, indem sie die Sedimente am Meeresboden bewegten, wie Ackerboden pflügten und mit ihren Ausscheidungen düngten. Die »Teppiche« gehörten zu den frühesten Lebewesen, die sich in einem evolutionären Wettrüsten miteinander befanden, um sich Vorteile bei der Extraktion der Energie aus dem System zu verschaffen.

***

Im Verlauf des zweiten Zeitalters des Essens stieg die Komplexität in schwindelerregende Höhen. Der Kampf um die Energieressourcen führte dazu, dass sich unsere Ahnen zunächst von einzelligen in mehrzellige Organismen verwandelten, dann in primitive Fische und schließlich über die spitzmausartigen Geschöpfe, die die – immer noch rätselhafte – Ursache für das Aussterben der Dinosaurier überlebten, in Sie und mich.

Die Nahrungsaufnahme entwickelte sich zu einem weitaus komplexeren Vorgang, als wir gemeinhin annehmen. Sie muss gleichzeitig zwei unterschiedlichen Erfordernissen gerecht werden: Einerseits muss sie die Energie liefern, die wir zum Leben benötigen, andererseits in Form der Elemente und Moleküle die erforderlichen Materialien zum Aufbau und Erhalt unseres Körpers.

Sämtliche lebende Materie auf der Erde setzt sich beinahe vollständig aus nur vier Elementen zusammen: Sauerstoff, Kohlenstoff, Wasserstoff und Stickstoff. Beim Menschen und allen anderen Säugetieren stellen sie rund 99 Prozent der Atome des Körpers. Doch daneben wurden noch ungefähr 20 weitere lebenswichtige Elemente identifiziert. Da wir diese nicht selbst produzieren können, müssen wir sie über die Nahrung aufnehmen.

Neben den vier Hauptelementen enthält mein Körper etwa ein Kilogramm Kalzium und ein Kilogramm Phosphor,* außerdem jeweils rund 200 Gramm Schwefel und Kalium, jeweils 120 Gramm Natrium und Chlor und etwa 40 Gramm Magnesium. Darüber hinaus bestehe ich aus etwas weniger als fünf Gramm – oder einer Messerspitze – Eisen, das mein Blut rot und meinen Schnodder grün färbt, außerdem aus jeweils ein paar Milligramm Fluor, damit meine Zähne hart bleiben, und Zink für die DNA-Produktion, die Bildung von Proteinen und alle möglichen Immunfunktionen.

Die übrigen Elemente schließlich, ohne die ich nicht leben könnte, machen insgesamt nicht einmal ein Gramm aus: Strontium, das hauptsächlich in den Knochen vorkommt, Jod, das für die Produktion der Schilddrüsenhormone benötigt wird, Kupfer für die Funktion vielfältiger Enzyme und zuletzt schließlich kaum messbare Mengen Mangan, Molybdän und Kobalt. Ist eines dieser Elemente in zu geringer Menge vorhanden, kann das tödlich sein, zugleich kann auch ein Übermaß toxisch wirken.

Damit haben wir eine Liste von äußerst genauen Erfordernissen an die Ernährung. Sie zeigt, was für ein höchst schwieriges Projekt sie für alle komplexen Organismen darstellt. Doch während der Mensch der Sache wissenschaftlich auf den Grund gehen und alles genau messen kann, müssen Tiere einfach machen. Für die Fleischfresser hat bereits ein anderes Tier die harte Arbeit erledigt. Kühe bestehen im Grundsatz aus denselben Stoffen wie die Tiere, denen sie als Nahrung dienen. Doch für einen Pflanzenfresser sieht die Sache vollkommen anders aus. Pflanzenfresser müssen dem Regen

* Für alle Erbsenzähler da draußen: Da die Atome unterschiedlicher Elemente eine unterschiedliche Masse haben, trägt Kalzium rund 1,5 Prozent zu meinem Gewicht bei, obwohl nur 0,2 Prozent meiner Atome Kalziumatome sind.

folgen, den Fleischfressern aus dem Weg gehen und beispielsweise die richtige Dosis Selen zu sich nehmen. Wie tun sie das?

Um das zu verstehen, machte ich mich auf den Weg nach Oxfordshire zu Eddie Rixon, der in vierter Generation einen landwirtschaftlichen Betrieb führt. Rixon lebt mit seiner Drei-Generationen-Familie und rund 100 Rindern auf einem Hügel inmitten des von ihm bewirtschafteten Landes. Das klingt nicht nur idyllisch, sondern ist es auch – obwohl er während unseres Gesprächs pausenlos weiterarbeitete und etwa Futter in Säcke füllte oder die Hufe seiner Tiere überprüfte.

Rixon erklärte mir, was für eine komplexe Angelegenheit die Ernährung seiner Rinder ist: »Viele der Pflanzen, die Pflanzenfresser wie etwa meine Rinder fressen, enthalten neben jeder Menge Energie und Nährstoffe auch reichlich Toxine. Die Tiere müssen ihre Energieaufnahme genau mit der Toxin-Belastung ausbalancieren und zugleich die benötigten Nährstoffmengen zu sich nehmen.«

In diesem Wettrüsten mit den Pflanzen mussten Rinder unglaubliche Entgiftungsmechanismen entwickeln. Toxine werden von den Mikroorganismen in ihrem Magen-Darm-Trakt und kraftvollen Enzymen in ihrer Leber zerstört oder durch ihre Nieren vollständig entfernt. Doch beim Fressen »lernen« sie zugleich etwas über jede einzelne Pflanze, die sie zu sich nehmen. Sie probieren eine geringe Menge, speichern den Geschmack und Geruch und verbinden diese Erinnerung mit den körperlichen Auswirkungen. Rixons Rinder erweitern fortwährend ihre Datenbank, in der sie die Wechselwirkungen der Pflanzen mit ihrem Körper speichern, und merken sich, wie viel Energie in Form von Zuckern und Proteinen freigesetzt wurde, ob Toxine Übelkeit verursacht haben und so weiter. Sie können sich sogar erinnern, welche Pflanzenkombinationen gut funktionieren.

Rixon bezeichnete es als Irrtum, dass Rinder und andere Pflanzenfresser im Grunde nur Gras fräßen. Vielmehr würden sie dem Beispiel ihrer Mütter folgen und unterschiedliche Pflanzen in geringen Mengen probieren. Auf diese Weise stellen sie für sich selbst einen außerordentlich abwechslungsreichen Speiseplan zusammen.[16, 17] Für mehrere Studien haben Forscher Löcher in Hals und Magen frei herumlaufender Ziegen und Rinder geschnitten (das klingt brutal, doch den Tieren schadet es nicht, außerdem geschieht die Prozedur unter Narkose). Dadurch konnten die Forscher genau erfassen, was für Futter die Tiere wählten, und Proben nehmen.[18] Diesen Studien zufolge nahmen sie täglich zwischen 25 und 50 unterschiedliche Pflanzen zu sich. Die chemischen Stoffe dieser Pflanzen interagieren miteinander, und Erinnerungen der Futtermischung werden zur künftigen Verwendung im Gedächtnis gespeichert.

Während Rixon und ich miteinander sprachen, kamen die Rinder an den Feldrand getrottet, um uns witternd und schnaubend zu begrüßen. Bereitwillig ließen sie sich hinter den Ohren kraulen. Rixon achtet auf einen vielfältigen Bewuchs seiner Knicks. »Wenn Sie die Tiere beobachten, sehen Sie, dass sie am Feldrand verschiedene Pflanzen fressen. Wir verstehen nicht genau, was sie tun, aber auf jeden Fall treffen sie bewusste Entscheidungen.«

Beispielsweise sind Würmer (im Magen-Darm-Trakt, nicht im Boden) ein großes Problem für Rinder. Viele der Pflanzen in Rixons Knicks enthalten Tannine gegen diese Würmer, sodass er weniger Entwurmungsmittel verwenden muss. Das ist nicht zuletzt deshalb gut, weil Entwurmungsmittel auch die Erdwürmer töten und so der Bodengesundheit schaden.

Tannine helfen nicht nur gegen Würmer, sie können auch andere Toxine binden und neutralisieren. Wenn eine Kuh als Vorspeise tanninreiche Esparsette frisst, eine mehrjährige Pflanze mit großen rosafarbenen Blütenständen, neutralisieren die Tannine die toxischen Terpene in einem Salbei-Hauptgang. Die Tannine in einem Bissen des Gewöhnlichen Hornklees können die toxischen Alkaloide in pilzbefallenem Rohr-Schwingel binden und unwirksam machen. Die Zahl derartiger Kombinationen geht in die Tausende, wenn nicht sogar in die Millionen.[19, 20]

Das wohl Verblüffendste an Rindern ist ihre Unfähigkeit, die Hauptenergiequelle der Pflanzen zu verdauen: die strukturellen

Zucker wie Cellulose, Xylane und Pektine. Diese sind für sämtliche Säugetiere unverdaulich. Also lassen wir Mikroorganismen die Arbeit für uns erledigen. Ich spreche vom Mikrobiom, jenen Billionen Bakterien, Pilzen und sonstigen Mikroorganismen, die auf und in unserem Körper leben. Die meisten dieser Mikroorganismen finden sich im Magen-Darm-Trakt. Und ob Rind oder Mensch: Im Großen und Ganzen tun sie dort dasselbe. (Mit den Auswirkungen der HVL auf das Mikrobiom werden wir uns später noch beschäftigen. Sie sind womöglich einer der Gründe für ihre Schädlichkeit.) Das Mikrobiom der Rinder ist derart fundamental für ihr Überleben, dass man sein Bild von dem Tier umkehren und es sich einfach als Vehikel für sein eigenes Mikrobiom vorstellen könnte: ein vierbeiniges Medium, um die Mikroorganismen zu den Pflanzen ihrer Wahl zu transportieren. Eine Vorstellung, die sich im Übrigen auch auf unsere Spezies übertragen lässt.

Rinder wenden viel Zeit dafür auf, die Pflanzen zu zermahlen. Anschließend lagern sie das Pflanzenmaterial in Fermentationskammern zwischen, wo Bakterien Stärke und Fasern zersetzen und auf diese Weise Energie und Abfallmoleküle, die Salze und Ester der flüchtigen kurzkettigen Fettsäuren, erzeugen. (Von diesen dürften Sie bereits in anderem Zusammenhang gehört haben, denn auch die Mikroorganismen in Ihrem Darm produzieren sie.)

Acetate sind die Hauptbestandteile der Essigsäure. Propionate werden als Konservierungsmittel in der Lebensmittelproduktion verwendet. Butyrate finden sich als Zusatzstoff in Lebensmitteln und Parfüms. Valerate kommen in der Heilpflanze Baldrian vor und verleihen als Zusatzstoff Lebensmitteln ein Fleischaroma. Rinder können diese Fettsäuren als Energiequelle und zum Körperaufbau nutzen (wie wir auch). Letztlich ernähren sich Rinder also, wie alle Wiederkäuer, von den Abfallprodukten der Bakterien in ihrem Magen-Darm-Trakt.*

---

* Einige der genannten Stoffe werden auch bei der Produktion hochverarbeiteter Lebensmittel verwendet. Doch dass sie auch in unserem eige-

Solch sagenhaft komplexe Systeme wie das Mikrobiom sind ein Ergebnis des evolutionären Wettrüstens im zweiten Zeitalter des Essens, in dem die Organismen um das Futter konkurrierten, während sie gleichzeitig aufpassen mussten, nicht selbst gefressen zu werden. Beim Aufbruch von Rixons Hof verspürte ich einen neuen Respekt vor der Leistung der Pflanzenfresser. Zugleich dachte ich darüber nach, inwiefern sich die Ernährungsgewohnheiten des Menschen von denen der Rinder und aller anderen Lebensformen unterscheiden.

Fast das gesamte zweite Zeitalter des Essens hindurch verzehrten sämtliche Tierarten ihre Nahrung roh, frisch und oftmals noch lebendig. Doch dann begann vor rund zwei Millionen Jahren eine Spezies, ihre Nahrung zuvor zu verarbeiten, sie zu zerschlagen, zu zerreiben, zu mahlen und insbesondere zu kochen.

Inzwischen herrscht breiter Konsens über den entscheidenden Beitrag des Kochens zur Menschwerdung. Das mag uns heute selbstverständlich erscheinen, doch noch vor einigen Jahren sprachen nicht wenige Anthropologen dem Kochen allein eine kulturelle Bedeutung zu. Um diese Angelegenheit zu klären, hätte es vermutlich gereicht, eine Mahlzeit aus rohem Fleisch und ungekochten Kartoffeln auf den Tisch zu bringen. Doch im Jahr 2007 griff man zu einer wissenschaftlicheren Lösung. An der Harvard University überprüfte ein Team, zu dem unter anderem Rachel Carmody und Richard Wrangham gehörten, die Hypothese an Pythons. Genau genommen an Dunklen Tigerpythons (weshalb ausgerechnet Tigerpythons, steht nicht in dem Artikel, obwohl ansonsten alles haarklein erklärt wird).[21] Die Pythons wurden mit rohem, gegartem, rohem gehackten und gegartem gehackten Rindfleisch gefüttert. Bei gegartem gehackten Fleisch stieg die verfüg-

nen Körper produziert werden, bedeutet nicht, dass sie harmlos wären. Im menschlichen Körper werden diese Moleküle zu genau festgelegten Zeiten an genau festgelegten Orten freigesetzt. Nimmt man sie jedoch in großer Menge zu sich, dürfte das andere Folgen haben.

bare Energiemenge wenig überraschend um 25 Prozent.* Mit ihrem Experiment konnten Carmody und Wrangham fast alle von ihrer Hypothese überzeugen, dass der menschliche Verdauungstrakt bereits in der Küche beginnt.** Hitze und mechanische Verarbeitung sind nicht nur Teil unserer Kultur, sie sind Teil unserer Physiologie.

Dank der Notwendigkeit des Kochens besetzen wir eine singuläre Ernährungsnische. In einem Aufsatz von 2015 wurde der Mensch als der einzige *Cucinivore* bezeichnet – als Tier, das aufs Kochen angewiesen ist.[22] Tatsächlich jedoch sind wir die einzigen *Prozessivoren*: Wir müssen unsere Nahrung nicht nur kochen,

---

* Muskelproteine beginnen sich bei einer Temperatur von etwas mehr als 40 Grad Celsius zu zersetzen – einer der Gründe, weshalb ein Hitzschlag so gefährlich ist. Bei rund 70 Grad Celsius beginnen die zähen Kollagene des Bindegewebes – die Sehnen, Bänder und Knorpel – zu einem Gel zu schmelzen, wodurch sich das Fleisch leichter mit den Zähnen zerteilen lässt. Zudem werden durch das Kochen die Parasiten im Fleisch getötet, die ihren Wirten viel Energie rauben können. Kein anderer Fleischfresser kann sich diesen Parasiten entziehen. Das verschaffte den ersten Menschen, die das Feuer beherrschen lernten, einen Riesenvorteil gegenüber all den anderen Tieren, die es auf die Pflanzenfresser abgesehen hatten.

** Wrangham vermutet, dass der Homo erectus mit seinen kleinen Mahlzähnen, der kleinen Mundhöhle und dem kleinen Magen-Darm-Trakt das Feuer bereits mehr als eine Million Jahre vor den frühesten Zeugnissen von Feuerstellen und kontrolliertem Feuer (vor etwa 200 000 bis 400 000 Jahren in der Qesem-Höhle in Israel) beherrscht haben muss. Feuerstellen von ähnlichem Alter mit Hinweisen auf Kochaktivitäten wurden in Afrika, Frankreich, Spanien, China und Großbritannien entdeckt. Wranghams Theorie ist überzeugend. Mit seinen langen Beinen und seiner Körperform dürfte der Homo erectus nicht besonders gut im Klettern gewesen sein. Die Baumnester der Schimpansen dienen hauptsächlich als Schutz vor Leoparden, und gegen die Raubtiere der urgeschichtlichen Savanne würde ein heutiger Leopard wie mein Kater Winston erscheinen. Das Feuer dürfte für die bodenlebenden frühen Hominiden eine wichtige Rolle zur Abschreckung der Raubtiere gespielt haben.

wir müssen sie zudem verarbeiten. Seit urgeschichtlichen Zeiten mahlen, zerstoßen, fermentieren, trocknen, salzen, kühlen und vergraben wir unsere Nahrungsmittel. Unser Körper zeugt von der langen Geschichte der Nahrungsmittelverarbeitung,[23] wie etwa an den Genen für die Bildung von Enzymen zur Verdauung von Stärke, Milch, Zucker und Alkohol zu sehen ist. Oder an der geringen Größe unseres Essapparats. Verglichen mit anderen Säugetieren haben wir in Relation zu unserem Gewicht nur rund halb so große Zähne, Kiefer und Verdauungsorgane.[24] Die Lebensmittelverarbeitung ist unverzichtbar für unser Überleben und war Voraussetzung der Menschwerdung.* Somit gehört sie zum zweiten Zeitalter des Essens.

Das zweite Zeitalter ist bis heute allgegenwärtig. Auch wenn wir im Supermarkt einkaufen, können wir uns weiterhin wie ein Organismus des zweiten Zeitalters ernähren – wir müssen nur ausschließlich rohes Fleisch, Obst und Gemüse kaufen. Allerdings ist eine solche Ernährung ausgesprochen geld- und zeitintensiv. Daher sind, wenig erstaunlich, die meisten Briten und US-Amerikaner in das von mir sogenannte »dritte Zeitalter des Essens« eingetreten, in dem wir den überwiegenden Teil unserer Kalorien aus Lebensmittelprodukten mit neuen synthetischen, in der Natur nicht vorkommenden Molekülen beziehen. Über das Jahr Null des neuen Zeitalters lässt sich streiten.

Ein möglicher Kandidat ist das Jahr 1878, als dem Chemiker Constantin Fahlberg in einem Labor der Johns Hopkins University eine bahnbrechende Entdeckung gelang. Ein Journalist beschrieb ihn 1886 anlässlich eines Interviews in der Zeitschrift *Scientific American* als groß gewachsen, stattlich und attraktiv. Das bestätigt auch die Gedenkbüste auf Fahlbergs Ehrengrab in Magdeburg. Mit tiefen Stirnfalten, makelloser Frisur, Kinnbart und gezwirbel-

* Trotz des Trends zu Rohkost ist diese laut Studien nicht besonders empfehlenswert, sondern führt zu extremem Gewichtsverlust und Fruchtbarkeitsstörungen.[25]

tem Schnurrbart sieht er wie der Prototyp des Industriellen des 19. Jahrhunderts aus. Obwohl er zum Zeitpunkt des Artikels bereits eine Berühmtheit war, trat er laut Interviewer »zurückhaltend und reserviert« auf.

Fahlberg hatte ursprünglich versucht, medizinische Wirkstoffe aus Steinkohlenteer herzustellen, einer zähflüssigen schwarzen Masse, die bei der Kohleverarbeitung als giftiges Abfallprodukt anfällt. Die Substanz wird bis heute in Shampoos und Seifen gegen Schuppenflechte und Pilzinfektionen eingesetzt. Ich selbst nutze ein solches Shampoo für meine Haare – mit wechselndem Erfolg, allerdings verströme ich anschließend einen zweifelhaften Teerduft. Die genaue Funktionsweise von Steinkohlenteer ist unbekannt, doch vermutlich beruht seine Wirkung auf dem hohen Toxingehalt in Form von Phenolen, polyzyklischen aromatischen Wasserstoffen und weiteren Giftstoffen. In geringer Dosis töten sie unerwünschte menschliche Zellen und Krankheitserreger, in hoher Dosis dagegen sind sie laut Studien krebserregend.

In manchen Schilderungen von Fahlbergs Entdeckung heißt es, er habe sich im Labor die Hände abgeleckt, doch das entspricht wohl kaum der Wahrheit. Selbst im 19. Jahrhundert dürften die Chemiker vorsichtiger gewesen sein, wenn auch nur geringfügig, wenn man seiner eigenen Darstellung Glauben schenkt:[26]

> *»Eines Abends war ich so versunken in meine Arbeit im Labor, dass ich das Abendessen beinahe verpasst hätte. Schließlich eilte ich zu Tisch, ohne mir zuvor die Hände zu waschen. Ich ließ mich nieder, brach ein Stück Brot ab und führte es an die Lippen. Es schmeckte unsagbar süß. Ich fragte nicht nach dem Grund. Vermutlich dachte ich einfach, es sei eine Art von Kuchen oder irgendein anderes Zuckergebäck. Ich spülte mir den Mund aus und tupfte mir den Schnurrbart ab. Zu meiner Überraschung schmeckte die Serviette noch süßer als das Brot. Plötzlich kam mir die Erleuchtung: Ich selbst musste der Urheber dieser unvergleichlichen Süße sein. Also leckte ich an*

meinem Daumen. Er schmeckte süßer als jedes Zuckerwerk, das ich jemals probiert hatte. Mir wurde sofort klar, was das zu bedeuten hatte. Ich hatte irgendeine Steinkohlenteer-Substanz entdeckt oder erfunden, die süßer als Zucker war. Ich ließ Essen Essen sein und stürmte zurück ins Labor, wo ich aufgeregt den Inhalt jedes Messbechers und jeder Abdampfschale auf dem Tisch probierte. Zu meinem Glück befand sich darunter keine giftige oder ätzende Flüssigkeit.«

Fahlberg hatte Saccharin erfunden, den ersten künstlichen Süßstoff. Durch den Zuckerengpass infolge des Ersten Weltkriegs sollte Saccharin später zum ersten vollkommen synthetischen Stoff werden, der in großem Maßstab seinen Weg in unsere Ernährung fand. Es ist 300-mal so süß wie Zucker und ein Triumph der synthetischen Chemie. Fahlberg war ein gemachter Mann. Saccharin ist bis heute in Gebrauch – wer einmal in den Vereinigten Staaten in einem Restaurant oder Motel war, wird auf den Tischen die bekannten pinken Sweet'N-Low-Spender bemerkt haben.

Die Erfindung von Saccharin fiel mitten in ein neues Zeitalter der synthetischen Lebensmittelchemie. Seit mehr als einem halben Jahrhundert wurde an synthetischen Kohlenhydraten gearbeitet. Laut einem Artikel von 1885 zog die Forschung zur Stärkemodifizierung mehr Arbeitskräfte an als jeder andere Bereich der Chemie.[27] Im Laufe der folgenden 100 Jahre gelangten Tausende neuer Moleküle in unsere Nahrung.

Wir verzehren sie in rauen Mengen. In Industrieländern wie Großbritannien nimmt jeder Einzelne im Durchschnitt pro Jahr acht Kilogramm Lebensmittelzusatzstoffe zu sich. Als ich diese Statistik sah, konnte ich es nicht fassen. Um die Zahl in Relation zu setzen: Im selben Zeitraum kaufen wir nur zwei Kilogramm Mehl zum Backen. Diese Zahlen stimmen mit Carlos Monteiros Beobachtung überein. Wir nutzen immer weniger rohe Zutaten, vielmehr wird ein stetig steigender Anteil unserer Nahrung industriell zubereitet und verarbeitet.

Selbstverständlich ist es bedenklich, jährlich acht Kilogramm synthetischer Moleküle zu konsumieren, wobei die modifizierten Fette, Proteine und Kohlenhydrate noch nicht einmal einberechnet sind. Doch die Angst vor Zusatzstoffen ist größtenteils unbegründet (dazu später mehr). Der springende Punkt ist nicht etwa, dass sie selbst schädlich wären, sondern dass sie ein Indikator für hochverarbeitete Lebensmittel sind. Sie verweisen auf eine Methode und einen Zweck der Lebensmittelproduktion, die nach unseren heutigen Erkenntnissen Erkrankungen hervorrufen können. Auch wenn möglicherweise bereits einzelne Zutaten der HVL für sich genommen schädlich sind, ist vor allem ihre Kombination bedenklich. In meinen Augen steht der Konsum hochverarbeiteter Lebensmittel als drittes Zeitalter des Essens für die Abkehr von unserer evolutionären Vergangenheit.[28]

***

Nehmen wir einmal an, Sie ernähren sich weiterhin wie die Menschen seit Millionen von Jahren ausschließlich von vollwertigen und geringfügig verarbeiteten Lebensmitteln: Selbst dann wird Ihr Bewusstsein für die Nährstoffe höher sein als bei jemandem, der nur wenige Hundert Jahre vor unserer Zeit gelebt hat.

Die Ernährung ist zumindest teilweise von einer Frage des Instinkts zu einem eher intellektuellen Projekt geworden. Jede Menge Menschen machen sich Gedanken über Kalorien, Portionsgrößen, gute und schlechte Lebensmittel, Vitamine und so weiter. Für viele ist es unvorstellbar geworden, beim Essen – wie Rinder – dem Instinkt zu folgen, nicht den Hinweisen auf den Verpackungen und von Ernährungsberatern. Dass der Mensch so wie Rixons Rinder über ein inneres System zur Regulation und Ausbalancierung seiner Ernährung verfügen könnte, erscheint im Grunde ausgeschlossen. Schließlich trauen der Staat und andere Autoritäten uns nicht zu, dass wir uns unabhängig von irgendwelchen Richtlinien ernähren könnten. Haben sie recht? Oder könnten die Menschen nicht doch allein auf ihre Instinkte vertrauen?

Die früheste wissenschaftliche Antwort auf diese Frage stammt aus dem Jahr 1928 und entstand unter tatkräftiger Mithilfe von drei Jungen namens Donald, Earl und Abraham. Gemeinsam mit anderen Kindern waren sie Probanden bei einer der bedeutendsten (wenn auch am wenigsten gewürdigten) Ernährungsstudien des 20. Jahrhunderts unter Leitung der Chicagoer Kinderärztin Clara Davis.

Sie muss eine bemerkenswerte Person gewesen sein, auch wenn wir nicht viel über sie wissen. Als eine von nur zehn Frauen schloss sie 1901 das Medizinstudium an ihrer Universität ab. Im Jahr 1926 hatte sie eine Stelle am Mount Sinai Hospital in Chicago. Dort erlebte sie, wie ihre Kollegen Eltern zum Thema Kinderernährung berieten, und hielt diese Empfehlungen bald allesamt für bedenklich. Im gesamten Verlauf des zweiten Zeitalters des Essens hatten die Kinder sämtlicher Säugetiere mehr oder weniger dasselbe wie die Eltern gegessen. Für den menschlichen Nachwuchs wurde das Essen vielleicht ein wenig zerkleinert und eingeweicht und auch ein bisschen weniger gewürzt, aber es gab keine »Babynahrung«: nur Milch, gefolgt von normaler Nahrung.

Doch zu Beginn der 1920er-Jahre hatte sich die kindliche Ernährung in den Vereinigten Staaten zu einer Quasi-Wissenschaft entwickelt. In einem Artikel der Zeitschrift *Journal of the American Medical Association* hieß es: »Niemand kann ein Lebensmittel überzeugend als für Kinder geeignet empfehlen, ohne die genaue Zusammensetzung zu kennen.«[29] Die Mütter erhielten in der Regel Listen auf Grundlage der neuesten ernährungswissenschaftlichen Erkenntnisse. Doch diese waren den Kindern offensichtlich egal: Sie weigerten sich schlicht zu essen. Das wuchs sich zu einem Riesenproblem aus. Die Nahrungsverweigerung war in den 1920ern der häufigste Grund, weshalb Eltern beim Kinderarzt vorstellig wurden.[30] Die Ärzte reagierten so vernünftig, wie man es von ihnen erwarten würde: Sie rieten den Eltern einfach, ihre Kinder hungern zu lassen und »Härte« zu zeigen. Beispielhaft dafür ist ein Zitat aus Alan Browns Werk *The Normal Child, Its Care and*

Feeding von 1923: »Bei einem Kind, das sein Essen ausspuckt oder sich absichtlich übergibt, können wir auf Zwang nicht verzichten. Geben Sie dem Kind ein wenig Essen, und wenn es sich erbricht, geben Sie ihm noch etwas. Wiederholen Sie dies so lange, bis es die Nahrung bei sich behält.«

Davis war dieser autoritäre Trend ein Gräuel. Ihr war bewusst, dass diese Herangehensweise keinerlei historisches Fundament hatte. Zudem verriet ihr ein Blick auf die Tiere in der freien Wildbahn, dass sie auch ohne irgendwelche wissenschaftlichen Ernährungsvorschriften gesund blieben. Ihrer Ansicht nach sollten die Ärzte einfach darauf hören, was die Kinder ihnen sagen wollten.

Doch das war nicht der einzige Kritikpunkt von Davis. Auch die modernen Nahrungsmittel der 1920er-Jahre bereiteten ihr Sorge. Knapp 100 Jahre später erscheinen ihre Einwände unverändert aktuell. In einem Artikel beschrieb sie die »schlechte Ernährungslage von Kindern, die nach dem Abstillen Backwaren, Marmeladen, Bratensoßen, Weißbrot, Zucker und Konserven erhalten, wie sie sich gemeinhin auf dem Speiseplan der Erwachsenen finden«. Für sie waren diese Lebensmittel »unvollständig und verändert«, zudem seien sie »vor 100 Jahren kein wesentlicher Bestandteil der Ernährung« gewesen. Davis vermutete in den stärker verarbeiteten Lebensmitteln sogar den Grund für einen Großteil der Essprobleme, die sie in der Klinik erlebte.[31]

Davis schaffte es irgendwie, eine Reihe von Müttern zu überzeugen, ihre Kinder mehrere Monate in die Obhut ihrer Station zu geben, in einem Fall sogar vier Jahre lang. Dort nahmen sie an der längsten jemals durchgeführten klinischen Studie zum Essverhalten teil. Das Experiment war ebenso simpel wie revolutionär: Davis ließ die Kinder selbst entscheiden, was sie essen wollten. Anschließend überprüfte sie, ob die Kinder genauso gesund waren wie Kinder, deren Ernährung auf den führenden ernährungswissenschaftlichen Empfehlungen der Zeit beruhte. Sie nahm nur Kinder, die bis zum Beginn der Studie ausschließlich gestillt worden waren und daher »weder mit irgendwelchen Lebensmitteln noch den gängigen Ansichten oder Vorurteilen zu diesen Lebensmitteln« vertraut waren.

Da der menschliche Körper über Mechanismen zur Regulation der Aufnahme von Wasser und Sauerstoff, des Herzschlags, des Blutdrucks, der Körpertemperatur und aller sonstigen physiologischen Variablen verfügte, sollte das ihrer Hypothese nach auch für die Aspekte der Körperzusammensetzung und der Nährstoffaufnahme gelten.

Das erste Kind in Davis' Studie war der neun Monate alte Earl Henderson. Seine Mutter war eine »dünne unterernährte junge Frau, deren Ernährung keine optimale Voraussetzung fürs Stillen gewesen war«. Der Junge hatte beinahe sein gesamtes kurzes Leben in Innenräumen verbracht. Bei der Aufnahme war er in schlechter gesundheitlicher Verfassung. Seine Polypen waren geschwollen, außerdem hatte er schleimigen Nasenausfluss und am Brustkorb einen Ring aus knöchernen Beulen, den sogenannten »rachitischen Rosenkranz«, eine Deformation an den Rippen aufgrund von Vitamin-D-Mangel. Dennoch überließ man diesem kränklichen Kind von neun Monaten die vollständige Kontrolle, was es essen wollte. (»Bei dem Experiment ging es um die Frage, ob er seine Nahrungsbedürfnisse selbst regulieren konnte.«)

Earl bekam jeden Tag 34 unterschiedliche Lebensmittel vorgesetzt, die allesamt in der stationseigenen Küche zubereitet wurden. Sie umfassten »eine breite Palette frisch vom Markt kommender tierischer und pflanzlicher Lebensmittel. Nur natürliche Vollwertnahrung. Keine unvollständigen Lebensmittel und keine Konserven.«

Hier die gesamte Liste, die bemerkenswerterweise so gut wie gar keine in irgendeiner Form verarbeiteten Lebensmittel enthielt, nicht einmal Käse oder Butter:

- Fleisch (Muskelstücke): Rind (roh und gegart), Lamm, Huhn
- innere Organe: Leber, Niere, Hirn, Bries (Thymus)
- Meeresfrüchte: Salzwasserfisch (Schellfisch)

- Getreide: Vollkornweizen (unverarbeitet), Haferporridge (nach schottischer Art), Gerste (Vollkorn), Maismehl (gelb), Roggen (Ry-Crisp-Knäckebrot)
- Knochenprodukte: Knochenmark (Rind und Schaf), Knochengallert (lösliche Knochensubstanzen)
- Eier
- Milch: Rohmilch, Sauermilch aus Rohmilch (ähnlich wie Joghurt)
- Obst: Äpfel, Orangen, Bananen, Tomaten, Pfirsiche, Ananas
- Gemüse: Salat, Kohl, Spinat, Blumenkohl, Erbsen, Rote Bete, Karotten, Rüben, Kartoffeln
- Meersalz.

Während meiner Beschäftigung mit Davis hielt ich fest, was ich Lyra (drei Jahre) und Sasha (ein Jahr) zu essen vorsetze. Trotz meiner Versuche, ihre Ernährung abwechslungsreich zu gestalten, erreiche ich nur selten die Marke von zehn unterschiedlichen Lebensmitteln.

Earl und die anderen Kinder der Studie bekamen dagegen bei jeder einzelnen Mahlzeit zwölf Lebensmittel zur Auswahl, außerdem erhielten sie stets Milch, fermentierte Sauermilch und Salz. Die einzelnen Lebensmittel befanden sich in getrennten Schüsseln und wurden nie vermischt. Die Kinderschwestern erhielten genaue Anweisungen: Sie durften ihren Schützlingen keine Lebensmittel anbieten, sondern ihnen nur anreichen, worauf die Kinder deuteten. Außerdem sollten sie weder Missbilligung noch Zustimmung signalisieren und das Tablett erst abräumen, wenn die Jungen fertig waren. Wurde ein bestimmtes Lebensmittel vollständig aufgegessen, erhielt der betreffende Junge bei der nächsten Mahlzeit eine größere Portion davon.

Nach der Aufnahme in Clara Davis' Station wurde Earl die ersten drei Tage ausschließlich von seiner Mutter gestillt, ohne zusätzliche Nahrung. Währenddessen wurde sein körperlicher Allgemeinzustand ausführlich untersucht, außerdem wurde ein Blutbild gemacht, sein Urin analysiert und der Kalzium- und Phosphorspiegel gemessen. Zur Bestimmung seiner Knochendichte wurde er geröntgt. »Am vierten Tag wurde er abgestillt, und das eigentliche Experiment begann.«

Man kann sich kaum vorstellen, wie traumatisch es zu Beginn für Earl und seine Mutter gewesen sein muss. Doch vielleicht war er auch derart ausgehungert, dass es ihm nichts ausmachte, als seine Mutter von Kinderschwestern abgelöst wurde, die ihn mit ausreichend Nahrung versorgten. In der Studie steht dazu nichts, was mir bei der Lektüre einige Bauchschmerzen bereitete.

Davis schilderte Earls erste Mahlzeit. Er habe »mehrere Sekunden das Tablett beäugt«, dann »nach einer Schüssel mit rohen Karotten gegriffen und sich eine ganze Handvoll genommen«. Doch das reichte ihm offensichtlich nicht. »Er bediente sich erneut«, und das wiederholte sich, »bis er die Karotten fast vollständig aufgegessen hatte«.

Davis war erfreut. »Binnen dreier Tage hatte er beinahe alles probiert«, schrieb sie. »Unsere erste Frage war damit beantwortet: Er war fähig, sein Essen selbst auszuwählen, und tat das auch. Und er aß genug.«

Im Laufe der folgenden Jahre kamen weitere zwölf Kinder zu den drei ersten hinzu. Sie alle reagierten ähnlich begeistert auf das Nahrungsangebot. So gut wie jedes probierte zumindest einmal alles, was ihm angeboten wurde, und alle zeigten »durchgängig guten« Appetit. Oftmals »sprangen sie in ihren Betten auf und ab«, sobald sie das Tablett mit den Speisen erblickten. Am Tisch widmeten sie sich 15 bis 20 Minuten voll und ganz der Nahrungsaufnahme, um dann mit Unterbrechungen weiterzuessen, während sie »ein wenig mit den Speisen herumspielten, sich mit dem Löffel versuchten und den Schwestern etwas anboten«.

Am Tag, als ich diesen Abschnitt gelesen hatte, fütterte ich abends Sasha. Mir wurde bewusst, dass sie sich wie die Kinder im Experiment von Davis verhielt und mir oftmals kleine Happen anbot, obwohl ich sie fütterte. Dass Davis dieses Detail erwähnte, verriet mir, dass sie tatsächlich dabei war und nicht einfach nur aus sicherer Entfernung Aufsicht führte.

Die Lebensmittel in Davis' Experiment waren ungesalzen, doch zu den Mahlzeiten bekamen die Kinder ein Schüsselchen mit Salz. Sie steckten sich das Salz mit den Fingern in den Mund und spuckten, würgten oder weinten sogar. Dennoch griffen sie oftmals erneut zu, »wobei sich das Spucken wiederholte«.

Das Experiment war ein enormer Erfolg. Nur zwei Kinder aßen keinen Salat, und ein anderes probierte keinen Spinat. Alle Kinder entschieden selbst, was sie essen wollten, und deckten ihren jeweiligen Nährstoffbedarf, als hätten sie die neuesten Lehrbücher studiert. Ihre durchschnittliche Kalorienaufnahme entsprach den damaligen Ernährungsstandards, und bei keinem traten die üblichen Essprobleme auf, mit denen sich Kinderärzte bis heute regelmäßig auseinandersetzen müssen. Keines der Kinder klagte nach den Mahlzeiten über Koliken, Unwohlsein oder Bauchschmerzen. Weder litten sie unter Verstopfung, noch hatte eines von ihnen an zwei aufeinanderfolgenden Tagen keinen Stuhlgang. Bei 15 Kindern ist das für einen Zeitraum von mehreren Monaten eine äußerst erstaunliche Statistik. Nicht zuletzt verweigerte kein Kind das Essen. Alle hatten einen herzhaften Appetit und »gediehen«, so Davis.

Das wohl beste Argument für die körpereigene Steuerung der Nährstoffaufnahme lieferte Earls Rachitis. Zu Beginn des Programms hatte er unter dieser Mangelerkrankung gelitten, bei der die Knochen weich und schwach werden. Der Studie sind Röntgenaufnahmen seiner Händchen bei der Ankunft beigefügt, auf denen die verminderte Knochendichte und der Verlust der harten Knochenkortikalis zu erkennen sind.* Die Wachstumsfugen am Knochenende sind schwammig und ausgefranst. Auf einer Fotografie hat Earl O-Beine und wirkt niedergeschlagen.

---

* Zufällig kann man auf der Aufnahme auch die Hand der erwachsenen Person sehen, die Earl hält. Das zeigt, wie lange das her ist. Damals war man sich der Gefahren durch Röntgenstrahlen noch nicht bewusst.

Davis war klar, was für eine Behandlung Earl benötigte: »Gemäß unserem Versprechen, ihm auf keine Weise zu schaden und zu seiner Heilung nichts unversucht zu lassen, stellten wir ihm ein kleines Glas Dorschlebertran aufs Tablett. Ob er das Angebot annahm, überließen wir ihm.« Zu jener Zeit war Dorschlebertran die einzige verfügbare Nahrungsquelle für Vitamin D.* In den ersten drei Monaten des Experiments trank Earl das Öl »unregelmäßig und in unterschiedlicher Menge«, bis der Kalzium- und Phosphorgehalt in seinem Blut auf einen normalen Spiegel gestiegen war und Röntgenaufnahmen zeigten, dass der rachitische Rosenkranz abgeheilt war. Von diesem Moment an rührte er das Zeug nie wieder an. Nachdem er das Glas zwei Wochen ignoriert hatte, strichen die Kinderschwestern den Tran aus dem Angebot.

Bei den anderen Kindern zeigte sich dasselbe Muster. Was für ein Problem auch immer sie bei ihrer Ankunft gehabt haben mochten: Sobald sie die volle Kontrolle über ihre Nahrung hatten, besserte sich ihr Zustand innerhalb kurzer Zeit. Alle aßen viel und abwechslungsreich, allerdings kam es dabei zu skurrilen und unvorhersehbaren »Anfällen«, wie die Mitarbeiter der Stationsküche es nannten: Eieranfälle, Getreideanfälle, Fleischanfälle und so weiter.

Auch dieses Muster kenne ich von meinen Kindern. Als Lyra abgestillt wurde, liebte sie Tomaten. Wochenlang aß sie jeden Tag ein Dutzend Cherrytomaten. Doch eines Tages hörte sie plötzlich und unerklärlicherweise damit auf und sperrte sich mehrere Monate gegen Tomaten in jeder Form. Ich kochte sie mit und mischte sie ihren Speisen unter, doch jedes Mal spuckte Lyra sie wieder aus. Sie futterte begeistert die Hinterlassenschaften der Katzen im Blumenbeet oder eine leckere Portion Wollmäuse vom Teppich. Gewöhnlicher Ekel schied als Grund also aus. Sie wollte nur einfach keine

* Vitamin D wird hauptsächlich durch die Sonneneinstrahlung in unserer Haut gebildet.

Tomaten. Bis sie diese eines Tages wieder in sich hineinzustopfen begann. Zwanzig Stück am Tag. Alles oder nichts.

Als ich zum ersten Mal von Davis' Experiment las, stellte sich mir die Frage nach ihrer Motivation und ihren ethischen Standards. Schließlich handelte es sich um Kinder von mittellosen Müttern in verzweifelter Lage. Nutzte die Studie ihre Situation aus? Doch je mehr ich mich in das Experiment vertiefte, desto klarer wurde mir der Unterschied zu heutigen wissenschaftlichen Studien. Die Kinder lagen Davis offenkundig tatsächlich am Herzen. Sie adoptierte sogar zwei der ersten Jungen, Donald und Abraham, zu denen sie bis an ihr Lebensende ein enges Verhältnis pflegte. Donalds Witwe zufolge war ihre Schwiegermutter den beiden Jungen in inniger Liebe verbunden.[32]

Was können wir nun aus dem Experiment von Davis lernen? Ihre Erkenntnisse lassen sich allzu leicht falsch interpretieren, sodass man zu der Schlussfolgerung kommt: »Lasst Kinder einfach essen, was sie wollen.« Doch Davis stellte unmissverständlich klar, dass das falsch wäre. Erwachsene müssen Kindern beibringen, was sie essen dürfen, um Vergiftungen und Ähnlichem vorzubeugen. Doch sofern keine Gefahren drohen, sollten wir den Kindern die Gelegenheit geben zu lernen, ihre Nahrungsaufnahme den eigenen Bedürfnissen entsprechend selbst zu regulieren, indem sie auf die Signale achten, die Gehirn und Bauch miteinander austauschen. Davis beschäftigte sich ausgiebig mit den sogenannten Anfällen und sah darin eine mögliche Ursache für einen Großteil des wählerischen Essverhaltens. Ihrer Ansicht nach resultierten diese Schübe möglicherweise aus komplexen internen Abwägungsvorgängen: »Wenn der Vorrat an bestimmten Nahrungselementen erschöpft ist, entwickelt sich ein stärkerer Appetit auf Lebensmittel, die diese Elemente liefern.« Sie ging sogar noch einen Schritt weiter in ihren Überlegungen: »Eine solche Erklärung würde auf ein Appetitzentrum verweisen, allerdings ist das reine Theorie.«

Ein wahrlich faszinierender Gedanke, doch hören wir noch einmal Davis dazu: »Wie exakt der selektive Appetit der Kleinkinder in dem Experiment den bekannten Nährstoffbedürfnissen gerecht wurde, legt nahe, dass auch der Appetit zu der Vielzahl an selbstregulierenden Aktivitäten gehört. Seine Funktion ist Voraussetzung für die Zellernährung, an ihre Bedürfnisse angepasst und erfordert weder ernährungswissenschaftliche Kenntnisse noch bewusste Steuerung.«

Davis zufolge kann der Mensch seine Ernährung gemäß seinen Erfordernissen genau variieren, so wie Eddie Rixons Rinder. Auch wir verfügen über ein Instrumentarium, um uns ohne spezifisches Wissen auf eine Weise zu ernähren, die es uns ermöglicht, unseren Körper aufzubauen und zu erhalten. Nach meiner Erinnerung wurde dieses kontrollierende System in den sechs Jahren meines Medizinstudiums nie erwähnt. Aber vielleicht habe ich auch einfach nicht richtig aufgepasst.

Kapitel 6

Wie unser Körper den Kalorienverbrauch tatsächlich steuert

Eine der großen Errungenschaften des seit mindestens 500 Millionen Jahren währenden zweiten Zeitalters des Essens ist ein internes System zur präzisen Nahrungsregulation. Spezies, die sich von anderen Lebewesen ernähren, lösen seit Langem zwei Probleme parallel und mit äußerster Genauigkeit. Sie nehmen nicht nur die richtige Menge der vielfältigen essenziellen Mikronährstoffe auf, sondern auch die richtige Energiemenge.

Den Teil des Systems, der für die Regulation der Energieaufnahme – und damit des Körperfetts – zuständig ist, verstehen wir inzwischen ziemlich gut. Das Gewicht wird innerhalb enger Grenzen reguliert, und innerhalb jeder Spezies ist der Körperfettanteil relativ einheitlich. Dieser mag im Laufe des Jahres aufgrund von Winterschlaf, Wanderungsbewegungen und Schwangerschaft schwanken, doch wie jeder andere Aspekt des Körpers unterliegt er bei sämtlichen Tierarten einer internen Kontrolle.

Der Mensch hat von Natur aus einen höheren Körperfettanteil als die meisten anderen Landsäugetiere. Bei Elefantenbullen liegt er etwa bei achteinhalb Prozent, bei Elefantenkühen bei rund zehn Prozent.[1] Menschenaffen wie Schimpansen und Bonobos haben einen Körperfettanteil von weniger als zehn Prozent.[2] Dagegen haben selbst bei Jäger-Sammler-Populationen die Frauen rund 21 Prozent Körperfett, die Männer 14 Prozent.[3] Fettleibigkeit ist bei Menschenpopulationen, die bis heute im zweiten Zeitalter des Essens leben, ein seltenes Phänomen, sogar bei Nahrungsüberfluss. Auch wilde Tiere (die ebenfalls dem zweiten Zeitalter des Essens angehören) entwickeln offensichtlich keine Fettleibigkeit.*

Selbstverständlich trat Fettleibigkeit auch im zweiten Zeitalter auf; sie ist ein uraltes Phänomen. Bevor wir also fortfahren, kurz ei-

---

* Während der Arbeit an dem vorliegenden Buch schickten mir verschiedene Freunde Artikel, denen zufolge auch Tiere an Gewicht zunahmen und in denen verschiedene Gründe für Fettleibigkeit vorgeschlagen wurden. Zwei der Texte bezogen sich auf eine Studie von David Allison: »Canaries in the coal mine: a cross-species analysis of the plurality of obesity epidemics« (»Kanarienvögel in der Kohlengrube: eine artübergreifende Analyse der Vielfalt von Adipositas-Epidemien«).[4]

Die Studie erforschte Tierbestände aus acht Arten, jedoch keine wilden Populationen. Trotz gegenteiliger Behauptung liefert sie genau genommen keine Beweise dafür, dass die weitverbreitete menschliche Adipositas einen anderen unmittelbaren Grund als den zunehmenden HVL-Konsum haben könnte. Der Autor, David Allison, lehrt an der Universität von Alabama, deren enge Verbindungen zu Coca-Cola vielfach dokumentiert wurden. Die *New York Times* und die Fernsehsendung ABC News berichteten 2008 und 2011, dass David Allison Gelder von Coca-Cola, Kraft, PepsiCo, McDonald's und der Softdrink-Lobbyvereinigung American Beverage Association erhielt.[5, 6]

Diese Finanzierung muss nicht notwendigerweise Einfluss auf seine Veröffentlichungen haben, doch eine kürzlich von ihm publizierte Studie zeigt beispielhaft, dass die Erkenntnisse der industriefinanzierten Forschung häufig mit den Interessen der Geldgeber übereinstimmen. Der Titel der Studie lautet »French-fried potatoes consumption and energy balance: a randomized controlled trial« (»Pommes-frites-Konsum und die Energiebilanz: eine randomisierte, kontrollierte Studie«) und wurde durch einen Verband der Kartoffelindustrie, die Alliance for Potato Research and Education, finanziert. Ihr Fazit: »Die Ergebnisse stützen keinen kausalen Zusammenhang zwischen erhöhtem Pommes-frites-Konsum und den erforschten negativen Gesundheitsfolgen.«

nige Beispiele. Ein anschaulicher Fall ist die sogenannte Venus von Willendorf, eine vor 20 000 bis 30 000 Jahren geschnitzte Statuette eines weiblichen Körpers mit hohem Körperfettanteil. Manches deutet darauf hin, dass die Schöpferin nicht aus der Vorstellung arbeitete, sondern sich selbst porträtierte.[7]

Mehrere Mitglieder der Dynastie der Ptolemäer, die von 305 bis 30 vor unserer Zeit in Ägypten herrschte, waren angeblich derart fettleibig, dass nachts ihr Atem aussetzte. Die Alexandriner gaben Ptolemaios VIII. den Spitznamen »Physkon«, auf Deutsch »Dickbauch«.[8] Antike Schriften aus Griechenland, Ägypten und Indien belegen Fettleibigkeit und Stoffwechselkrankheiten. Auch im Alten und Neuen Testament, frühchristlichen Schriften und dem Talmud wird Fettleibigkeit erwähnt und zwar nahezu ausschließlich negativ.[9] Auf Porträts und Gemälden der letzten Jahrhunderte finden sich durchgängig Darstellungen von Menschen mit Adipositas. Und der britische Arzt Thomas Short stellte 1727 fest: »Kein Zeitalter hat mehr Fälle von Korpulenz hervorgebracht als unser eigenes.«[10]

Sämtliche genannten Beispiele stammen aus der Zeit vor den hochverarbeiteten Lebensmitteln. Doch seinerzeit trat Übergewicht nur äußerst selten auf und war bei Kindern so gut wie unbekannt. Heute hingegen haben in vielen Gesellschaften des dritten Zeitalters des Essens die meisten Menschen einen Körperfettanteil wie die bekanntermaßen fetten Meeressäuger. Blauwale gehören mit 35 Prozent Körperfett zu den Spitzenreitern unter den Wildtieren. Doch, Spoiler-Alarm, am Ende meiner Diät war ich davon nicht weit entfernt. Zweifellos gab es also bereits seit Langem Fälle menschlicher Fettleibigkeit. Doch worum es in dem vorliegenden Buch geht, sind der rasante Anstieg des Durchschnittsgewichts in den allermeisten Ländern seit 1900 (und verstärkt seit den Siebzigerjahren) sowie die zunehmende Ausbreitung von Fettleibigkeit unter Kindern.

Obwohl Adipositas bis vor relativ kurzer Zeit ein seltenes Phänomen war, ist die Vorstellung eines Systems zur Regulation des menschlichen Körpergewichts noch ziemlich neu. Lange Zeit gingen Ärzte und Wissenschaftler, mich eingeschlossen, davon aus, dass der Körperfettanteil beim Menschen früher wegen der problematischen Nahrungsversorgung niedriger lag. Diesem Denkmodell zufolge haben wir uns dahin entwickelt, Nahrung als Belohnung und erstrebenswert zu empfinden, sodass wir so viel wie möglich konsumieren wollen. Mithin nehmen wir in einem Zeitalter der überreichlich vorhandenen, unbedenklichen und leckeren Nahrungsmittel unvermeidlich zu.

Doch wenn unser Körpergewicht tatsächlich extern durch das Nahrungsangebot reguliert würde, stellte es eine Ausnahme unter den physiologischen Parametern dar. Nehmen wir etwa die Wassermenge in unserem Körper. Wir denken, dass wir sie bewusst kontrollieren könnten. In der Tat können wir frei entscheiden, ob wir etwas trinken oder nicht. Doch längerfristig unterliegt die Wassermenge in unserem Körper – und damit die Konzentration der Hunderttausende von gelösten chemischen Stoffen in uns – einer genauen internen Kontrolle, ob wir nun trinken, schwitzen oder urinieren. Wir können unseren Flüssigkeitshaushalt höchstens vorübergehend bewusst steuern. Doch selbst das ist eigentlich nur eine Illusion. Noch offensichtlicher ist das Beispiel des Atmens. Man muss nur einmal versuchen, nicht zu atmen. Die Nahrungsaufnahme unterliegt nur unwesentlich stärker als das Atmen oder Trinken unserer bewussten Kontrolle. Daher fällt es uns beinahe ebenso schwer, die Menge an aufgenommener Nahrung einzuschränken, wie die Menge von Wasser oder Sauerstoff, die wir aufnehmen. Was, wann und wie wir essen, wird durch komplexe Systeme bestimmt, die weit unterhalb der Ebene unseres Bewusstseins operieren.

***

Wie Wildtiere ein gesundes Körpergewicht halten und zugleich ihre Nährstoffbedürfnisse decken, ist von schwindelerregender Komplexität. Dass wir den zugrunde liegenden Mechanismen auf die Spur gekommen sind, verdanken wir den Ratten.

Der französische Physiologe Paul Bert verband 1864 zwei Ratten miteinander, sodass sie einen gemeinsamen Blutkreislauf hatten. Dafür bedurfte es keines besonderen technischen Könnens. Er entfernte einfach an den Seiten der Tiere Hautstreifen und nähte die Ratten zusammen. Bei der Heilung der Wunden verschmolzen die Blutgefäße der beiden Nager. Sie wurden ein »parabiotisches Paar«.

Makaber, ohne Frage, doch auf diese Weise konnten Wissenschaftler die Auswirkungen verschiedener Stoffe im Blut testen. In einem der ersten Experimente wurde einer Ratte eines parabiotischen Paares Zucker verabreicht, der anderen nicht. Beide entwickelten einen hohen Zuckerspiegel. Aber nur die eine bekam Karies, wodurch klar wurde, dass der Zucker im Mund, nicht der Zucker im Blut, für den Zahnverfall verantwortlich ist. In anderen Experimenten wurden Mäuse unterschiedlichen Alters zusammengenäht. Die ältere Maus lebte länger als gewöhnlich, die jüngere kürzer.*

Knapp ein Jahrhundert später, 1959, begann der englische Physiologe G. R. Hervey eine Reihe von Experimenten, bei denen er mithilfe der Methode des parabiotischen Paares den Mechanismen der Gewichtskontrolle auf den Grund ging. Die Lektüre der Studie ist harter Tobak. Er nähte 93 Rattenpaare zusammen, doch nur 32 überlebten die Prozedur lange genug, um beim Experiment zum Einsatz kommen zu können.[13] Den Ratten wurde eine kleine Elektrosonde in den Schädel eingepflanzt, um den Hypothalamus zu zerstören. Um zu dieser Gehirnregion zu gelangen, müssen Sie sich nur einen Finger in die Nase stecken und den Knochen am Ende durchstoßen. Der Hypothalamus ist für die Selbstregulation des Körpers zuständig: Er kontrolliert die Körpertemperatur, die Wasseraufnahme, wie viel wir schwitzen und so weiter.

---

* Diese Experimente sollten schließlich eine Reihe von Start-ups im Silicon Valley inspirieren, die versuchten, das Leben alternder Milliardäre mithilfe des Bluts junger Menschen zu verlängern. Erfolglos.[11, 12]

Hervey entdeckte, dass die Ratten mit beschädigtem Hypothalamus die Kontrolle über ihr Fressverhalten verloren und häufig Adipositas entwickelten. Daraufhin zerstörte er den Hypothalamus von lediglich einer Ratte eines parabiotischen Paares mit noch schrecklicherem Ergebnis. Die Ratten mit beschädigtem Hypothalamus stopften sich so schnell mit Futter voll, dass einige daran erstickten. Sie nahmen nicht länger die Stoppsignale ihres Körpers wahr. Derweil verkümmerte die andere Ratte, die eigentlich vollkommen normal war – nur dass sie eben mit der ersten Ratte gekoppelt war. Durch das gemeinsame Kreislaufsystem gelangte das Stoppsignal zu ihr, sodass sie nicht mehr fraß.

Das war der erste überzeugende Beweis, dass es wie bei jedem anderen System des Körpers auch beim Gewicht einen Feedbackmechanismus gibt. Herveys Erkenntnisse deuteten darauf hin, dass Tiere ein »richtiges« physiologisches Gewicht und einen »richtigen« Körperfettanteil haben, so wie es etwa bei Blutdruck, Körpertemperatur oder Natriumspiegel ein »richtiges« Maß gibt.

Inzwischen kennen wir einen der Botenstoffe, die den Ratten signalisierten, die Nahrungsaufnahme einzustellen: das Hormon Leptin. Es wird im Fettgewebe produziert und vom Hypothalamus erkannt.[14] Dieses Hormon sollte uns auch dazu veranlassen, unsere Vorstellung vom Körperfett zu überdenken. Im Allgemeinen wird Fett als mehr oder weniger totes Gewebe betrachtet, als Speckschicht oder auffüllbarer Brennstofftank. Tatsächlich jedoch ist es ein raffiniertes endokrines Organ und produziert eine Reihe von Hormonen, die die Gewichtsregulation im Gehirn beeinflussen.

Leptin ist eines von mehreren Hormonen, die an der langfristigen Gewichtskontrolle mitwirken. Es teilt dem Gehirn mit, wie viel Fett wir am Körper haben. Ein sinkender Leptinausstoß wirkt als Hungersignal mit umfassenden Folgen in verschiedenen Gehirnregionen, die dafür sorgen, dass wir mehr essen. Bei einer Person mit hohem Körperfettanteil sollte das Leptin dem Gehirn mitteilen: »Genug Fett vorhanden, damit kommen wir noch eine Weile klar. Unnötig, sich allzu viele Gedanken über Nahrung zu machen.«

Während also Leptin und andere Hormone an der langfristigen Kontrolle der aufgenommenen Nahrungsmenge beteiligt sind, ist ein weiteres System für die kurzfristige Kontrolle zuständig. Nach dem Essen erkennen Leber, Bauchspeicheldrüse, Magen, Dünndarm, Dickdarm, Mikrobiom, Fettgewebe und viele weitere Organe Zucker, Fett, Proteine und andere Moleküle im Verdauungstrakt und im Blut. Über ein Netzwerk von Nerven, Blutgefäßen und Hormonen senden sie Signale ans Gehirn und empfangen umgekehrt auch Signale von ihm. Die Organe stehen im Dialog miteinander, im permanenten Austausch darüber, was und wann wir essen sollten und wann wir genug haben.*

Sowohl das langfristige als auch das kurzfristige System sind für die mehr oder weniger mechanische Regulation von Nahrungs- und Energiezufuhr verantwortlich, also für die Versorgung mit den für die Grundfunktionen benötigten Nähr- und Brennstoffmengen. Allerdings schenken wissenschaftliche Beschreibungen der Systeme dem Essen als bewusster Erfahrung oftmals keine Beachtung. Erst seit Kurzem hat mit Begriffen wie »Belohnung« und »lecker« auch die lustvolle Seite des Essens Eingang in die wissen-

---

* Noch vor dem Essen sondert der Magen ein Hormon namens Ghrelin ab, das »Hungerhormon«, das über das Blut in den Hypothalamus gelangt und ihm das Signal zum Essen gibt. Ghrelin stimuliert auch die Neuronen des Verlangens, die im limbischen System für die Motivation zuständig sind. Auf dem Weg der Nahrung in den Darm werden weitere Hormone freigesetzt. Eines ist Cholecystokinin, das als Neurotransmitter Signale an die für unbewusste Handlungen zuständige, an das Rückenmark anschließende Gehirnregion sendet. Diese gibt die Botschaft an den Hypothalamus weiter, wodurch wir uns satt fühlen. Dann sind da noch das Peptid YY und das Glucagon-like Peptide 1, die durch das Blut in den Hypothalamus gelangen und die Freude am Essen mindern, außerdem eine Fülle anderer Hormone und Neurotransmitter mit tollen Namen, die gemeinsam die Nahrungsaufnahme regulieren. Und beim Fasten oder Hungern werden noch einmal ganz andere Hormone freigesetzt.

schaftliche Literatur gefunden. Diese Begriffe sind mit einem weiteren System assoziiert, dem hedonistischen System, das an den uralten Kreisläufen teilhat, die uns etwas begehren, mögen und genießen lassen.

Die Einsicht in die Zusammenhänge zwischen der Regulation von Brennstoff und Energie einerseits und dem Genuss andererseits führt uns zur emotionalen Schnittstelle zwischen unserer bewussten Erfahrung der Welt und der Funktionsweise unseres Körpers als Maschine. Hier bewegen wir uns an der Grenze zwischen Philosophie und Naturwissenschaft.

Wie wir wissen, ist das System, das dem Essen als Genuss zugrunde liegt, durch eine Hunderte Millionen Jahre zurückreichende Abfolge von Selektionsdrücken eng verknüpft mit dem System, das die Nahrungsaufnahme zum Zweck der Nährstoff- und Brennstoffversorgung steuert. Offensichtlich hatten bereits die primitiven Fische, die als unsere entfernten Vorfahren vor 300 Millionen Jahren lebten, eine Form des Belohnungskreislaufs, der heute einen Großteil unseres Verhaltens motiviert.[15]

Lange gingen selbst die Forscher, die sich mit diesen Systemen beschäftigten, von einem Konkurrenzverhältnis aus: Hunger und Belohnung steigern den Konsum, wohingegen das Sättigungsgefühl ihn reduziert. Diese Auffassung führt zu einer naheliegenden Annahme, der auch ich lange anhing: Das Essen müsste nur lecker genug sein, dann würde es über jenes System triumphieren, das uns verzweifelt mitzuteilen versucht, dass wir genug haben. Die alte Leier des »Noch ein Bissen mehr und ich platze. Ach, was soll's …«

Aber ist das tatsächlich das Problem? Unglaublich leckeres Essen?

Kevin Hall, der Forscher aus Bethesda, Maryland, der mit seinem Experiment Carlos Monteiro bestätigte, war ursprünglich ebenfalls der Auffassung, dass die Schmackhaftigkeit des Essens über das Sättigungsgefühl siege. Er ging davon aus, dass hochverarbeitete Lebensmittel mit hohem Belohnungsfaktor oder sogar

Suchtpotenzial einfach unser System zur Selbstregulation ausschalten würden. Er erläuterte mir diese Denkweise, die er inzwischen für falsch hält, mithilfe einer reizvollen und überzeugenden Analogie für unsere Machtlosigkeit gegenüber HVL.

»Stellen Sie sich ein Häuschen in Nordkalifornien vor, mit einer kleinen, aber für die milden Winter ausreichenden Heizanlage und einem Thermostat. Die Außentemperatur schwankt zwischen Sommer und Winter. Das Thermostat und die Heizanlage sind miteinander gekoppelt, sodass sich die Heizung je nach Witterung ein- oder abschaltet. Im Haus herrscht das ganze Jahr über dieselbe Temperatur. Dieses Haus mit einer an das Klima angepassten Heizanlage ist wie der Körper eines Menschen oder irgendeines anderen Lebewesens im zweiten Zeitalter des Essens. Manchmal gibt es reichlich Nahrung, manchmal herrscht Mangel. Doch das System sichert die notwendige Versorgung. Nehmen wir nun an, ich würde das Haus, so wie es ist, nach Edmonton verfrachten.«

Im kanadischen Edmonton sind die Winter besonders streng, zudem besitzt die Stadt für Hall eine besondere Bedeutung. Er erlebte dort einige harte Jahre, in denen er unermüdlich für ein Unternehmen auf Achse war, das offenbar kurz vor der Pleite stand. »Die Heizanlage funktioniert in Edmonton nicht weniger gut als in Kalifornien. Das Thermostat ist auf eine angenehme Temperatur eingestellt. Dennoch kann das System nichts gegen die Umwelt ausrichten. Die Heizung läuft ununterbrochen, doch draußen ist es derart bitterkalt, dass es auch im Haus kalt bleibt.«

Kaltes Klima gleich kaltes Haus.

Übertragen auf unsere Ernährung besagt diese Analogie, dass wir in einer Umgebung mit superleckeren Nahrungsmitteln unvermeidlich zunehmen – so wie unser Häuschen in einer superkalten Umgebung kalt bleibt. Intuitiv erscheint die Argumentation plausibel, dennoch ist Hall damit nicht mehr glücklich: »Mittlerweile glaube ich nicht mehr, dass es so funktioniert.« Allerdings hatte er keine elegante Analogie dafür, wie hochverarbeitete Lebensmittel seiner Ansicht nach tatsächlich in unser Steuerungssystem für die Nahrungsaufnahme eingreifen. »Heute denke ich, dass unsere Nahrungsumgebung, also die HVL, irgendwie das Thermostat verstellen oder es umgehen oder es einfach vollständig zerstören.«

Halls Theorie besagt nicht einfach, dass HVL lecker sind und somit zu einer »hedonistischen Überbrückung« führen, die bewirkt, dass das Vergnügen am Essen größer ist als das unbehagliche Gefühl der Fülle. Vielmehr beeinträchtige die neue HVL-Nahrungsumgebung unsere Fähigkeit zur Selbstregulation.

Bisher wissen wir zwar noch nicht, wie genau unser heutiges Ernährungssystem unsere evolutionären Mechanismen der Gewichtsregulation ausschaltet oder umgeht. Doch immer mehr Studien belegen, dass sämtliche Aspekte der hochverarbeiteten Lebensmittel in unser Millionen Jahre altes Netzwerk aus regulierenden Neuronen und Hormonen eingreifen.

Halls Hintergrund als theoretischer Physiker trieb ihn an, die verschiedenen Auffassungen in einem Modell zusammenzufassen. Gemeinsam mit anderen Wissenschaftlern wie Sadaf Farooqi und Stephen O'Rahilly von der Universität Cambridge schuf er aus den vorhandenen Vorstellungen und Studien so etwas wie eine große vereinheitlichte Theorie der Gewichtsregulation: das Energiebilanz-Modell (*energy balance model*). In einem Artikel von 2022[16] unternahmen Hall und seine Co-Autoren erste Schritte zur Beschreibung der Verbindungen zwischen den hedonistischen Gehirnregionen und den Regionen, in denen die Nährstoffe entdeckt werden – also jener Schnittstelle von emotionaler bewusster Erfahrung und physiologischen Grundlagen.

Am besten kann man das wohl anhand einer Erfahrung verstehen, die die meisten von uns beinahe täglich machen dürften: nicht aufhören können zu essen, obwohl man es gerne möchte. Irgendetwas in den Lebensmitteln oder in den Botenstoffen im Blut oder im Gehirn befindet sich im Konflikt mit einem anderen Bereich, sodass das Gefühl der Sattheit oder das Signal, genügend Nährstoffe aufgenommen zu haben, offenkundig nicht den Kreislauf des Verlangens zu durchbrechen vermag.

Doch nicht allein die Lebensmittel selbst beeinflussen diese Prozesse. Auch all die äußeren Essensreize wie Werbung, Schaufenster, Preis, Verpackung und Geruch haben signifikante Auswirkungen auf unseren Körper und unser Gehirn. Allerdings steht unser Verständnis dieser Vorgänge noch ganz am Anfang.

Das Energiebilanz-Modell hebt hervor, dass starke Signale innerhalb und außerhalb unseres Körpers, die weit unterhalb der Ebene unseres Bewusstseins operieren, sich auf unsere Nahrungsaufnahme und unser Energiegleichgewicht auswirken – etwa solch schwer fassbare, eng verknüpfte Faktoren wie Salienz, Begehren, Motivation und Belohnung. Wenn wir denken, wir würden bewusst entscheiden, was wir essen, machen wir uns letztlich etwas vor.

Das ist einer der zahlreichen Gründe, weshalb solch simple Ratschläge wie »Iss weniger und beweg dich mehr« nicht zu nachhaltigem Gewichtsverlust führen. Das ist nicht minder aberwitzig, als würde man einem Durstigen sagen: »Trink weniger Wasser!«

Wir werden nicht einfach hungrig und essen dann. Vielmehr stehen wir unter der Fuchtel uralter neuroendokriner Feedbacksysteme. Sie entwickelten sich, damit wir alles Erforderliche zu uns nehmen, um schließlich unsere paar Gene an die nächste Generation weiterzugeben. Das System ist kompliziert, komplex und in mancherlei Hinsicht außerordentlich stabil. Doch bei vielen von uns ist es den neuartigen Nahrungsmitteln, die uns auf immer wieder neue Weise präsentiert werden, nicht gewachsen. Das System entwickelte sich nicht so weiter, dass es fit für die Erfindungen des dritten Zeitalters des Essens wäre.

Und trotzdem hatte ich weiterhin Zweifel, ob HVL wirklich die Hauptursache für den Anstieg der Fettleibigkeit sind. Was war mit all den anderen möglichen Gründen, etwa der individuellen Verantwortung oder unserer zunehmend sitzenden Lebensweise? Und natürlich dem Zucker? Unser Zuckerkonsum liegt heute weit über dem der Menschen in früheren Zeiten. Also liegt es doch auf der Hand, dass dies einer der Gründe für das zunehmende Übergewicht weltweit sein muss. Oder nicht?

Kapitel 7

Warum nicht der Zucker schuld ist …

Die vielen Wege, wie hochverarbeitete Lebensmittel das System der Gewichtsregulation unterlaufen, werde ich im dritten Teil dieses Buches darstellen. Doch was das gehäufte Auftreten von Übergewicht betrifft, hat man sich in den vergangenen 20 Jahren auf einen anderen vermeintlichen Übeltäter eingeschossen: den Zucker. In diesem Kapitel will ich zeigen, warum Zucker und Kohlenhydrate keine Schuld trifft.

Sollten Sie Kohlenhydrate für das Problem halten, liegt das vermutlich an Gary Taubes. Auch von der Keto-Diät dürften Sie vermutlich durch ihn gehört haben (viel Fett, wenig Kohlenhydrate). Möglicherweise haben Sie sogar bereits selbst versucht, Ihren Konsum von Zucker und anderen Kohlenhydraten einzuschränken (etwa von Stärken, die im Körper in kürzester Zeit in Zucker umgewandelt werden).

Als ich im Medizinstudium erstmals Texte von Taubes las, hielt ich ihn für einen Galileo der Ernährung, den Archetyp des genialen Ketzers. Sollte sein Leben eines Tages verfilmt werden, könnte er selbst die Hauptrolle übernehmen. Auch mit über 50 Jahren hat er dieselbe Statur wie einst als Physikstudent an der Harvard University, in deren Footballteam er spielte. Da er davon träumte, Astronaut zu werden, hängte er anschließend ein Studium der Raumfahrttechnik in Stanford dran. Doch seine Körpergröße und sein selbst eingestandenes Problem mit Autoritäten verhinderten eine Karriere als Astronaut, und so verschlug es ihn in den Journalismus.

Angesichts der Tatsache, dass er zu einer der einflussreichsten Stimmen unserer Zeit in Ernährungsfragen werden sollte, waren seine Anfänge bescheiden. Im Jahr 1997, mit 41 Jahren, hatte er zwei Werke zur Wissenschaftsgeschichte verfasst, musste als freiberuflicher Autor jedoch immer noch um sein täglich Brot kämpfen. Die Wende kam, als er sich dem Thema der öffentlichen Gesundheit zuwandte, zunächst mit einem Artikel über Salz und Blutdruck. Hier kamen sämtliche Facetten seiner Persönlichkeit zum Tragen, angefangen bei seinem antiautoritären Wesen bis hin zu seiner Leidenschaft für Details und Daten. Er widersprach entschieden einer der Binsenweisheiten der konventionellen Medizin: dass Salz schlecht für den Blutdruck sei. Der Artikel brachte mich damals dazu, beim Salz alle Hemmungen fallen zu lassen (mehr oder weniger), während er Taubes einen Wissenschaftsjournalismus-Preis bescherte. Von diesem Erfolg ermuntert, wandte er sich als Nächstes dem Fett in der Ernährung zu.

Ein volles Jahr lang arbeitete er an einem Artikel mit dem Titel »What if it's all been a big fat lie?« (»Und wenn alles nur eine dicke, fette Lüge ist?«). Der Text erschien in der *New York Times* und wurde im Jahr 2002 zu einem der meistgelesenen Artikel der Zeitung. Offenkundig warteten die Menschen damals sehnsüchtig auf einen neuen Erklärungsansatz für die Gewichtsproblematik. Möglicherweise taten und tun sie das immer, doch Taubes besaß das Charisma und die Glaubwürdigkeit, um eine Bewegung ins Rollen zu bringen. Die Zahl der Menschen mit Adipositas stieg von Jahr zu Jahr. Daran hatten auch die Empfehlungen der vorangegangenen vier Jahrzehnte nichts geändert, Fette – insbesondere gesättigte Fette – zu meiden. In den Achtzigerjahren verdreifachte sich in den Vereinigten Staaten die Zahl der Kinder mit Übergewicht, außerdem tauchten immer mehr Berichte zu (ernährungsbedingtem) Typ-2-Diabetes bei Kindern auf, insbesondere bei indigenen Gemeinschaften.

Taubes zufolge besagte die damalige offizielle Doktrin, dass der Fettkonsum die Menschen fett mache. Inwieweit er damit recht hatte, ist umstritten.* Das Argument zumindest wirkt erst einmal unmittelbar einleuchtend. Zum einen liegt der Kaloriengehalt pro Gramm bei Fett über dem von Protein oder Kohlenhydraten. Außerdem ernährten sich Personen mit Adipositas allem Anschein nach besonders häufig fettreich. Doch auch als in den Achtzigern immer mehr Berichte zum Übeltäter Fett erschienen und in der Ernährung die verschiedenen Zuckerarten zunehmend die Fette ablösten, stieg das Durchschnittsgewicht unverändert. Offenkundig war also die Empfehlung, auf Fett zu verzichten, falsch.

Taubes schlug als Alternative die von ihm bis heute als »ketzerisch« bezeichnete Low-Carb-Hypothese vor.** Robert Atkins hätte die ganze Zeit recht gehabt.

---

* Von vielen Seiten wurde Taubes vorgeworfen, er habe übertrieben. Ob es die von ihm behaupteten Ernährungsempfehlungen in der Form überhaupt gegeben hat, ist nicht wirklich klar. Der Bericht des US-amerikanischen Inspekteurs für das Gesundheitswesen (US Surgeon General), in dem Einschränkungen des Fettkonsums empfohlen wurden, wurde von Marion Nestle herausgegeben, einer der bedeutendsten, gründlichsten und angesehensten Figuren im globalen Ernährungswesen der vergangenen fünf Jahrzehnte. Sie erklärte unmissverständlich, dass der Bericht nicht dazu geraten habe, Fett zu vermeiden, sondern lediglich festgestellt habe, dass Fett kalorienreicher ist als Proteine oder Kohlenhydrate. Daher mache Fett dick, sofern man sich bei den anderen Kalorienquellen nicht einschränke. Doch egal, ob »wenig Fett ist gut« nun tatsächlich die allgemeine Lehrmeinung war: Um die Jahrtausendwende war, wie von Taubes behauptet, in Studien unter klinischen und Realweltbedingungen festgestellt worden, dass eine fettarme Ernährung keine signifikanten langfristigen Auswirkungen auf das Gewicht der Teilnehmer hatte.

** Auch hier gilt: Wie häretisch diese tatsächlich war, ist umstritten. Beispielsweise berief sich auch Taubes auf Walter Willett, damals Leiter des

Von Dr. Robert C. Atkins werden Sie wahrscheinlich bereits gehört haben. Der Autor des im Original 1972 erschienenen Diät-Ratgebers *Diät-Revolution* empfahl den quasi vollständigen Verzicht auf Kohlenhydrate.*

Taubes' alternative Hypothese lautete zusammengefasst wie folgt: US-Amerikaner (und alle anderen Menschen) essen mehr, weil sie mehr Hunger haben. Und mehr Hunger haben sie wegen des Hormons Insulin. Insulin wird von der Bauchspeicheldrüse an das Blut abgegeben. Es entfernt den Zucker aus dem Blut und sorgt dafür, dass er als Brennstoff in die Zellen gelangen kann. Nach dem Verzehr von Kohlenhydraten steigt der Blutzucker, doch Insulin lässt ihn wieder auf ein Normalmaß sinken. Ein hoher Insulinspiegel, etwa nach einer Mahlzeit, vermindert den Appetit und verwandelt Zucker zur Speicherung in Fett. Bei einem niedrigen Insulinspiegel, etwa wenn man längere Zeit nichts gegessen hat, beginnt der Körper hingegen Fett zu verbrennen.

Taubes' Hypothese zufolge bewirke eine hohe Kohlenhydrataufnahme einen steilen Anstieg des Insulinspiegels, um den Zucker abzubauen. Dieser steile Anstieg befördere einerseits die Bildung von Fettspeichern, andererseits falle im Anschluss der Zuckerspiegel auf ein niedrigeres Niveau als vor dem Essen. Das entziehe unseren Muskeln Energie und senke unser Aktivitätslevel. Darüber hinaus signalisiere das Müdigkeitsgefühl in den Muskeln dem Gehirn, mehr Nahrung aufzunehmen. Ein hoher Insulinspiegel dämpfe zwar den Appetit, doch der rasche Abfall nach dem steilen

---

Instituts für Ernährung an der Fakultät für Öffentliche Gesundheit der Harvard University und alles andere als ein Außenseiter in Ernährungsangelegenheiten. Willett hatte eine 100-Millionen-US-Dollar-Studie mit knapp 300 000 Teilnehmern durchgeführt, die die These »wenig Fett ist gut« widerlegte.

* Atkins war eine kontroverse Figur – nicht zuletzt, weil er anscheinend einen Herzinfarkt hatte und laut *Wall Street Journal* und seiner durchgestochenen Krankenakte zum Zeitpunkt seines Todes infolge eines Sturzes wohl 117 Kilogramm wog.

Anstieg führe zu Hunger. Wenn wir jedoch Kohlenhydrate vermeiden, geschieht Taubes zufolge das Gegenteil: Die Insulinausschüttung steige nicht steil an, wir würden weniger Fettspeicher bilden, unser Energieverbrauch nehme zu, unser Appetit sinke. Allerdings erfüllt Insulin in mehreren anderen Körpergeweben eine Vielzahl weiterer Funktionen. Außerdem bestimmen neben Insulin auch zahlreiche weitere Hormone darüber, ob wir Fettspeicher bilden oder ob wir Fett, Protein oder Kohlenhydrate als Energiequelle verbrennen.[1]

Die Theorie, Zucker könnte der einzige Grund für Übergewicht und Fettleibigkeit sein, wies stets Riesenlöcher auf. Taubes ging bei seiner Hypothese von der Voraussetzung aus, dass die Menschen aufgrund der empfohlenen fettarmen Ernährung zum einen weniger Fett, zum anderen mehr Zucker zu sich genommen hätten. Als ein Beispiel führte er fettarme Joghurts an, da ihnen häufig Zucker als Süßungsmittel und Kohlenhydrate als Verdickungsmittel zugefügt wurden, um sie genießbar zu machen. Er zitierte Angaben der Ökonomin Judith Putnam vom US-Landwirtschaftsministerium, denen zufolge der US-amerikanische Durchschnittsbürger seinen jährlichen Kohlenhydratkonsum zwischen 1980 und dem Jahr 2000 um 27 Kilogramm, seinen jährlichen Zuckerkonsum um 14 Kilogramm gesteigert habe.

In der Tat hatten die US-Amerikaner mehr raffinierte Kohlenhydrate zu sich genommen. Allerdings hatten sie nicht weniger Fett verzehrt. Im Gegenteil. Dem US-Landwirtschaftsministerium zufolge war der Fettkonsum von Ende der Siebzigerjahre bis zum Erscheinen von Taubes' Artikel 2002 sogar gestiegen. Die Verbraucherorganisation Center for Science in the Public Interest veröffentlichte eine Stellungnahme von Putnam zu Taubes' Text, in der sie klarstellte, ihm den Sachverhalt genau so erklärt zu haben. Er jedoch habe sie selektiv zitiert.[2]

Taubes stellte die möglichen Ursachen von Adipositas in Form eines Entweder-oder dar: entweder Fett oder Kohlenhydrate. Andere denkbare Erklärungen wie etwa Bewegungsmangel, die Rolle der Industrie, die Verarbeitung der Lebensmittel, die Luftqualität oder auch eine Kombination aus all dem ignorierte er schlichtweg.

Es dauerte nicht lange, bis sich die Vorstellung von Zucker als dem entscheidenden Ernährungsproblem praktisch zur Lehrmeinung aufgeschwungen hatte. Und Taubes war entschlossen, sie zu belegen. Er konzipierte eine Studie, die zu einer der einflussreichsten in der jüngeren Geschichte der Ernährungswissenschaften werden sollte. Allerdings nicht so, wie Taubes es sich vorgestellt hatte. Im Jahr 2012 gründete er zusammen mit dem charismatischen kanadischen Mediziner Peter Attia die Nutrition Science Initiative (NuSI), eine ernährungswissenschaftliche Initiative, zu deren Finanzierung sie viele Millionen US-Dollar einwarben. Ihr erklärtes Ziel lautete, das Adipositas-Problem in den Vereinigten Staaten zu lösen. Zu diesem Zweck wollten sie mit einer Reihe von Experimenten endgültig nachweisen, dass Kalorien aus Zucker stärker zur Gewichtszunahme beitragen als Kalorien aus Fett.

Hoch anrechnen muss man Taubes und Attia, dass sie in ihr Projekt auch herausragende Wissenschaftler einbanden, die ihrer Hypothese skeptisch gegenüberstanden. Einer davon war Kevin Hall. NuSI verfolgte einen Verhandlungsansatz, in gewisser Weise wie bei einem Gerichtsverfahren. Die Organisatoren erwarteten andere Ergebnisse als die experimentellen Forscher, doch die Parteien einigten sich auf eine Methode zu ihrer Überprüfung.

Halls erstes Experiment sollte eine Pilotstudie mit 17 Freiwilligen sein. Im Fall von signifikanten Ergebnissen, so wurde zwischen NuSI und Halls Team vereinbart, sollte eine größere Anschlussstudie durchgeführt werden. Der Plan sah wie folgt aus: Die Teilnehmer würden zunächst vier Wochen lang auf eine kohlenhydratreiche Diät gesetzt, anschließend vier Wochen lang auf eine extrem kohlenhydratarme Diät. Die Kalorienmenge sollte bei beiden identisch sein. Zudem würden die Körperdaten der Teilnehmer in einer hochkontrollierten Laborumgebung genauestens aufgezeichnet. Die Parteien stimmten den Diäten und dem Vorgehen zu.

Die kohlenhydratarme Diät resultierte bei allen Teilnehmern in einem niedrigeren Insulinspiegel. Der Aufbau des Experiments war also geeignet, um Taubes' Hypothese zur Rolle des Insulinspiegels zu überprüfen. Doch die Auswertung der Gesamtdaten erbrachte eine Überraschung: Fett und Zucker hatten identische Auswirkungen auf den Stoffwechsel. Eine Kalorie war eine Kalorie, ob sie nun aus Kohlenhydraten oder aus Fett stammte. Die Studie war zwar klein, doch auch eine kleine Studie kann eine Hypothese widerlegen, sofern sie mit der gebotenen Sorgfalt durchgeführt wird. Hall veröffentlichte seine Erkenntnisse in einem Artikel[3] und besprach anschließend die Ausgangshypothese im *European Journal of Clinical Nutrition*.[4]

Letzterer Text beschäftigte sich mindestens ebenso sehr mit wissenschaftsphilosophischen Fragen wie mit den Erkenntnissen zur Ernährung. So erläuterte der studierte Physiker Hall das Prinzip der Falsifikation anhand des Beispiels der Forscher, die Ende des 19. Jahrhunderts das Licht als Welle im sogenannten »lichttragenden Äther« ansahen. Die Theorie erschien intuitiv einleuchtend, dennoch war sie falsch, wie in einer Reihe von Experimenten nachgewiesen wurde.

Hall betonte in seinem Text, dass es nie einen endgültigen Beweis für ein wissenschaftliches Modell geben könne. Vielmehr würden Wissenschaftler zu seiner Überprüfung eine Reihe von Experimenten durchführen und Beobachtungen machen. Nur wenn ein Modell dabei nicht widerlegt würde, könne es allgemein akzeptiert werden. Doch das Entscheidende sei bei allen Modellen, dass sich auf ihrer Grundlage Voraussagen treffen lassen müssten. Sollten sich diese als falsch erweisen, sei das Modell ungültig. So gern jeder von uns recht behält: Gute Wissenschaft ist stets bestrebt, sich selbst zu widerlegen. Nach Halls Ansicht hatten sich wichtige Aspekte des Kohlenhydrat-Insulin-Modells von Taubes als falsch erwiesen, auch wenn die NuSI-Verantwortlichen das nicht eingestehen mochten. Das Modell war zu einfach.

NuSI geriet ins Straucheln und wurde schließlich 2021 aufgelöst. Ich rief Gary Taubes an, um ihn zu den Geschehnissen und der

Lage der Kohlenhydratdebatte zu befragen. Wir verabredeten uns für einen Videocall. Bei mir war es bereits Abend, während für ihn der Tag erst begonnen hatte. Er saß in einem holzgetäfelten Raum im strahlenden kalifornischen Sonnenschein. Ich hatte ihn mir anders vorgestellt, nicht so ruhig, bescheiden und lustig. Wegen der achtstündigen Zeitverschiebung und der Umstellung der Uhren bei uns hatte ich unseren ursprünglichen Termin verschwitzt. Doch er beruhigte mich: »Kein Problem. Ein guter Freund von mir ist Matheprofessor in Harvard, aber wenn er mich anruft, kriegt er das nie hin mit der Zeitverschiebung.«

Mein erster – und bleibender – Eindruck war, es mit einer unglaublich sympathischen Person zu tun zu haben. Im Internet kann man furchtbare Dinge über Taubes lesen, doch ich fand ihn nett und aufrichtig. In unserem dreistündigen Gespräch ließ er über niemanden ein böses Wort fallen, und wie es aussah, musste er sich dazu nicht einmal anstrengen. Wirklich bewundernswert.*

Ich fragte ihn, ob ihn das Thema Kohlenhydrate inzwischen langweile. Er erwiderte: »Meine Frau sagt immer, ich würde es selbst, wenn jemand überfahren würde, irgendwie schaffen, den Kohlenhydraten die Schuld in die Schuhe zu schieben. Aber meiner Ansicht nach erleben wir einfach ein furchtbares Unrecht. Ich komme mir wie ein Whistleblower vor. Hunderte Millionen Menschen erhalten die falschen Empfehlungen, was sie essen sollen. Davor kann ich nicht die Augen verschließen.«

---

* Allerdings bringt ihn die Kritik manchmal um den Schlaf. Ich frage mich oft, weshalb andere Menschen nachts um vier noch auf sind, da ich selbst oft um diese Uhrzeit noch grübelnd wach liege. Taubes sagte: »Ich ermahne mich dann immer, diese ganze Kritik nicht zu ernst zu nehmen. Ich sage gern scherzhaft, dass die Evolution dafür gesorgt hat, dass manche Juden nachts um vier vor lauter Sorgen nicht schlafen können. Schließlich dürften viele von denen, die das 20. Jahrhundert in Europa überlebt haben, im Dunkeln wach gelegen haben. Sie mussten jederzeit mitten in der Nacht verschwinden können, wenn es an der Tür klopfte …«

Wir tauschten uns lang und breit über Details von Experimenten und seine Auseinandersetzung mit Hall aus. Er hatte keine Einwände gegen die Bedingungen des Experiments und die Zahlen, doch für Taubes hatte es sich nur um eine Pilotstudie gehandelt. Erst als die Daten vorgelegen hätten, sei ihm klar geworden, dass die Methode fehlerhaft gewesen sei.

Ich kann das verstehen. Im Vorwege eines Experiments kann man unmöglich alle Eventualitäten vorhersehen. Zu meiner Zeit im Forschungslabor arbeitete ich an Experimenten mit Dutzenden, ja sogar Hunderten von Stadien, die sogar unterm Mikroskop unsichtbar waren. Unsichtbare Moleküle, die auf unsichtbare Weise modifiziert wurden. Wir bezogen so viele Variablen wie möglich ein, aber manchmal war ein negatives Resultat einfach darauf zurückzuführen, dass wir Mist gebaut hatten, nicht dass unsere Hypothese falsch war.

Gute Experimentalwissenschaft ist stets ein Balanceakt: Einerseits muss man in jedem Stadium paranoid genug sein, um alles zu bedenken und nichts falsch zu machen, andererseits darf man nicht so paranoid werden, dass man seinen Ergebnissen nicht mehr vertrauen würde.

Irgendwann muss man sagen: »Ich habe dieses Experiment durchgeführt. Dies ist das Ergebnis. Und das sind meiner Meinung nach die Schlussfolgerungen daraus.« Und dann muss man die Größe haben, ertragen zu können, wenn andere die eigene Arbeit in der Luft zerreißen – um sich anschließend darüber klar zu werden, ob sie das tun, weil man sich geirrt hat oder weil man gerade ihr Lebenswerk widerlegt hat.

Halls Pilotstudie war nicht die einzige, die das Kohlenhydrat-Insulin-Modell in wesentlichen Punkten entkräftet hat. Tatsächlich gibt es eine Fülle anderer Beweise dagegen. Die Hypothese wurde zahlreiche Male überprüft. Die längste Studie unter Realbedingungen hat keine nachhaltigen Unterschiede in der Kalorienaufnahme bei kohlenhydratarmer und kohlenhydratreicher Ernährung gefunden.[5]

In einem anderen Experiment befolgten Freiwillige in zufälliger Reihenfolge zwei unterschiedliche Diäten. Die eine bestand zu zehn Prozent aus Kohlenhydraten und zu 75 Prozent aus Fett, die andere zu 75 Prozent aus Kohlenhydraten und zu zehn Prozent aus Fett. Entgegen der Vorhersage der Kohlenhydrat-Insulin-Hypothese lautete das Ergebnis, dass die Teilnehmer bei der kohlenhydratreichen Diät täglich 700 Kalorien weniger zu sich nahmen und sich nur bei dieser Diät eine signifikante Reduzierung des Körperfetts beobachten ließ.[6, 7]

In der realen Welt fällt es den Menschen offenbar äußerst schwer, eine extrem kohlenhydratarme Ernährung durchzuhalten. Zudem sind sie anscheinend wenig überzeugt von ihrer Wirksamkeit. Bereits 2003 wurden im *New England Journal of Medicine* die Ergebnisse einer einjährigen Studie veröffentlicht, in der eine kohlenhydratarme Diät mit einer fettarmen Diät verglichen wurde. Die Gruppe, die wenig Kohlenhydrate zu sich nahm, hatte nach drei Monaten stärker abgenommen, doch nach zwölf Monaten ließ sich kein signifikanter Unterschied mehr feststellen. Beide Diäten führten zu einer Absenkung des Blutdrucks, und beide verbesserten die Insulinreaktion bei Zuckerkonsum. Allerdings hielten sich viele der Testpersonen nicht streng an die jeweilige Diät.[8]

Eine 2018 publizierte NuSI-Studie von Forschern der Harvard University bestätigte vermeintlich die Kohlenhydrat-Insulin-Hypothese.[9] Für die Studie wurden 164 übergewichtige Studenten, Lehrende und Angestellte der Universität auf eine kohlenhydratarme Diät gesetzt, die sich scheinbar positiv auf den Stoffwechsel auswirkte. Kevin Hall war der Erste, der ein entscheidendes Problem bei der Datenanalyse identifizierte. Offenkundig wich das Harvard-Team bei seiner Analyse geringfügig von dem ursprünglichen Plan ab.

Bei einer Studie muss im Vorhinein festgelegt werden, was man messen will und wie man die Daten berichtet. Den Gegenstand seiner Messung nachträglich zu ändern, ist ungefähr so, als würde man eine Dartscheibe verrücken, nachdem man den Pfeil geworfen hat. Halls Kommentar hierzu fiel verhältnismäßig nachsichtig aus: »Die Ergebnisse einer Studie entsprechend vorher festgelegten Analyseplänen zu berichten, beugt möglichen Verzerrungen vor.«[10]

Als Hall die Daten nach dem ursprünglichen Plan des Harvard-Teams reanalysierte, löste sich der behauptete Effekt in Luft auf. Vielmehr schien die Studie nunmehr die allgemein verbreitete Annahme zu stützen, dass ein unterschiedlicher Anteil von Fetten und Kohlenhydraten an der Ernährung nicht zu wesentlichen Veränderungen beim Energieverbrauch führt.

Ich habe selbst die Keto-Diät ausprobiert. Ich konnte vieles von dem essen, was ich gern aß, fühlte mich satt und nahm sogar ab. Aber letztlich war mein Verlangen nach Spaghetti bolognese, Reis mit Hühnchen und Chips als Beilage zum Steak zu stark. Also gab ich auf. Meine Erfahrung wird erhärtet durch umfassende Studien zu Personen, die sich aufgrund von Epilepsie ketogen ernähren (was insbesondere bei Kindern anscheinend die Zahl der Anfälle verringert). Man sollte erwarten, dass Erwachsene, die wegen epileptischer Anfälle eine kohlenhydratarme Diät befolgen, hochgradig motiviert wären. Dennoch ist die Abbruchquote bei den Teilnehmern entsprechender Studien fünfmal höher als bei Studien zum Standard-Drogenentzug.[11] Allerdings weichen diese Diäten zum Teil entscheidend von der üblichen Atkins-Diät ab, weswegen den Teilnehmern das Durchhalten womöglich schwerer fällt.

Ich behaupte keineswegs, dass kohlenhydratarme Diäten nicht manchen Menschen beim Abnehmen helfen würden oder dass sie keinerlei positive gesundheitliche Auswirkungen hätten. Genauso wenig behaupte ich, dass Insulin nicht ein wichtiger Regulator des Körperfetts wäre. Mit Blick auf das gesamte Spektrum der verfügbaren wissenschaftlichen Beweise behaupte ich lediglich, dass bei gleichbleibender Kalorienmenge das Absinken des Insulinspiegels durch den Verzicht auf Kohlenhydrate offensichtlich nicht dazu führt, dass man weniger Fett speichern oder mehr Energie verbrennen würde.

Ich vermute sogar, dass kohlenhydratarme Diäten funktionieren können. Man muss nur durchhalten.* Allerdings sind im Verlauf der Evolution Kohlenhydrate zur Grundlage unserer Ernährung geworden. Darüber hinaus machen Proteine und Fette satt, bevor man viele Kalorien zu sich nehmen kann, sodass sie einen wirksamen Diät-Beitrag leisten können. Das Problem bei allen Diäten ist jedoch, dass wir nicht wirklich selbst entscheiden, was wir essen. Wir werden von jenem körperinternen System gesteuert. Gewiss, wir können Kohlenhydrate vermeiden, wie wir auch die Luft anhalten können. Doch irgendwann werden die meisten Menschen das eine wie das andere nicht mehr durchhalten.

Taubes erwies sich letztlich also doch nicht als ein zweiter Galileo Galilei. In gewisser Weise kann man in ihm jedoch einen Wiedergänger von Papst Urban VIII. sehen, Galileis Freund und Förderer. Wie Urban VIII. Galileo ermutigte, das geozentrische und das heliozentrische Modell des Sonnensystems zu vergleichen, bat Taubes Hall, das carbozentrische Adipositas-Modell zu untersuchen. In beiden Fällen stand am Ende nicht das erwünschte Resultat.

Offenbar sorgt Zucker also nicht dafür, dass wir zunehmen, indem er den Insulinspiegel hochschnellen lässt. Doch welche Rolle spielt er tatsächlich in der Geschichte der menschlichen Gesundheit und der hochverarbeiteten Lebensmittel?

***

---

* Es gibt (größtenteils anekdotische) Berichte von Menschen, die durch eine kohlenhydratarme Ernährung nachhaltig und signifikant abgenommen haben. Allerdings frage ich mich, ob das womöglich weniger einem niedrigeren Insulinspiel geschuldet ist als vielmehr der Tatsache, dass bei der Keto-Ernährung kaum HVL gestattet sind, da diese in der Regel auf Kohlenhydraten und Zucker basieren.

Die Menschen verzehren seit ewigen Zeiten ungeheure Mengen an Kohlenhydraten in Form von Zuckern und Stärken. Unsere Ernährungsgewohnheiten sorgen, zumindest idealerweise, für den Zusammenhalt einer Gemeinschaft. Bereits in vorgeschichtlichen Zeiten war dafür in der Regel eine kleine Anzahl stärkehaltiger Pflanzen verantwortlich. Genau genommen sogar nur eine pro Gesellschaft: Mais, Kartoffeln, Reis, Hirse, Weizen. Stärke und Zucker (im Kontext von Obst, Zuckerrohr oder Honig) sind für uns wichtige Bestandteile der Ernährung. Unser Körper verträgt sie offensichtlich gut und scheint sie sogar zu genießen, auch in erheblichen Mengen.[12, 13]

Honig ist ein interessantes Beispiel, da er in der Natur zu den Nahrungsmitteln mit der höchsten Energiedichte gehört. Gleichwohl unterscheidet er sich chemisch im Grunde nicht von Maissirup mit hohem Fructosegehalt (beides sind Mischungen von Glucose und Fructose in variierenden Verhältnissen) und Haushaltszucker (beides sind kristallisierte Paare von Glucose- und Fructosemolekülen).* In der Vorgeschichte haben die Menschen einen wesentlichen Teil ihrer Kalorien in Form von Honig zu sich genommen, bis zu durchschnittlich 16 Prozent in manchen Gemeinschaften. Einer Studie zufolge decken die in der Demokratischen Republik Kongo beheimateten Mbuti in der Regenzeit bis zu

* Ahornsirup, Agavendicksaft, Haushaltszucker, Zuckerrohrsirup – für den Körper ist das alles mehr oder weniger dasselbe. Ungeachtet der Auseinandersetzungen über Glucose und Fructose sind Honig und Maissirup mit hohem Fructosegehalt einander derart ähnlich, dass man unter Umständen überhaupt nicht entdeckt, wenn Honig mit Maissirup gestreckt wird.[14] In der kommerziellen Honigproduktion wird seit ewigen Zeiten Maissirup an die Bienen verfüttert, wenn vor Ort nicht genügend wilder Nektar für die Bienenstöcke zur Verfügung steht.[15] Das wirft die Frage auf, ob ein wesentlicher Teil – oder sogar der Großteil – des kommerziellen Honigs in Wirklichkeit ein von Bienen produziertes HVL ist.

80 Prozent ihres Kalorienbedarfs mit Honig.* Auch viele andere Jäger-und-Sammler-Gesellschaften konsumieren bis heute Honig in großen Mengen. Dennoch ist nicht bekannt, dass Übergewicht in diesen Gesellschaften ein weitverbreitetes Phänomen wäre.[16]

Oder denken wir noch einmal an Carlos Monteiro zurück: Laut dessen Studien war ein Paket Zucker in der Küche ein Signal für Gesundheit, denn das bedeutete, dass in dem betreffenden Haushalt noch selbst gekocht wurde. Damit soll keineswegs gesagt werden, dass Zucker gesund wäre. Sondern nur, dass unsere Ernährung so furchtbar ist, dass es gesünder scheint, zu Hause mit Zucker selbst irgendwelche süßen Speisen herzustellen, als die industriellen HVL-Produkte mit zugesetztem Zucker zu kaufen.

Natürlich klingt es paradox, wenn ich behaupte, dass Zucker zugleich ein Zeichen von Gesundheit und Krankheit ist. Daher eine Klarstellung: Zucker (einschließlich Honig) kann dem Körper schaden – aber nicht, weil er den Insulinspiegel hochschnellen lässt, sondern weil er unsere Zähne angreift und uns dazu verführt, mehr zu essen.**

Letzteres testete ich eines Morgens beim Frühstück an Lyra und Sasha. Sie können das Experiment gern nachmachen. Zuallererst einmal benötigen Sie dafür ein Kind oder irgendeine andere Person, die bereit ist, hemmungslos Essen in sich hineinzuschaufeln. Außerdem benötigen Sie noch Zucker, Milch, zwei Schüsseln und

---

* Bei Studien zu den Hadza in Tansania nahmen die Jäger zwischen 8 und 16 Prozent ihrer täglichen Kalorienmenge in Form von Honig zu sich, 30 bis 40 Prozent in Form von Fleisch, 35 Prozent in Form von Baobab-Früchten und 6 bis 22 Prozent in Form von Knollen. Sie essen den Honig mitsamt den Waben, die viele halbverdauliche Fette und (durch die Bienenlarven und -eier) weiche Proteine enthalten. Das komplette Nährstoffpaket.

** Auf den zweiten Gedanken brachte mich Geoffrey Cannon. Er ist ein Freund und langjähriger Kollege von Carlos Monteiro und hat entscheidend dazu beigetragen, dass in die NOVA-Klassifikation auch Einsichten zur Rolle der Industrie einflossen.

genügend Rice Krispies. Stehen Probanden und Utensilien bereit, füllen Sie zwei Schüsseln mit derselben Menge Rice Krispies, sagen wir 30 Gramm. Dann entfernen Sie aus der einen Schüssel einen Esslöffel der Cerealien und fügen stattdessen einen Esslöffel Zucker hinzu. Zuletzt gießen Sie die Milch darüber.

Was die Nährstoffe betrifft, sind die mit Zucker gesüßte Schüssel und die Schüssel ohne extra Zucker annähernd identisch. Beide Schüsseln enthalten ungefähr dieselbe Menge Kohlenhydrate, Fett und Protein. Und beide haben ungefähr denselben Effekt auf den Blutzucker.*

Dennoch reagierten die Mädchen vollkommen unterschiedlich auf die beiden Schüsseln. Die Schüssel mit dem Extra-Zucker leerten sie vollständig und forderten sogleich Nachschlag. Die andere Schüssel war okay, allerdings aßen sie diese nicht vollständig auf. Der Zucker verführte die Mädchen dazu, mehr von den Fett- und Proteinkalorien der Milch sowie mehr der Stärkekalorien der Krispies zu sich zu nehmen. Zucker und Salz sind die wichtigsten appetitanregenden Zutaten. Daher kommt beides in so gut wie allen hochverarbeiteten Lebensmitteln vor, ob Bohnen oder Pizza. Der hohe Zuckergehalt ist also eines der Merkmale von HVL, die zur Gewichtszunahme beitragen.

---

* Rice Krispies selbst lassen den Blutzuckerspiegel stärker ansteigen als Haushaltszucker. Wenn man auf einer Blutzucker-Skala Glucose mit dem Wert 100 ansetzt, dann liegt Weißbrot ebenfalls bei 100, Rice Krispies bei 95, Kellog's Corn Flakes (die US-Variante) bei 92, Special K (die US-Variante) bei 70, Alpen-Müsli bei 55 und Special K (die französische Variante) bei 54, ungefähr so viel wie Porridge. Skittles liegen bei 70, Snickers nur bei 41. Karotten schwanken zwischen 32 und 90. Haushaltszucker kommt ungefähr auf einen Wert von 60. Man weiß nicht so recht, was man mit diesen unterschiedlichen Werten machen soll. Sie demonstrieren bestenfalls, wie wenig Orientierung der glykämische Index bietet. Möglicherweise wirken sich süße Dinge weniger auf den Blutzucker aus, da sie sofort, wenn wir sie in den Mund nehmen, die Insulinabgabe stimulieren, sodass der Blutzuckerspiegel sinkt.

Das andere offensichtliche Problem am Zucker ist, dass er die Zähne zerstört. Zahnschmelz liegt von der Härte irgendwo zwischen Stahl und Titan. Diese Widerstandskraft verdankt er seinem Mineralgehalt, insbesondere dem Gehalt an Kalzium, aber die Mineralien werden durch Säure herausgelöst. Die Hauptquelle von Speisesäuren sind heute kohlesäurehaltige Getränke, die darüber hinaus Zucker als Nährstoff für die Bakterien in unserem Mund liefern. Die Bakterien sondern ihrerseits Säuren direkt auf die Zahnoberfläche ab und fördern damit deren Auflösung.

So gut wie alle Säfte und Limonaden sind derart säurehaltig, dass sie die Zähne angreifen. Ocean-Spray-Cranberrysaft hat einen pH-Wert von ungefähr 2,56, Coca-Cola Classic von 2,37, Coca-Cola Zero von 2,96 und Pepsi von 2,39.[17] Unmittelbar nach dem Genuss eines säurehaltigen Getränks ist der Mund übersäuert, sodass man sich beim Zähneputzen buchstäblich eine dünne Schicht Zahnschmelz wegputzt. Man sollte sich den Mund gründlich ausspülen und dann eine halbe Stunde warten, bis der pH-Wert wieder auf Normalmaß gestiegen ist.

All dies ist allgemein bekannt, dennoch ist die Zahngesundheit nach wie vor eine nationale Katastrophe. Obwohl wir in Großbritannien über ein verhältnismäßig gut ausgestattetes öffentliches Gesundheitswesen verfügen und der Zuckergehalt von Lebensmitteln auf der Packung angegeben werden muss, ist Karies der häufigste Grund für Vollnarkosen bei Kindern.[18] Das muss man sich einmal vorstellen! In England haben mehr als zehn Prozent der Dreijährigen und ein Viertel der Fünfjährigen Karies. Knapp 90 Prozent der in Kliniken durchgeführten Zahnextraktionen bei Kindern unter fünf Jahren erfolgen wegen vermeidbarer Kariesfälle. Bei Kindern im Alter von sechs bis zehn Jahren sind Zahnextraktionen der häufigste Grund für Krankenhausbehandlungen.[19] Operationen wegen kaputter Zähne stehen bei Kindern noch vor Operationen wegen Knochenbrüchen auf Trampolinen, Hernien und Blinddarmentzündungen. In den Vereinigten Staaten sind die Zahlen noch dramatischer.[20]

Diese Zahngesundheitskrise geht beinahe vollkommen auf das Konto von HVL. Haushaltszucker wird bei Mahlzeiten nur in geringen Mengen konsumiert. Der Zucker, der tatsächlich unsere Zähne angreift, stammt aus dem säurehaltigen Zeug, das wir zwischen den Mahlzeiten zu uns nehmen: Limonaden, Süßigkeiten und so weiter.* Diese HVL-Produkte schaden unseren Zähnen,

* Wie Adipositas gab es auch Karies bereits vor der Erfindung von HVL. Sogar bei wildlebenden Primaten wurde Karies entdeckt, allerdings in sehr geringem Umfang.[21] Einige der frühesten Beweise des Zahnverfalls bei Hominiden stammt von Exemplaren des Australopithecus von vor 1,5 bis 1,8 Millionen Jahren. Doch Karies fand sich nur bei weniger als drei Prozent der rund 125 an einem Ort entdeckten Skelette, weniger als bei den Homo-erectus-Skeletten, die in derselben Grabungsstätte gefunden wurden.[22] Im Allgemeinen jedoch gab es bei Populationen vor der Zeit des Ackerbaus nur wenige Kariesfälle und relativ oberflächliche Löcher in den Zähnen. Das wissen wir einerseits durch die geringe Menge an Kariesfällen bei den gefundenen Skeletten, andererseits daher, dass sich bis zur Jungsteinzeit vor rund 10 000 Jahren keine Hinweise auf Zahnbehandlungen finden. In jener Zeit begannen die Menschen sesshaft zu werden, statt von einer Höhle zur nächsten zu ziehen. Zugleich begann der Mensch damals im Nahen Osten, Getreide wie Weizen und Gerste zu kultivieren und anzubauen. Wie an Skelettfunden zu sehen ist, stieg seit jener Zeit die Zahl der Kariesfälle. Wer bereits einmal Zahnschmerzen hatte (wie traurigerweise wohl jeder von uns), kann verstehen, dass die Menschen in der Jungsteinzeit alles dafür getan hätten, um die Schmerzen loszuwerden. Vor rund 9 000 Jahren schließlich unternahm irgendein Unerschrockener in Pakistan den ersten Versuch, einen Zahn aufzubohren (mit einer Technik, die vermutlich von Handwerkern für die Perlenproduktion entwickelt worden war) – eine höchstwahrscheinlich äußerst qualvolle Form der Proto-Zahnheilkunde.[23] Als wir immer mehr raffinierte fermentierbare Kohlenhydrate und Zucker aßen, schnellte die Kariesrate in die Höhe. Rund 4 000 Jahre alte Keilschrifttafeln enthalten Beschwörungsformeln an den babylonischen Gott Ea, »den Wurm zu packen und aus dem schmerzenden Zahn herauszuziehen«. Der Zahnwurm wurde in vielen alten Kulturen für Zahnprobleme verantwortlich gemacht. Es ist nicht bekannt, ob dieser Glaube

weil wir sie unablässig essen. Sie werden als Belohnung oder kleiner Snack zwischendurch vermarktet. Wegen der hochverarbeiteten Lebensmittel leiden in den Industrieländern bis zu 90 Prozent der Schulkinder an Karies.[27]

Nirgendwo in der Welt findet sich auf einer Limonade ein Warnhinweis zu den Risiken von Zahnerkrankungen und vorzeitigem Tod. Ich sehe keinen Grund, weshalb Nestlé, Coca-Cola, Pepsi und all die anderen Anbieter von zuckerhaltigen Getränken (oder irgendeinem anderen Produkt mit hohem Zuckerzusatz) nicht dazu verpflichtet werden könnten, auf den Verpackungen eine Karieswarnung anzubringen.

---

unabhängig voneinander an verschiedenen Orten aufkam oder sich bis ins Mittelalter und noch danach von einem Ort aus rund um die Welt verbreitete.[24, 25, 26]

Kapitel 8

… und auch nicht der Bewegungsmangel …

Eine meiner Famulaturen im Medizinstudium führte mich nach Reading. Dort gibt es im Oracle Shopping Centre eine Rolltreppe für einen Absatz von drei Stufen. Mein damaliger Chef, der sich auch mit Adipositas beschäftigte, kam in seinen Vorlesungen immer wieder auf diese Rolltreppe zu sprechen. Für ihn stellte sie »ein Mahnmal der Adipositas-Krise« dar. Er hatte ein Dia-Magazin voller heimlich geschossener Fotos von Personen mit hohem Körperfettanteil, die »aus Faulheit« die Rolltreppe nahmen, um nicht selbst die drei Stufen steigen zu müssen.

Natürlich sind solche Rolltreppen in erster Linie dazu gedacht, den Menschen den Zugang zu erleichtern, nicht etwa dazu, die menschliche Faulheit zu unterstützen. Gleichwohl sehen viele Menschen Fettleibigkeit als Resultat von Bewegungsmangel an (woraus folgt, dass Menschen mit Adipositas faul wären), darunter auch Ärzte, die für die Behandlung der Krankheit zuständig sind.

In gewisser Hinsicht erstaunt das nicht. Es scheint auf der Hand zu liegen, dass wir heute weniger Kalorien verbrennen als früher und somit Bewegungsmangel ein entscheidender Faktor der Gewichtszunahme sei. Auch zahlreiche Artikel in renommierten Zeitschriften nehmen für sich in Anspruch, beweisen zu können, dass fehlende Bewegung schuld sei, wohingegen die höhere Kalorienaufnahme eine unbedeutendere Rolle spiele. Demzufolge widersprechen sie auch der Hypothese, hochverarbeitete Lebensmittel seien ein entscheidender Auslöser von Adipositas.[1, 2, 3, 4, 5, 6, 7, 8, 9, 10, 11, 12]

In diesen Artikeln werden immer wieder dieselben Autoren wie etwa Steven Blair, Peter Katzmarzyk und James Hill zitiert. Letzterer behauptete in einer Studie von 2012, mehr körperliche Aktivität würde die »Notwendigkeit drastischer Einschränkungen bei der Nahrungsaufnahme verringern«.[13] Eine wunderbare Neuigkeit für jemanden wie mich, der mit großem Vergnügen isst. Mache ich also einfach mehr Sport!

Blair war einer der Verfasser des Aufsatzes »What is causing the worldwide rise in body weight?« (»Was ist die Ursache des weltweiten Anstiegs des Körpergewichts?«) von 2014. Darin heißt es: »Die meisten sehen den Grund [der Adipositas-Epidemie] darin, dass die Menschen mehr essen würden. Allerdings existieren kaum Belege für diese Hypothese.«[14] Darüber hinaus erklären die Autoren, dass es einfacher sein dürfte, sich mehr zu bewegen, als weniger zu essen, und dass sich auf diese Weise »die übermäßige Kalorienzufuhr ausgleichen« ließe. In anderen Worten: Man kann der schlechten Ernährung und ihren Folgen davonlaufen. Blair gründete sogar ein Institut zur Erforschung seiner Theorie, das Global Energy Balance Network. In einer Pressemitteilung erklärte er, es gebe »im Grunde keine stichhaltigen Beweise«, dass Fast Food und zuckerhaltige Getränke tatsächlich schuld an Übergewicht wären.

Katzmarzyk war 2015 an einer Studie mit 6025 Kindern beteiligt, die zu dem eindeutigen Ergebnis kam, dass mangelnde körperliche Aktivität ein entscheidender Prädiktor für Adipositas bei Kindern sei.[15]

Im Lichte dieser Studien erscheint die Schlussfolgerung unausweichlich, dass kein Weg an mehr Bewegung vorbeiführt, will man Übergewicht vorbeugen oder etwas dagegen tun. Nicht zuletzt ist es ein ehernes Gesetz des Stoffwechsels – das ich keineswegs über den Haufen werfen will –, dass man zunimmt, wenn man mehr Kalorien konsumiert, als man verbrennt. Das wurde unzählige Male mit verschiedenen Methoden in verschiedenen Labors nachgewiesen. Daher erscheint es logisch, dass Bewegungsmangel eine Ursache von Übergewicht ist. Insbesondere, da sich die Menschen in der gesamten industrialisierten Welt sehr viel weniger bewegen als in früheren Zeiten.*

Tatsächlich bewies eine große US-amerikanische Studie eine annähernd einhundertprozentige Übereinstimmung zwischen dem gesunkenen individuellen Energieverbrauch im Zeitraum von 1960 bis 2006 und dem gleichzeitigen Anstieg des Durchschnittsgewichts.[19] Einem Aufsatz von 2011 zufolge sind körperlich schwere Tätigkeiten (wie etwa im Bergbau), wie sie einst von sehr viel mehr Menschen als heute ausgeübt wurden, rund fünfmal so anstrengend wie sitzende Schreibtischtätigkeiten.** Doch damit nicht genug: Laut einem an-

---

* Um 1900 waren in Großbritannien und den Vereinigten Staaten rund die Hälfte der Beschäftigten in körperlich anstrengenden Berufen wie der Landwirtschaft oder dem Handwerk tätig. Auch im Haushalt lag der Anteil der körperlichen Arbeit noch höher, da es noch keine Waschmaschinen, Trockner und Staubsauger gab beziehungsweise diese nicht allgemein verfügbar waren.[16, 17] Dagegen waren zu Beginn des 21. Jahrhunderts rund 75 Prozent der Beschäftigten in beiden Ländern in Dienstleistungsberufen tätig. Aber auch die verbliebenen Beschäftigten im Handwerk oder in der Landwirtschaft wurden körperlich weniger gefordert, teils wegen der gestiegenen Automatisierung, teils wegen der produzierten Waren (zum Beispiel weniger Schiffe und mehr Mikrochips). Auch der Weg zur Arbeit ist durch Autos und öffentliche Verkehrsmittel körperlich weniger anstrengend geworden. Nach Schätzungen der britischen Herzstiftung ist die durchschnittliche Strecke, die jemand in einem Jahr zu Fuß zurücklegt, von rund 400 Kilometern in den Siebzigerjahren auf weniger als 300 Kilometer im Jahr 2010 geschrumpft.[18]

** Das private Institute for Fiscal Studies (Institut für Steuerforschung) mit Sitz in London erstellte auf Grundlage dieser Daten mehrere Modelle und veranschaulichte sie mit einem einfachen Beispiel: Ein durchschnittlich gebauter Mann mit sitzender Tätigkeit würde bei einer 40-Stunden-

deren Artikel *muss* der Bewegungsmangel schuld sein, schließlich würden die Menschen im heutigen Großbritannien im Durchschnitt weniger Kalorien zu sich nehmen als einst.[22] Wenn sie trotzdem zunähmen, könne das nur heißen, dass sie sehr viel weniger aktiv seien. Der Autor war Christopher Snowdon, Journalist und »Direktor für Lebensstil-Ökonomie« an der marktliberalen Denkfabrik Institute for Economic Affairs, dessen polemischen Kommentar zum HVL-Konzept ich im zweiten Kapitel zitiert habe. Der Titel seines Artikels, für den er sich möglicherweise von Gary Taubes hatte inspirieren lassen, lautete: »The fat lie« (»Die Fettlüge«).

Snowdon stellte eine starke Behauptung auf: »Sämtliche Beweise belegen, dass der Pro-Kopf-Konsum von Zucker, Salz, Fett und Kalorien in Großbritannien seit Jahrzehnten sinkt.« Sollte dem tatsächlich so sein und wir seit einigen Jahrzehnten immer weniger Kalorien zu uns nehmen, dann könnten weder hochverarbeitete Lebensmittel noch überhaupt irgendeine Form von Nahrung ein Grund dafür sein, dass unser Gewicht stetig ansteigt.

Ich las weiter. Snowdon zufolge gibt es »keinerlei faktische Grundlage« für die landläufige Ansicht, dass die britische Adipositas-Epidemie von der zunehmenden Verfügbarkeit hochkalorischer Lebensmittel und Getränke verursacht werde. Das durchschnittliche Körpergewicht von Erwachsenen sei in England seit 2002 um zwei Prozent gestiegen, während in demselben Zeitraum die Kalorienzufuhr um 4,1 Prozent und der Zuckerkonsum um 7,4 Prozent gesunken seien. Der Artikel schließt mit der Feststellung: »Der Anstieg der Adipositas-Rate wurde in erster Linie durch den Rückgang körperlicher Aktivität zu Hause und am Arbeitsplatz verursacht, nicht durch einen gestiegenen Zucker-, Fett- oder Kalorienkonsum.«

Woche rund 30 Kilogramm Fett im Jahr verbrennen. In einem körperlich anstrengenden Job würde er hingegen rund 70 Kilogramm Fett verbrennen. Als Ausgleich für seine sitzende Tätigkeit müsste er wöchentlich 10,6 Stunden laufen, was beinahe dem Trainingspensum eines olympischen Marathonläufers entspricht.[20, 21]

Snowdon nutzte offizielle britische Quellen, etwa vom Ministerium für Umwelt, Ernährung und ländliche Angelegenheiten, das seit 1974 jährliche Erhebungen zur Ernährung in Großbritannien durchführt.[23] Ich schlug die Daten nach. Tatsächlich schienen sie zu zeigen, dass der Kalorienkonsum von 2500 Kalorien im Jahr 1974 auf lediglich 1990 im Jahr 1990 gesunken sei. Ein erstaunlicher Rückgang um 21 Prozent. Snowdons Kalorien-Diagramme glichen den Börsencharts bei einem Wall-Street-Crash.*

Sollten wir in den Vereinigten Staaten und Großbritannien in der Tat immer weniger essen, kann nur der zunehmende Bewegungsmangel der Grund sein, weshalb wir immer weiter an Gewicht zulegen. Gestützt wird diese Annahme etwa durch die steigenden Bildschirmzeiten, den Rückgang körperlicher Arbeit, die Verlagerung des kindlichen Lebens in Innenräume und die Ausbreitung von Mini-Rolltreppen.

Diese Erklärung hätte erhebliche Folgen für die Politik. Sollte die Kalorienmenge tatsächlich ohne staatliche Eingriffe sinken, wären politische Maßnahmen zur Reduzierung des Nahrungskonsums nicht gerechtfertigt. Merkwürdig kam mir jedoch vor, dass die Lebensmittelindustrie trotz eines um 21 Prozent gesunkenen Kalorienkonsums nach wie vor profitabel arbeiten konnte.

***

---

* Snowdon verifizierte diese Daten mithilfe anderer Quellen, etwa der britischen National Diet and Nutrition Survey (Nationale Ernährungs- und Nährstofferhebung), der britischen Living Costs and Food Survey (Erhebung zu den Lebenshaltungskosten und der Ernährung) und der British Heart Foundation (Britische Herzstiftung). Die US-amerikanische National Health and Nutrition Examination Survey (Nationale Gesundheits- und Ernährungsuntersuchung) kam zu denselben Ergebnissen, nämlich dass seit den Siebzigerjahren die Menge der erworbenen und verzehrten Kalorien pro Kopf gesunken sei – dass wir also weniger essen würden.

Der Snowdon-Artikel war enorm einflussreich. Die Nachrichtensendungen von Channel 4 und BBC Radio 2 berichteten ebenso darüber wie die Zeitung *The Sun* und andere Medien. Der heutige Chefredakteur der Zeitung *The Sunday Telegraph*, Allister Heath, veröffentlichte 2016 im *Daily Telegraph* einen Beitrag mit dem Titel: »We are too fat, but a sin tax on sugar would do nothing to help« (»Wir sind zu fett, aber eine Genusssteuer auf Zucker würde daran nichts ändern«).

Snowdons Daten hätten, sofern sie stimmten, Monteiro und zahlreiche andere Forscher widerlegt. Etwa Giles Yeo. Der international renommierte Genetiker der Universität Cambridge beschäftigt sich in seiner Forschung mit Adipositas. In meinen endlosen Gesprächen mit ihm zum Thema hatte er kein einziges Mal den vermeintlich gesunkenen Kalorienkonsum erwähnt. Ich hatte ihn jedoch gefragt, warum wir mit Bestimmtheit sagen könnten, dass die Art unserer Nahrung der entscheidende Auslöser von Übergewicht sei. Er nannte mir zwei Gründe.

Zunächst einmal, so sagte er, gebe es einen dosisbedingten Effekt: »Nehmen wir einen Schokoriegel mit rund 240 Kalorien.« (Bei Süßigkeiten kennt Yeo sich aus.) »Wenn mir danach ist, was ziemlich oft der Fall ist, verputze ich solch einen Schokoriegel in nicht einmal einer Minute. Aber um die Kalorien wieder zu verbrennen, muss ich mich 20 oder 30 Minuten auf dem Laufband quälen.« Kalorien aufzunehmen, geht schnell – sie zu verbrennen, dauert lange. Darum müssen wir nicht ständig essen. Doch weil wir so schnell essen können, nehmen wir unter Umständen auch mehr zu uns, als wir benötigen.

Der zweite Grund hängt mit unseren Genen zusammen: »Alle bisher bekannten genetischen Einflussfaktoren auf Adipositas setzen beim Essverhalten an.« In anderen Worten: Wäre Bewegungsmangel der Grund für Adipositas, müssten die bisher identifizierten Gene mit dem »Aktivitätsverhalten« oder dem Stoffwechsel zusammenhängen. Tun sie aber nicht.

Ich schaute mir noch einmal die Zahlen in Snowdons Artikel an. Etwas an ihnen kam mir seltsam vor. Ein durchschnittlicher

Brite verbraucht rund 2500 Kalorien am Tag. Doch laut der von Snowdon zitierten Daten nehmen wir weniger als 2000 Kalorien am Tag zu uns. Daraus ergibt sich also ein tägliches Defizit von 500 Kalorien. Wir nehmen zu, obwohl den Daten zufolge unser Kalorienkonsum so niedrig liegt, dass die Bevölkerung insgesamt abnehmen sollte. Sogar, wenn wir nichts tun würden. Und mit nichts meine ich wirklich nichts.

Ich könnte für eine lange Zeit mit 2000 Kalorien am Tag auskommen. Allerdings würde ich dann zwangsläufig Gewicht verlieren. Um mit derart wenigen Kalorien mein Gewicht zu halten oder sogar zuzunehmen, müsste ich mein Aktivitätsniveau drastisch reduzieren. Ich dürfte nicht einmal das Bett verlassen, um zur Toilette zu gehen. Genau genommen würde es noch nicht einmal ausreichen, einfach im Bett zu bleiben. Ich müsste einige der energieintensiven lebenswichtigen Körperfunktionen aufgeben und beispielsweise meine Nierenfunktion einer Dialysemaschine überlassen. Und die Sauerstoffzufuhr einem Beatmungsgerät.[24]

Wie kann das sein? Die Antwort darauf fand ich in Anhang zehn der britischen National Diet and Nutrition Survey (Nationale Ernährungs- und Nährstofferhebung).[25] Dort werden die Ergebnisse einer »doppelt markierten Wasser-Teilstudie« dargestellt.

Die Methode wurde in den Fünfzigerjahren entwickelt. Hierfür trinken die Studienteilnehmer Wasser mit »markierten« Wasserstoff- und Sauerstoffatomen. Bei diesem Wasser enthalten die Atomkerne mehr Neutronen als normales Wasser, wodurch die Atome verfolgt werden können. Vielleicht haben Sie bereits von »schwerem Wasser« gehört – genau darum handelt es sich. Abhängig vom Kalorienverbrauch gibt der Körper Sauerstoff und Wasserstoff auf unterschiedliche Weise ab.* Die Methode ist nicht perfekt,

---

* Das schwere Wasser verteilt sich im gesamten Körper und wird nach und nach ausgeschieden. Der markierte Wasserstoff kann den Körper nur in Form von Wasser verlassen, hauptsächlich als Schweiß oder Urin. Der markierte Sauerstoff verlässt den Körper auf zweierlei Weise, zusammen

doch die Ergebnisse sind über die Jahre relativ stabil. Nach allgemeiner Ansicht stellt sie die beste Möglichkeit zur Messung des Energieverbrauchs dar.

Laut den Daten der doppelt markierten Wasserstudie verbrannten die Teilnehmer wie erwartet ungefähr 2500 Kalorien täglich. Doch die Gesamtbevölkerung kann unmöglich im Durchschnitt an Gewicht zulegen, wenn die Menschen weniger als 2000 Kalorien am Tag konsumieren und zugleich 2500 verbrennen. Das verstößt gegen die allgemein akzeptierten physikalischen Gesetze.

Allerdings zeigte die Studie mit doppelt markiertem Wasser, dass die Teilnehmer bei der Befragung ihren Kalorienkonsum um mehr als 30 Prozent zu niedrig einschätzten. US-amerikanische Studien kamen zu denselben Ergebnissen. Ein Vergleich der Daten aus der doppelt markierten Wasserstudie im Rahmen der US-amerikanischen National Health and Nutrition Examination Survey (Nationale Gesundheits- und Ernährungsuntersuchung) mit den angegebenen Daten ergab, dass die Menschen ihre tägliche Nahrungsmenge durchgängig zu gering ansetzten, ihre Aktivität dagegen überschätzten.[26]

Dennoch könnte Snowdons These stimmen, wäre die Fehleinschätzung seit Langem konstant. Hätten wir unseren Kalorienkonsum schon immer unterschätzt, könnte Bewegungsmangel in der Tat der Hauptgrund von Übergewicht sein. Doch die Experimente mit doppelt markiertem Wasser zeigen, dass die aufgenommene Nahrungsmenge heute in erheblich höherem Maße unterschätzt wird als noch vor ein paar Jahrzehnten.

Dafür gibt es mehrere, gut belegte Erklärungen. Erstens zeigten verschiedene Studien, dass Personen mit Adipositas bei Befragungen falsche Angaben machen. Sobald sie abgenommen hatten,

---

mit dem Wasserstoff im Wasser oder über den Atem als Kohlendioxid. Je mehr Kalorien man verbrennt, desto mehr Kohlendioxid atmet man aus. Über die unterschiedliche Verteilung bei der Abgabe des Sauerstoffs und des Wasserstoffs lässt sich der Kalorienverbrauch abschätzen.

korrigierten sie die falschen Angaben und gaben sogar ihre vorherigen falschen Antworten zu.[27] Es bedarf keiner besonderen empathischen Fähigkeiten, um nachzuvollziehen, warum Menschen mit Adipositas bei Befragungen zu ihrer Ernährung zu niedrige Angaben machen. Bei schambelasteten Fragen fallen die Angaben regelmäßig zu niedrig aus.*

Zweitens wird die Tendenz zur Untertreibung durch den Abnehmwunsch verstärkt. Dieser ist seit den Neunzigerjahren ebenso gestiegen wie das Ernährungsbewusstsein und die Zahl derer, die Diät halten. So hat sich etwa die Zahl der Männer, die abnehmen wollen, zwischen 2003 und 2013 fast verdoppelt.[28]

Drittens essen die Menschen heute außer Haus mehr Snacks als früher. Diese Mahlzeiten werden oft vergessen, zudem sind sie schwieriger zu erfassen. Snacks sind zu einer 400-Milliarden-US-Dollar-Industrie geworden.[29, 30]

Viertens sinkt die Zuverlässigkeit unserer Angaben bei Umfragen allgemein. Dieses Phänomen ist für Ökonomen Anlass zur Sorge und wurde daher von ihnen ausgiebig erforscht.[31, 32, 33, 34, 35]

Fünftens essen wir größere Portionen, die somit mehr Energie enthalten, als es laut der Referenzdatenbanken der Fall sein sollte. Nach Erkenntnissen der Britischen Herzstiftung verdoppelte sich in den 20 Jahren von 1993 bis 2013 die Größe der Fertigpackungen des deftigen Auflaufs Shepherd's Pie. Im selben Zeitraum stieg die Portionsgröße bei einer Familienpackung Chips um 50 Prozent.[36] Womöglich wird also aufgrund der Referenzdaten die tatsächliche Kalorienmenge unterschätzt, wenn jemand in einer Umfrage angibt, eine Fertigpackung Lasagne oder eine Portion Nüsse gegessen zu haben.

Sechstens werfen die Menschen heute weniger Essen weg. Laut einem Bericht sank die Menge der weggeworfenen Lebensmittel zwischen 2007 und 2012 um 20 Prozent.[37, 38] Weniger weggeworfenes Essen bedeutet, dass die Menschen einen größeren Anteil der

---

* So müsste etwa der Alkoholkonsum laut Befragungen rund 40 bis 60 Prozent niedriger liegen, als dies tatsächlich der Fall ist.

Lebensmittel, die sie nach eigenen Angaben kaufen, auch tatsächlich essen.

Siebtens belegen die Daten des privatwirtschaftlichen Konsumforschungsinstituts Kantar Worldpanel – das permanent die Konsumgewohnheiten von 30 000 britischen Haushalten erfasst – einen Anstieg der gekauften Kalorienmenge um zehn Prozent. Und das, obwohl laut der offiziellen Daten die Kalorienzufuhr gesunken ist.[39]

Somit interpretierte Snowdon in seinem »Fat Lie«-Artikel die Daten falsch: Der Kalorienkonsum sinkt nicht, sondern steigt seit Langem. Doch Artikel, die seine Fehler aufdeckten, erhielten keine öffentliche Aufmerksamkeit. Das ist eine Schande, denn Presseberichte beeinflussen, was die Politik in Hinblick auf Körpergewicht und Ernährung (und menschliches Leid) unternimmt.

***

Die Studien mit doppelt markiertem Wasser (sowie eine Fülle weiterer Daten) bestätigen also, dass wir tatsächlich mehr essen. Doch was ist mit dem Modell des Institute for Fiscal Studies, dem zufolge die Maloche im Bergbau (wenig überraschend) achtmal so anstrengend ist wie Büroarbeit? Befinden wir uns aufgrund unseres Lebensstils in einer Zwickmühle: dass wir uns einerseits weniger bewegen, andererseits mehr essen? Dann wäre die Frage, was wir essen, nur die eine Seite der Medaille.

Einen Beitrag zum Verständnis des Einflusses von Sport und Bewegung auf unser Gewicht leistet Herman Pontzer, Professor für evolutionäre Anthropologie an der Duke University, mit seiner Arbeit. Sie stellt unser Denken über Ernährung und Stoffwechsel auf den Kopf. Pontzers Ziel war es, die Unterschiede beim Energieverbrauch von Jägern und Sammlern, Landwirten und Büroangestellten nachzuweisen. Zu diesem Zweck verbrachte er Zeit mit den Hadza, einer Jäger-und-Sammler-Population in der nordtansanischen Waldsavanne. Die Hadza jagen und sammeln ihre Nahrung mit Bögen, kleinen Beilen und Grabstöcken. Die Männer gehen auf die Jagd und ernten wilden Honig, während die Frauen Pflanzen sammeln. Frei verfügbare Nahrungsmittel wie Knollen, Beeren, Wildtiere, Honig und Baobab-Früchte decken 95 Prozent des Kalorienbedarfs der Hadza.

Pontzer maß elf Tage lang den Energieverbrauch von 30 Erwachsenen mithilfe der Wassermarkierungsmethode und eines tragbaren respirometrischen Systems.[40] Hierfür wird den Probanden eine Nasen-Mund-Maske mit dazugehörigem Messgerät angelegt, das den aufgenommenen Sauerstoff und das abgegebene Kohlendioxid misst. Zudem stattete Pontzers Team die Teilnehmer mit GPS-Trackern aus, um exakte Bewegungsdaten zu erhalten.

Die Ergebnisse waren so überraschend, dass das Team mehrfach mithilfe unterschiedlicher Methoden nachrechnete und verschiedene Kontrollfaktoren einbezog. Pontzer und seine Leute waren überzeugt, dass sie sich geirrt haben mussten. Denn entgegen den Erwartungen verbrannten die Hadza mehr oder weniger genauso viele Kalorien wie die Menschen in Amerika und Europa. Selbst Stillende oder Schwangere bildeten keine Ausnahme.

Andere Studien bestätigten das Ergebnis. Eine Untersuchung von Amy Luke und Kara Ebersole von der Loyola University in Chicago zeigte keinerlei Unterschied im Gesamtenergieverbrauch zwischen einer Kohorte von Frauen aus dem ländlichen Nigeria und einer von Frauen aus dem vorstädtischen Chicago.[41] Dasselbe gilt für alle jemals untersuchten menschlichen Populationen. Aber auch von nichtmenschlichen Primaten wie Menschen- und sonstigen Affen wurde Ähnliches berichtet: Populationen in Gefangenschaft verbrennen dieselbe Kalorienmenge wie ihre frei lebenden Artgenossen.[42, 43, 44, 45, 46, 47, 48, 49, 50, 51]

Diese Erkenntnisse stellen unsere Auffassung, wie der Körper Kalorien nutzt, vollständig auf den Kopf. Allem Anschein nach verbrennen die Menschen am Tag stets dieselbe Energiemenge, ob sie nun 15 Kilometer laufen oder am Schreibtisch sitzen. Die Schlussfolgerung daraus ist eindeutig: Nur indem wir uns mehr bewegen, können wir nicht abnehmen. Es besteht kein Zusammenhang zwischen Körperfettanteil und körperlichem Aktivitätsniveau oder Energieverbrauch.

Wie lässt sich das mit den Daten in Einklang bringen, denen zufolge Bergleute achtmal mehr Kalorien verbrennen als Büroangestellte? Nun, es stellte sich heraus, dass für diese Studien nie entsprechende Messungen an Bergleuten durchgeführt wurden. Die Daten basierten ausschließlich auf Befragungen und Hypothesen zur Zeitnutzung. Dennoch erschien es mir unmöglich, dass ich nicht mehr Kalorien verbrennen würde, sollte ich in einer Zeche statt an meinem Schreibtisch arbeiten. Wie lässt sich das also erklären?

Ich war immer davon ausgegangen, dass ich allein durch die Atmung und den Erhalt der grundlegenden Zellfunktionen rund 2 000 Kalorien am Tag verbrennen und jegliche körperliche Aktivität, ob nun Joggen oder Bergbau, auf diese Menge draufgeschlagen würde. Doch unser Körper kompensiert den zusätzlichen Kalorienverbrauch, indem er weniger Energie für andere Sachen aufwendet. Daher ändert sich unser Gesamtenergieverbrauch nicht.

Das gilt insbesondere in Hinblick auf längere Zeitabschnitte von zum Beispiel mehreren Tagen oder Wochen. Wenn sich beispielsweise die Hadza ausruhen, dann ruhen sie tatsächlich. Das gilt auch für Sportler und alle anderen Menschen, die sich viel bewegen. Wir können eine Zeit lang extrem aktiv sein, doch die entstandene Energieschuld müssen wir im Anschluss wieder ausgleichen. Möglicherweise erklärt diese Reduzierung des sonstigen Energieverbrauchs in unserem Körper den Zusammenhang zwischen Sport und besserer körperlicher Gesundheit, selbst wenn der Sport uns nicht schlanker macht.

Pontzers Modell zufolge führt ein ausgiebiger Spaziergang oder eine lange Joggingeinheit dazu, dass wir bei nicht-essenziellen Körpervorgängen sparen, also weniger Energie für unser Immun-, Hormon-, Reproduktions- und Stresssystem aufwenden. Das mag unvorteilhaft klingen, allerdings hilft eine gelegentliche Auszeit anscheinend, diese Systeme wieder auf ein gesünderes Funktionslevel zu heben. Auch evolutionär ergibt das Sinn: In der gesamten hominiden Geschichte dürfte es längere Phasen der Nahrungsknappheit gegeben haben. Laut dem konventionellen Kalorienverbrauchsmodell hätte der Mensch also gerade dann am meisten Kalorien verbraucht, wenn Nahrung am wenigsten verfügbar war und er den höchsten Aufwand betreiben musste, um Kalorien zu erjagen oder zu sammeln. Dem Modell des unveränderlichen Energieverbrauchs zufolge bleibt unser Energiebedarf gleich, auch wenn wir auf der Nahrungssuche weiter umherstreifen müssen. Zudem ist es in Zeiten der Knappheit durchaus sinnvoll, beispielsweise Energie vom Reproduktionssystem zu borgen und so die Fruchtbarkeit zu reduzieren.

Laut Pontzers Daten verbrennen wir bei der Schreibtischarbeit täglich rund 2500 Kalorien, so viele, als würden wir in derselben Zeit spazieren gehen. Da wir diese Energie aber nun nicht beim Gehen verbrauchen, setzen wir sie anderweitig ein – etwa, um Stress aufzubauen. Der Hypothese zufolge dürften Büroangestellte eher einen höheren Adrenalin- und Cortisolspiegel sowie mehr weiße Blutkörperchen haben, was zu Anspannung und Entzündungsprozessen führen kann.[52, 53] Ein sitzender Lebensstil (wie Sie ihn als Leser des vorliegenden Buches vermutlich führen – wenn auch nicht notwendigerweise) bewirkt einen höheren Testosteron- und Östrogenspiegel. Das mag in manchen Ohren zwar gut klingen, allerdings kann es das Krebsrisiko erhöhen. Bei den Hadza dagegen, die täglich zwei Stunden lang auf moderatem bis intensivem Niveau körperlich aktiv sind – das Vielfache eines britischen oder US-amerikanischen Durchschnittsbürgers –, liegt die morgendliche Testosteronkonzentration im Speichel nur rund halb so hoch wie bei westlichen Populationen.[54]

Das ist gut und könnte erklären, weshalb Sport bei vielen chronischen Krankheiten eine wichtige Behandlungsform ist und offensichtlich gegen Depressionen und Angstzustände hilft.[55]

Auch wenn wir nach Tansania auswandern würden, um dort ein Leben als Jäger und Sammler zu führen, würden wir also nicht mehr Kalorien verbrennen. Sobald wir das akzeptiert haben, können wir auch verstehen, weshalb Sport nicht beim Abnehmen hilft (was unzählige Studien belegen). Wir können unsere Energiebilanz nicht bewusst verändern, was durchaus sinnvoll ist: Etwas derart Wichtiges dürfen wir schlicht nicht den Launen der bewussten Kontrolle überlassen – ebenso wenig, wie wir es bei der Sauerstoffkonzentration in unserem Körper machen.

Alles spricht dafür, dass wir mehr Kalorien als jemals zuvor zu uns nehmen und sämtliche Bemühungen, unseren Energieverbrauch zu steigern, keine signifikanten Auswirkungen auf unser Gewicht haben. Adipositas wird durch höheren Nahrungskonsum verursacht, nicht durch Bewegungsmangel. Und Nahrung bedeutet hier hochverarbeitete Lebensmittel, daran lassen die überzeugendsten Studien zum Thema keinen Zweifel (wie von Kevin Hall und Sam Dicken gezeigt).

Doch warum herrscht in der wissenschaftlichen Literatur solch ein Durcheinander bei einem Thema, bei dem doch keine Fragen offen sein sollten?

Nehmen wir zum Beispiel Christopher Snowdon. Er erhält sein Gehalt vom britischen Institute of Economic Affairs (Institut für Wirtschaftsfragen), einem privatwirtschaftlichen Thinktank. Wie sich das Institut finanziert, liegt größtenteils im Dunklen, doch auf jeden Fall hat es Zuwendungen vom Zuckerriesen Tate & Lyle erhalten.[56, 57] Und die Behauptung, Bewegungsmangel sei das Problem, nicht die Lebensmittel, entspricht zweifellos den Interessen der Zuckerindustrie. Inwieweit diese Konstellation Snowdon unmittelbar beeinflusste, ist nicht klar, doch von der Forschung in anderen Bereichen wissen wir, dass sich die Wissenschaftler solcher Einflüsse oftmals nicht bewusst sind. So leugnen etwa Ärzte durchgehend, dass sich Leistungen von Pharmafirmen auf ihre praktische Arbeit oder ihre Forschung auswirken würden. Wohingegen die betreffenden Daten eindeutig eine andere Sprache sprechen.

Snowdons Aufsatz erzeugte zwar einigen Wirbel, allerdings war er nicht in einer wissenschaftlichen Fachzeitschrift mit unabhängigem Peer-Review-Prozess erschienen. Doch was ist mit den Studien, für die das zutrifft? Also etwa denen der Professoren Steven Blair, Peter Katzmarzyk und James Hill, in denen sie die Bedeutung des Bewegungsmangels hervorhoben? Bekanntlich erklärte Blair, es »existieren kaum Belege« für die Bedenklichkeit von Fast Food und zuckerhaltigen Getränken. Ich durchkämmte ihre Artikel noch einmal nach möglichen Interessenkonflikten. Dabei stieß ich auf Texte von 2011 und 2012, in denen diese ausdrücklich verneint wurden.[58, 59, 60]

Im Jahr 2015 stellte Anahad O'Connor, der seinerzeit Redakteur bei der New York Times war, Anfragen nach dem Gesetz über die Informationsfreiheit an die Universitäten, bei denen die genannten Professoren sowie weitere Studienautoren angestellt waren. O'Connor hatte von dem kanadischen Arzt und Professor Yoni Freedhoff einen Tipp bekommen. Dieser vermutete Verbindungen zwischen manchen Wissenschaftlern, die das Konzept der Energiebilanz vertraten, und Coca-Cola. O'Connor fiel auf, dass einige der betreffenden Forscher an staatlichen Universitäten lehrten und daher ihre E-Mails auf Grundlage der Gesetzgebung zur Informationsfreiheit eingesehen werden konnten. Daraufhin erhielt er Dokumente im Umfang von 36 931 Seiten, darunter auch den E-Mail-Verkehr zwischen diesen Forschern und Rhona Applebaum, der seinerzeitigen Chefin der Forschungsabteilung von Coca-Cola. Dank der Anfragen und anschließender journalistischer und wissenschaftlicher Recherchen wissen wir inzwischen von der weitgehenden Einflussnahme von Coca-Cola auf die Diskussion zum Thema Adipositas und Bewegung.

Coca-Cola unterstützte Blair bei der Gründung der Non-profit-Organisation Global Energy Balance Network,[61] der zufolge es keine stichhaltigen Beweise für einen signifikanten Zusammenhang zwischen zuckerhaltigen Getränken und Adipositas gibt.[62] Coca-Cola finanzierte die erwähnten Aufsätze von Blair, Hill und Katzmarzyk.[63, 64] Coca-Cola sponserte sogar ein nationales Programm mit dem Titel »Exercise is Medicine« (»Sport ist Medizin«) unter Federführung des gemeinnützigen American College of Sports Medicine. Steven Blair war zunächst Vizepräsident, dann Präsident des Instituts.

Im Jahr 2015 veröffentlichte Coca-Cola eine »Transparenzliste« mit den vom Unternehmen finanzierten Experten und Projekten. Allerdings erwies sie sich als alles andere als transparent. Auf jeden von der Firma genannten Autor kamen vier ungenannte.[65]

Ein Team der Universität Oxford und der London School of Hygiene & Tropical Medicine recherchierte das Universum der von Coca-Cola geförderten Forschung. Es umfasst knapp 1500 Forscher (die vermutlich nicht alle direkt Fördergelder empfingen) sowie 461 vom Unternehmen gesponserte Veröffentlichungen. Der produktivste Autor war Steven Blair mit 89 veröffentlichten Artikeln. Sein Institut erhielt insgesamt rund 5,4 Millionen Dollar Fördergelder, um die Energiebilanz bei hohem Kalorienkonsum zu erforschen.[66]

Zwei Dinge sind hier problematisch.

Erstens begann Coca-Cola bereits 2010 damit, Blair, Hill, Katzmarzyk und andere zu fördern. Dennoch erklärten sie 2011 und 2012 in Artikeln, es bestünden keine Interessenkonflikte.[67] Doch die Finanzierung von Forschungsarbeiten zu Gesundheitsfragen durch Coca-Cola stellt eben solch einen Interessenkonflikt dar. Eine derartige fehlende Offenlegung von Interessenkonflikten sollte nach Ansicht einiger Forscher als ernsthaftes wissenschaftliches Fehlverhalten gelten.[68, 69]

Das zweite Problem ist, dass auch vollständige Transparenz nicht ausreicht. Ungefähr ab 2013 wurde in vielen Artikeln die finanzielle Förderung durch Coca-Cola offengelegt, doch das änderte nichts an dem mächtigen Einfluss des Unternehmens. Als der Gouverneur des US-Bundesstaates Georgia, Sonny Perdue, im Jahr 2009 den Mai zum »Exercise is Medicine Month« (»Sport-ist-Medizin-Monat«) ausrief, erklärte er stolz, er freue sich »insbesondere über die Unterstützung durch ein regionales Unternehmen, die Coca-Cola Company«.[70]

Sobald eine Industrie, egal welche, Forschungen finanziert, fallen die Ergebnisse in der Regel zugunsten des Geldgebers aus.[71], [72], [73], [74], [75], [76] Auch wenn das nicht auf jede einzelne Studie zutrifft, ergibt sich insgesamt ein relativ einheitliches Bild. Das gilt sogar für die Pharmaindustrie, die in einer extrem regulierten Forschungsumgebung operiert, in der allein die Regulierungsbehörden bestimmen, ob und wie die Produkte auf den Markt kommen, und jeden Datenpunkt jedes einzelnen Experiments einsehen dürfen. Im Vergleich zur Pharmaindustrie unterliegt die Forschung der Lebensmittelindustrie, einschließlich der hier zitierten Studien und Artikel, im Grunde keinerlei Regulierung. Das haben Softdrink-Produzenten äußerst erfolgreich für sich ausgenutzt. Eine Metastudie zum Zusammenhang von zuckerhaltigen Getränken (wie Coca-Cola) und Übergewicht hat gezeigt, dass die Ergebnisse von industriefinanzierten Studien fünfmal so häufig im Sinne der Unternehmen ausfielen.[77]

Die Coca-Cola Company ist keine öffentliche Gesundheitsbehörde. Der Konzern verkauft aggressiv Getränke, die bei übermäßigem Konsum Kinder und Erwachsene schädigen (was »übermäßig« bedeutet, wird indes weder auf den Dosen noch an einer sonstigen mir zugänglichen Stelle erklärt). Es geht mir nicht darum, Coca-Cola zu verbieten. Aber es dürfte wohl allgemeiner Konsens sein, dass renommierte medizinische Fachzeitschriften keine von Coca-Cola finanzierten Studien veröffentlichen sollten, so wie sie auch keine von der Tabakindustrie geförderten Studien abdrucken sollten.[78, 79] Aufsätze, die in irgendeiner Form von dem Konzern unterstützt wurden, sollten abgewiesen werden. Coca-Cola sollte keine öffentlichen Gesundheitsprogramme sponsern und keinen Einfluss auf die Gesundheitspolitik nehmen dürfen. Gesundheitspolitiker sollten Coca-Cola mit Misstrauen begegnen, nicht mit dem Konzern zusammenarbeiten.

Man sollte annehmen, dass nach der Kontroverse um die Hunderte von Coca-Cola geförderten Artikel das Problem ein für alle Mal aus der Welt geschafft gewesen wäre. Doch noch im Mai 2021 finanzierte das Unternehmen die Latin American Nutrition and Health Study (Lateinamerikanische Studie zu Ernährung und Gesundheit),[80] in der ein Zusammenhang zwischen Bewegungsmangel und Gewicht hergestellt wurde. Auch in diesem Fall dementierten die Autoren ausdrücklich jeglichen Interessenkonflikt.

Die Wahrheit herauszufinden, gleicht immer einem Puzzlespiel, egal auf welchem wissenschaftlichen Feld. Die Teile des Puzzles sind die Beobachtungen, Artikel und Datenpunkte der Forschung. Indem man nun ein Teil an das andere fügt und so das Bild – die Wahrheit – immer mehr Form annimmt, wird das Puzzle immer einfacher.

Im Fall der Adipositas wird das zusammengesetzte Puzzle schließlich zeigen, dass Bewegungsmangel kein wesentlicher Einflussfaktor ist, sondern vielmehr hochverarbeitete Lebensmittel und Getränke die Hauptursache sind. Das stellt eine existenzielle Bedrohung für die Unternehmen dar, deren Wohl und Wehe an den Verkaufszahlen dieser Produkte hängt.

Doch Coca-Cola und weitere HVL-Produzenten haben eine höchst wirksame Taktik entwickelt: Sie produzieren Puzzleteile, die passend erscheinen, tatsächlich jedoch überhaupt nicht zu dem Puzzle gehören. Auf diese Weise füllen sie die Puzzleschachtel mit Tausenden irreführenden Teilen – Artikeln und Datenpunkten –, bis es schließlich quasi unlösbar wird. Zu viele Teile passen schlicht nicht zusammen.

Möglicherweise verblüfft Sie die Vorstellung, trotz mehr Bewegung nicht mehr Kalorien konsumieren zu dürfen, immer noch genauso sehr wie mich. Das liegt schlicht daran, dass Konzerne wie Coca-Cola mithilfe von wissenschaftlichen Artikeln oder politischen Initiativen wie dem *Exercise-is-Medicine*-Monat genau die gegenteilige Vorstellung propagieren, nämlich dass überzählige Kalorien verbrannt werden könnten. Ich brauchte eine ganze Weile, um zu verdauen, dass mein Verständnis meines Körpers und seines Energiebedarfs in wesentlichen Teilen von Coca-Cola stammte – und das, obwohl ich Medizin studiert hatte.

Kapitel 9

… und auch nicht unsere Willenskraft

Beinahe ebenso weitverbreitet wie die Vorstellung, wir könnten durch Sport unseren Energieverbrauch bewusst beeinflussen, ist der Glaube, wir könnten dank schierer Willenskraft über unser körpereigenes System zur Regulation der Nahrungsaufnahme triumphieren. Mit dieser Überzeugung geht ein hoher Grad an Stigmatisierung einher, zudem taucht sie aus irgendeinem Grund zumindest in der Medizin ausschließlich in Zusammenhang mit Übergewicht auf. Bei anderen ernährungsbedingten Krankheiten wie Krebs oder Herz-Kreislauf-Erkrankungen hört man nie davon.

Der Gedanke, man könne allein durch die eigene Willenskraft schlank werden, führt zu der unerfreulichen Vorstellung, dass es zwei Kategorien von Personen mit Adipositas gäbe: solche mit einer entsprechenden biologischen und genetischen Disposition, die von jedem Vorwurf freizusprechen seien, und solche, die selbst die Schuld an ihrem Zustand trügen. Da auch die Presse häufig diese Unterscheidung trifft,* müssen wir uns hier mit ihr beschäftigen.

---

* An dieser Stelle will ich mich mit einem Beispiel begnügen. Im Februar 2021 veröffentlichte der *Times*-Kolumnist Matthew Syed einen Artikel zu

Adipositas ist in gewissem Maße vererblich. So gut wie alle Personen mit Adipositas besitzen entsprechende Gene. Grob gesagt gibt es zwei Formen der genetischen Adipositas. Selten sind Defekte einzelner Gene, durch die die Betroffenen im Grunde unausweichlich zunehmen, unabhängig von den sonstigen Umständen.* Doch die meisten Personen mit Adipositas weisen nur geringfügige genetische Abweichungen gegenüber Personen mit niedrigerem BMI auf. Die meisten dieser kleinen Abweichungen finden sich in Genen, die sich auf das Gehirn auswirken und das Essverhalten beeinflussen.

Giles Yeo berichtete mir von dem Einfluss der Gene auf unser Essverhalten, etwa auf unsere Essgeschwindigkeit und die Lebensmittel, für die wir uns entscheiden. Entdeckt wurde das am University College London von Jane Wardle und Clare Llewellyn, die nachwiesen, dass genetische Variationen die Essgewohnheiten von Kindern beeinflussen und zur Adipositas beitragen. Dass Gene sich

---

einem neuen Adipositas-Medikament, den er mit dem folgenden Kommentar auf Twitter verlinkte: »Dort erkläre ich, dass manche fettleibigen Menschen mit genügend Willenskraft abnehmen könnten: mehr Sport, weniger Essen. Ausdrücklich nehme ich davon Menschen mit Schilddrüsen- und sonstigen Erkrankungen aus. Die wütenden Reaktionen belegen mein Argument: Wir erleben den Untergang der individuellen Verantwortung.«[1]

* Bei einer einzelnen Mutation ist Adipositas in einigen Fällen behandelbar. Von rund 100 Familien weltweit weiß man, dass sie eine Mutation besitzen, die sich auf das Hormon Leptin (das offensichtlich der Hauptverantwortliche dafür ist, dass das Gehirn die Fettmenge des Körpers erkennt) auswirkt. Die Angehörigen dieser Familien haben in der Regel schwere Adipositas (das heißt einen BMI von mehr als 40). Daneben gibt es auch häufigere Mutationen, etwa des MC4R-Gens. Es werden ständig neue Medikamente wie zum Beispiel Setmelanotid entwickelt. Doch die Pharmaunternehmen agieren vorsichtig (oder werden vielmehr durch die Regulierungsbehörden dazu angehalten). Sie beginnen mit Studien bei stark betroffenen Kindern, um zu gewährleisten, dass der Nutzen die Risiken überwiegt. Erst anschließend beziehen sie immer mehr Probanden ein.

auf das Essverhalten auswirken sollen, widerspricht unserer Intuition – schließlich denken wir, dass wir eine bewusste, unserer Willenskraft unterliegende Wahl treffen würden. Und sogar die Menschen mit Genen, die sie zu viel essen lassen, werden das Gefühl kennen, ihre Willenskraft hätte versagt, wenn sie nicht aufhören können. Das sage ich als jemand, der über zahlreiche der genetischen Risikofaktoren für Adipositas verfügt.

So gut wie alle Menschen mit Adipositas weisen genetische Risikofaktoren auf, doch auch manche Personen mit einem sogenannten »Normalgewicht«* haben Gene für Adipositas. Daher könnte man denken, dass sie ihre Gene mit ihrer Willenskraft in Schach halten. Doch dem ist keineswegs so. Der Unterschied zwischen Personen mit denselben Genen, aber unterschiedlichem Gewicht ist die Umgebung, in der sie leben, nicht ihre Willenskraft. Auch das weiß ich aus persönlicher Erfahrung.

Mein Zwillingsbruder Xand ist nicht nur sieben Minuten älter als ich, er brachte teilweise auch bis zu 20 Kilogramm mehr auf die Waage. Ein derartiger Gewichtsunterschied ist von keinem anderen britischen Zwillingspaar bekannt.

Wir teilen denselben genetischen Code,** wir haben also dieselben Gene. Durch einen Test bei Giles Yeo weiß ich, dass wir beide über zahlreiche der genetischen Hauptrisikofaktoren für Adipositas verfügen. Sollten Sie eine Leidenschaft für Essen haben, finden sich vermutlich auch bei Ihnen diese Gene, wie viel auch immer Sie wiegen mögen.

Xand nahm zu, als er in die Vereinigten Staaten ging. Ungefähr zu jener Zeit erfuhr er zudem, dass eine Frau, mit der er eine Affäre

---

* »Normalgewicht« bezieht sich auf einen BMI zwischen 18,5 und 24,9. Von »übergewichtig« spricht man bei einem BMI zwischen 25,0 und 29,9 und von »adipös« bei einem BMI ab 30,0.

** In gewisser Weise teilen wir auch unseren Körper. Die Leute halten uns für dieselbe Person, und ein Vaterschaftstest würde zu dem Ergebnis kommen, dass meine Kinder seine sind – und umgekehrt.

hatte, vollkommen ungeplant ein Kind von ihm erwartete. Heute ist er froh darüber, denn er liebt seinen Sohn Julian, und mit dessen Mutter Tamara, ihrem Mann Ken und ihrem gemeinsamen Sohn Harrison verbindet ihn eine tiefe Freundschaft. Doch damals war er gestresst. Außerdem lebte Xand in Boston, einem sogenannten *food swamp* (Lebensmittelsumpf).

Vielleicht haben Sie bereits von *food deserts* (Lebensmittelwüsten) gehört – Gegenden, in denen es in den Geschäften keinerlei frische und gesunde Lebensmittel gibt, sondern ausschließlich HVL. Das US-Landwirtschaftsministerium schätzt die Zahl der Food Deserts in den Vereinigten Staaten auf 6500. Diese Gebiete sind durch starke Armut und einen hohen Anteil ethnischer Minderheiten gekennzeichnet.[2] In Großbritannien leben mehr als drei Millionen Menschen in Gegenden, in denen sich in einem Umkreis von 15 Minuten mit den öffentlichen Verkehrsmitteln keine Geschäfte mit frischen Lebensmitteln finden.[3] Die Menschen dort können kaum an echte Nahrung gelangen und sich noch weniger selbst frische Speisen zubereiten.

Food Swamps wie das Umfeld, in dem sich Xand wiederfand, ähneln einerseits den Food Deserts. Im Unterschied zu ihnen gibt es in den Food Swamps durchaus Geschäfte mit frischen Lebensmitteln, allerdings gehen sie in einem Sumpf von HVL-Fast-Food-Läden unter. Für einen BBC1-Dokumentarfilm über hochverarbeitete Lebensmittel traf ich mich in Leicester mit Teenagern, um ihre Ernährungsumgebung kennenzulernen. Sie führten mir vor, wie Food Swamps funktionieren. In Bezug auf Nahrung waren sie mal leidenschaftlich, mal wütend, mal fröhlich – und oftmals alles zugleich.

Sie nahmen mich mit zum Clock Tower, dem Wahrzeichen im Zentrum von Leicester und Treffpunkt der städtischen Jugend. Dort zeigten sie mir die Läden in der unmittelbaren Umgebung: McDonald's, Five Guys, Burger King, KFC, Greggs, Tim Hortons, Taco Bell, noch ein Greggs, Pizza Hut, ein Hähnchenladen, Costa, Awesome Chips und, ein wenig abseits bei einer U-Bahn-Station, noch ein dritter Greggs. Die absolute Toplage, direkt zu Füßen des Clock Towers, hatte McDonald's.

Leicester ist ein Food Swamp. Hochverarbeitete Lebensmittel gibt es an jeder Ecke, und auch wenn man echte Nahrung kaufen kann, liegt sie für viele sowohl räumlich als auch finanziell außer Reichweite. Zwischen Armut und der Fast-Food-Läden-Dichte herrscht ein eindeutiger Zusammenhang. In den unterprivilegiertesten Gebieten liegt die Dichte beinahe doppelt so hoch wie in den privilegiertesten. In einer strukturschwachen Gegend im englischen Nordwesten gibt es 230 Fast-Food-Läden pro 100 000 Einwohner, verglichen mit einem landesweiten Durchschnitt von 96.[4]

Doch die Restaurantdichte ist nur ein Kennzeichen von Food Swamps. Ein anderes ist die Allgegenwart von Werbung. Die Teenager zeigten mir ihre Bustickets, die zugleich McDonald's-Gutscheine sind. Ihre Social-Media-Feeds quellen über vor Anzeigen für immer dieselben Firmen, und in ihren Games sieht es nicht anders aus. Da sie nicht die Premiumversion von Spotify haben, läuft zwischen den Songs Werbung, in der Hauptsache für Fast-Food-Ketten. Alle Medien, die sie konsumieren, werden von der Fast-Food-Industrie gesponsert. Sie werden überflutet von Werbung, die, wie wir wissen, ihr Ziel erreicht.

Deregulierungsbefürworter behaupten unermüdlich, dass Werbung nicht zu übermäßigem Nahrungskonsum führe. Die Jugendlichen würden ohnehin Burger essen, und die Werbung liefere ihnen nur Entscheidungshilfen. Wie falsch dieses Argument ist, belegen zahlreiche Daten.

Eine niederländische Forschungsgruppe ließ für eine Studie Kinder ein Werbespiel spielen. Bei dieser neuen Marketingmethode werden Spiele ausschließlich zu dem Zweck entwickelt, den Absatz der eigenen Produkte zu steigern.[5] Eines dieser Spiele ist »Snack! In the Face« von Kentucky Fried Chicken (KFC), mit dem das Unternehmen den Verkauf seiner Snackboxen ankurbeln und seinen Bekanntheitsgrad bei australischen Teenagern steigern wollte.

Das Spiel erreichte in den App-Stores von Apple und Google den Spitzenplatz. Begleitet von einer eingängigen Melodie feuern die Spieler Hähnchenteile in den Mund des krummbeinigen Colonel Sanders. Versorgen die Spieler den Colonel mit genügend Hähnchen, erhalten sie Gutscheine, die sich in echte Hähnchensnacks umtauschen lassen. Wie zu erwarten, konnten die niederländischen Forscher nachweisen, dass ein solches Spiel die Kinder tatsächlich dazu bringt, mehr Hähnchen zu verspeisen. Nach der Beschäftigung mit HVL-Werbespielen verzehrten die Kinder zudem insgesamt mehr nährstoffarme Snacks und weniger Obst und Gemüse.[6] Selbst wenn in einem Spiel Obst angepriesen wurde, aßen sie mehr HVL. Die bloße Erinnerung an Nahrung brachte die Kinder dazu, zu mehr Junkfood zu greifen, sofern es verfügbar war.[7]

In einer Yale-Studie wurde Grundschulkindern ein Zeichentrickfilm vorgespielt, der entweder Werbung für Lebensmittel oder Werbung für andere Produkte enthielt. Währenddessen wurden ihnen Snacks angeboten. Bei der Lebensmittelwerbung stieg der Konsum der Kinder um 45 Prozent.[8]

Dass Werbung für Lebensmittel, insbesondere für Junkfood, Kinder dazu verführt, mehr zu essen, wurde insbesondere durch eine Metastudie von Emma Boyland bewiesen, einer Professorin für Lebensmittelmarketing und Kindergesundheit. Boyland erstellte im Auftrag der Weltgesundheitsorganisation einen umfassenden Forschungsüberblick, auf dessen Grundlage aktualisierte Empfehlungen zur Begrenzung der Lebensmittelwerbung für Kinder entwickelt werden sollten. Sie untersuchte die Daten von 80 Studien mit knapp 20 000 Teilnehmern und wies zweifelsfrei nach, dass Lebensmittelwerbung nicht nur die Entscheidungen von Kindern für bestimmte Lebensmittel sowie ihre Kaufwünsche beeinflusst, sondern auch dazu führt, dass sie mehr essen.[9]

HVL sind die einzigen Lebensmittel, deren Werbung bewusst auf junge Leute wie die Jugendlichen in Leicester zielt. Der Grund dafür ist einfach: HVL sind geschützte Marken, daher können ihre Produzenten mit ihnen sehr viel Geld verdienen. Gemessen an den

Herstellungskosten ist zum Beispiel ein KitKat extrem teuer. Doch niemand außer Nestlé kann KitKat herstellen, denn das Unternehmen ist im Besitz der Rezeptur, der Marke und all der anderen Dinge, die KitKat einzigartig machen und unser Verlangen schüren.

Im Gegensatz dazu haben die Anbieter von Rindfleisch, Milch oder Paprika hohe Herstellungskosten, insbesondere bei hochwertigen Erzeugnissen, während die Konsumenten kaum einen Unterschied zwischen den unterschiedlichen Produkten machen. Möglicherweise behaupten wir, es wäre uns wichtig, dass unsere Paprika biologisch angebaut wurden oder die Rinder aus Freilandhaltung stammen. Bei Befragungen vor Supermärkten äußern die Menschen das zumindest. Doch wenn Forscher anschließend am Ausgang einen Blick in die Einkaufstaschen werfen, stellen sie fest, dass die meisten in der Regel einfach das Billigste gekauft haben.

Somit lassen sich mit Produkten der NOVA-Gruppen 1 bis 3 weitaus schwieriger große Profite erwirtschaften, insbesondere bei geringen Produktionsmengen. Nahrungsmittelriesen wie Cargill verdienen mit Rindfleisch Geld, weil sie so groß sind. Allerdings sind sie davon abhängig, dass ihnen HVL-Produzenten ihr Rindfleisch abnehmen. Es gibt keine Start-ups, die großartige Milch oder hervorragendes Rindfleisch produzieren würden. Mit diesen Produkten lässt sich kaum Wachstum generieren. Wachstum heißt HVL. Und ein großer Teil dieses Wachstums verdankt sich der Werbung.

In Leicester konnte ich sehen, wie sehr die Fast-Food-Industrie unser Leben beherrscht, insbesondere das der Kinder. McDonald's ist de facto zum Zentrum der Gemeinschaft geworden. Wie ein Teenager erklärte: »Wir haben gar keine Wahl, wir müssen dort abhängen. Die Jugendklubs sind alle dichtgemacht worden. Wohin sollen wir sonst gehen?«

Die junge Nahrungsaktivistin Christina Adane wuchs in Südlondon auf und hatte als Kind Anrecht auf die kostenlose Schulspeisung. Sie initiierte 2020 die von dem bekannten Fußballer Marcus

Rashford unterstützte Petition, die britischen Schüler und Schülerinnen auch in den Ferien mit kostenlosem Essen zu versorgen. Wir trafen uns an einem regnerischen Tag in einem Park unweit ihres Elternhauses. Leidenschaftlich erklärte sie mir die Verantwortung des Staates, die Kinder zu schützen und zu gewährleisten, dass sie nicht einfach nur Zugang zu irgendwelchem Essen haben, sondern zu gesundem Essen. Sie deutete auf die Ernährungsumgebung, in der wir uns befanden, auf all die Hähnchenimbisse, die gegenüber vom Park die Straße säumten. »Ich möchte nicht, dass irgendein Kind in einer Food Desert leben muss«, erzählte sie mir. »Kinder und Jugendliche haben ein Recht darauf, in einem Umfeld aufzuwachsen, in dem gesunde Nahrung die Standardoption und attraktiv, zugänglich und erschwinglich ist.«

Wie die Teenager in Leicester war sich auch Adane des Einflusses der Lebensmittelindustrie auf sich selbst und ihre Freunde überaus bewusst: »Es ist grauenhaft, mit welchem Erfolg Junkfood-Konzerne die Jugendkultur unterwandert haben. Man kann dem gar nicht entkommen. Die Stars setzen sich in diese Sendung aus einem Hähnchenimbiss, *Chicken Shop Date*, um ihr neues Album zu promoten. Und bei jedem Event von irgendeinem jungen Künstler siehst du Werbung für Energydrinks.« Auf die Frage, wo sie nach der Schule hingehen könne, bekam ich dieselbe Antwort wie von den Jugendlichen in Leicester: Die Fast-Food-Firmen nutzen aus, dass die Jugendlichen keinen Ort haben, an dem sie sich treffen könnten.

»Zu wenige von uns erkennen, dass diese Fast-Food-Konzerne nicht unsere Freunde sind«, sagte Adane. »Wir leben in einer Welt, in der eines von drei elfjährigen Kindern an ernährungsbedingten Krankheiten leidet. Eines von drei! Wie nur können wir diese Konzerne sympathisch oder sexy finden?«

Adane und die Teenager aus Leicester vermittelten mir einen hervorragenden Eindruck von ihrer »Ernährungsumgebung«: dem physischen, ökonomischen, politischen, sozialen und kulturellen Kontext, von dem abhängt, was sie letztlich kaufen und zu sich nehmen. Dazu gehört auch die massenhafte Werbung. Was wir essen, wird in weit größerem Maße von unserer Ernährungsumgebung bestimmt als von unseren bewussten Entscheidungen.

Xand und ich haben dieselben Gene für Adipositas. Doch in Boston lebte er in einer Umgebung, die weit mehr von HVL geprägt war als in Großbritannien. Außerdem war er in einer Stresssituation und herausgerissen aus seiner gewohnten Umgebung, während sich in seinem Leben riesige Veränderungen abspielten. Stress egal welcher Art, insbesondere der chronische Stress aufgrund von Armut, hat dramatische Auswirkungen auf die Hormone zur Appetitregulation und steigert das Essverlangen. Die genauen Mechanismen sind nicht bekannt, doch bei Stress schütten wir größere Mengen des Hormons Cortisol aus. Das wirkt sich offenbar auf viele der Hormone im System zur Regulation der Energiezufuhr aus, was uns wiederum dazu bringt, mehr kalorienreiche HVL zu konsumieren. Cortisol kann außerdem dazu führen, dass sich Fett um die inneren Organe sammelt, das schädliche sogenannte Viszeralfett. Der Angriff auf unsere Gesundheit erfolgt sozusagen von zwei Seiten: zum einen durch den chronischen Stress aufgrund von Armut, zum anderen – und in Zusammenhang damit – durch die aggressive Vermarktung und die Verfügbarkeit von hochverarbeiteten Lebensmitteln.[10, 11]

Die 20 Kilo Gewichtsunterschied zwischen Xand und mir waren kein Ergebnis meiner Willenskraft. Wen auch immer von uns beiden man Stress aussetzt und dann in eine Food Swamp verpflanzt, wird zunehmen. Doch das Konzept der Willenskraft ist derart mächtig, dass wir gar nicht erst nach möglichen Lösungen suchen – etwa staatlichen Regulierungen, Preisvorgaben oder Ähnliches. Xand verfluchte in der neuen HVL-reichen Umgebung nicht etwa seine Gene, sondern sich selbst. Er fühlte sich wie ein Versager. Insbesondere, da ich aus Sorge um ihn auch noch an ihm herumnörgelte. Er sagte, was viele Menschen mit Adipositas sagen, nämlich dass er wegen seines emotionalen Zustands und wegen der stressigen Situation zu viel essen würde. Oberflächlich stimmt das. Doch nicht jeder versucht emotionale Probleme mit Essen zu lösen – ob man das tut, ist genetisch bedingt.

Clare Llewellyn zufolge verhalten sich dieselben Gene in unterschiedlichen Umgebungen höchst unterschiedlich – eine bemerkenswerte Entdeckung, mit der sich auch der Unterschied zwischen Xand und mir erklären lässt. Llewellyn erforscht mithilfe von Zwillingen die Vererbbarkeit von Fettleibigkeit und leitet die Gemini-Studie, eine der größten Zwillingsstudien aller Zeiten.

Was wir über den unterschiedlichen Einfluss der genetischen Veranlagung und der Umwelt auf Adipositas (wie auf viele andere Merkmale des Menschen) wissen, verdanken wir größtenteils derartigen Zwillingsstudien.* Sie zeigten, dass der Körperfettanteil in einer Größenordnung von bis zu 90 Prozent erblich bedingt ist.[12] Doch je nach Probandengruppe kann der Anteil der Vererbung auch nur 30 Prozent betragen. Wie kann das sein?

In einer Studie mit 925 Zwillingspaaren zeigte Llewellyn 2018, dass der Anteil der Erbanlagen von der Ernährungsumgebung abhängt.[13] Sie und ihre Kollegen fanden heraus, dass bei Familien mit ausreichendem Einkommen und hoher Ernährungssicherheit das Körpergewicht zu etwa 40 Prozent durch Erbfaktoren bestimmt

---

* Diese Studien funktionieren, weil es zwei Arten von Zwillingen gibt: eineiige Zwillinge wie Xand und mich, die genetische Klone sind und zu 100 Prozent dieselbe genetische Ausstattung haben, und zweieiige Zwillinge, die nur zu rund 50 Prozent dieselbe genetische Ausstattung haben – im Grunde wie normale Geschwister. Da eineiige und zweieiige Zwillinge mehr oder weniger dieselbe Umgebung haben, kann man bei jedem beliebigen Merkmal den genetischen Anteil herausfinden. Bei Merkmalen, die zu 100 Prozent genetisch festgelegt sind, etwa die Augenfarbe oder die Blutgruppe, weisen alle eineiigen Zwillingspaare dasselbe Merkmal auf, aber nur ein Teil der zweieiigen Zwillingspaare. Merkmale hingegen, die ausschließlich umgebungsbedingt sind, kommen bei beiden Gruppen gleich oft vor – etwa ein gebrochener rechter Arm. Durch Zwillingsstudien können wir feststellen, ob ein bestimmtes Merkmal vererblich ist.

wurde. Bei den Haushalten mit dem niedrigsten Einkommen und der höchsten Ernährungsunsicherheit sprang diese Zahl dagegen auf über 80 Prozent. Die Gene für Adipositas finden sich gleichermaßen bei Haushalten mit hohem wie mit niedrigem Einkommen. Doch ein hohes Einkommen bildet einen Schutz vor ihnen. In einem Haushalt mit niedrigem Einkommen aufzuwachsen, kann das Risiko von Fettleibigkeit verdoppeln. Würden wir also gegen Armut (insbesondere Kinderarmut) vorgehen (oder, genauer gesagt, sie »behandeln«), könnten wir das Adipositas-Risiko halbieren. Ohne irgendeine andere Maßnahme.

Wir wissen, dass einkommensschwache Haushalte generell mehr HVL konsumieren, aus nachvollziehbaren Gründen: Sie sind preiswert, schnell zubereitet, Kinder essen sie gern, und sie halten lange vor. Darüber hinaus sind sie vielfach die einzigen verfügbaren und erschwinglichen Lebensmittel. Annähernd eine Million Briten haben keinen Kühlschrank, zwei Millionen keinen Herd und drei Millionen keinen Gefrierschrank. Und von denen, die diese Geräte im Haushalt haben, können viele sie wegen der hohen Stromkosten nicht nutzen. Dadurch werden HVL unverzichtbar. Das wiederum bedeutet für die Betroffenen, sofern sie wie ich das genetische Risiko von Übergewicht haben, dass sich diese Gene bei ihnen austoben können.[14, 15, 16] Llewellyns Erkenntnisse weisen die Hauptschuld zu Recht dem naheliegendsten Grund für Fettleibigkeit zu: der Armut.

***

Etwa bei Halbzeit meiner Diät traf ich mich zum Mittagessen mit Rachel Batterham. Als Vorwand diente uns ein erfolgreicher Förderantrag. Ich hatte sie gebeten, ein Restaurant vorzuschlagen, aber ihr war ganz offensichtlich egal, wo wir essen würden. Inzwischen weiß ich, dass es eine Frage der Gene ist, wie sehr unsere Gedanken ums Essen kreisen. Dennoch kann ich immer noch nicht begreifen, wie jemandem egal sein kann, was er isst. Ich plane bereits beim Frühstück mein Abendessen. Bei einer Hochzeit gilt meine volle Aufmerksamkeit den Kanapees. Und meine Reiserouten sind eine einzige Aneinanderreihung von Restaurants und Märkten.

Die Nacht vor unserem Treffen war anstrengend für mich gewesen: Ich musste mich um die albtraumgeplagte Lyra kümmern und konnte anschließend nicht wieder einschlafen. Vielleicht war ich deshalb ein wenig unverblümter als üblich und fragte Rachel geradeheraus, ob sie denke, dass sie deswegen dünner als ich und ihre Patienten sei, weil sie ihr Essverlangen besser kontrollieren könne. Sie verwarf meinen Gedanken ohne Zögern und erklärte: »Einige meiner Patienten haben schon mehrfach so viele Kilo abgenommen, wie du wiegst.« Natürlich hatte das einer enormen Willenskraft bedurft (und zwar bei jedem Mal mehr), dennoch fragte ich mich, ob sie vielleicht einfach noch mehr Willenskraft hatte. Wie sonst hatte sie in ihrem Leben so viel erreichen können?

Aber auch diesen Gedanken verneinte sie. »Es kostet mich keinerlei Überwindung, einen Keks nicht zu essen. Ich kann mir durchaus vorstellen, dass er lecker ist. Aber ich verspüre einfach keine Lust darauf.« Sie stocherte gleichgültig in ihrem Essen herum. »Wenn man mich zwingen würde, den Keks zu essen, wäre ich weniger zufrieden. Essen motiviert mich schlichtweg nicht. So sind meine Gene eben.«

Meine Gedanken schweiften ab. Ich überlegte, ob wir uns bereits gut genug kannten, sodass ich ihr vorschlagen könnte, ihre Reste aufzuessen. Ich habe einfach andere genetische Anlagen als sie. Es ist offensichtlich, wie sich die van Tullekens im Paläolithikum durchschlugen. Doch was war mit den Batterhams und ihrer Gleichgültigkeit gegenüber Essen? Verzichteten sie auf ihren Anteil vom Mammut? Bei komplexen Verhaltensweisen wie dem Essen, die dem Einfluss von Hunderten Genen unterliegen, verstehen wir nicht, welchen Nutzen ein bestimmtes Genom in der Geschichte hatte. Selbstverständlich hängt es in hohem Maße vom Kontext ab, ob ein bestimmtes Verhalten von Vorteil ist – und zu diesem Kontext gehört auch die genetische Konstitution unserer

Mitmenschen. In einer nahrungsbesessenen Gemeinschaft, in der die meisten all ihre Energie in das Sammeln und Jagen stecken, kann es für die Gemeinschaft von größerem Nutzen sein, sich anderen Aufgaben zu widmen, anstatt ebenfalls nur an Nahrung zu denken.

***

Rachel Batterham gehört vermutlich zu den Personen, die auch in den Vereinigten Staaten oder bei einer 80-Prozent-HVL-Diät nicht zunehmen würden – obwohl auch sie die zahlreichen sonstigen schädlichen Auswirkungen der HVL spüren dürfte. Es gibt ja auch Menschen mit einer genetischen Konstitution, die es ihnen erlaubt, 60 Jahre lang täglich 20 Zigaretten zu qualmen, ohne Krebs zu bekommen. Für Rachel stellt Essen keinen Anreiz dar. Doch ich wollte auch mit einer Adipositas-Expertin sprechen, für die das anders ist. Also meldete ich mich bei meiner Freundin Sharon Newson.

Sharon und ich lernten uns bei den Dreharbeiten zu einem Dokumentarfilm kennen. Damals wog Sharon 149 Kilogramm. Ich gab ihr Tipps zum Abnehmen, für die ich mich heute schäme. Doch zum Glück belastete das unsere Freundschaft nicht, da Sharon meine wenig hilfreichen Kommentare und Hinweise schlicht ignorierte. Sie begann als Personal Trainerin zu arbeiten und erwarb immer neue Qualifikationen, bis sie schließlich zu einem Promotionsstudium der Sportwissenschaft zugelassen wurde. Nach und nach baute sie sich ein Netzwerk von Adipositas-Experten auf und stieg zu einer der führenden Ratgeberinnen in Sachen Gewicht und persönlicher Veränderung auf. Trotz ihres immensen Wissens fällt es Sharon nach wie vor schwer zu akzeptieren, dass nicht sie Schuld an ihrem Gewicht hat. Intellektuell versteht sie ihre genetische Anfälligkeit und die Rolle der Umgebung, doch wie Xand sieht sie die Verantwortung allein bei sich. »Ich halte mich selbst für faul und denke, dass es nur meine Schuld ist. Genau das flüstert mir die Presse Tag für Tag ein. Tief im Inneren glaube ich, dass meine Gefühle mich zum Essen treiben würden.«

Oberflächlich betrachtet mag es stimmen, dass viele Menschen wie etwa Xand und Sharon emotionale Probleme mit Essen lösen. Aber dass sie das tun, ist Teil des »Essverhaltens«. Und dieses ist, wie Llewellyn und andere gezeigt haben, genetisch bedingt. Doch selbst wenn man das intellektuell weiß, ändert das nichts an dem, in Sharons Worten, »jahrzehntelang internalisierten Gefühl von Stigmatisierung und Schande«. Personen mit Übergewicht werden von unserer Gesellschaft permanent bewertet und kritisiert. Das hinterlässt Spuren. »Es ist, als würde so eine Lifestyle-Schreiberin in meinem Kopf sitzen.«

Im Laufe der Zeit brachte Sharon mich dazu, die Erfahrungen von Menschen mit Übergewicht in einem anderen Licht zu sehen. Insbesondere mein Verhältnis zu meinem Bruder veränderte sich. Sharon war nicht die Einzige gewesen, die ich mit meinen ungebetenen Ratschlägen belästigt hatte. Zehn Jahre lang hatte ich dasselbe mit meinem Bruder Xand getan. Auf diese Weise hatte ich zu einem Kreislauf aus Scham, Stress und Frustration beigetragen, der nur dazu führte, dass er noch mehr Gewicht zulegte. Er war sich meines wertenden Blickes stets bewusst. »Selbst wenn ich am anderen Ende der Welt einen Burger aß, spürte ich, wie du mich verurteilst. Und aus Wut darüber habe ich noch mehr gegessen«, erklärte er mir.

Obwohl es Xand war, der zunahm, machte ich es zu meiner Angelegenheit. Ein Jahrzehnt lang sah ich sein Gewicht als mein Problem an. Ich schämte mich für ihn, aber ich maskierte meine Scham als Sorge um sein Wohlbefinden. Zugleich machte ich mir auch echte Sorgen. Etwa als Covid bei ihm sehr viel heftiger ausfiel als bei mir, vermutlich wegen seines Übergewichts. Es schlug ihm aufs Herz, sodass er operiert werden musste.

Um ihn schließlich zum Abnehmen zu zwingen, forderte ich ihn ultimativ auf, etwas zu unternehmen und einen Experten für Verhaltensänderung namens Alasdair Cant aufzusuchen. Cant schult Sozialarbeiter und Polizisten im Umgang mit Familien, die dringend Hilfe benötigen. Vielen dieser Familien droht wegen häuslicher Gewalt und/oder Drogenmissbrauch das Schicksal, dass ihnen die Kinder weggenommen und in Pflegeheime gesteckt werden. Doch zunächst bat Cant *mich* um ein Gespräch. Ich erzählte ihm lang und breit, wie sehr und warum ich mir wünschte, dass Xand abnahm. Cant hörte mir geduldig zu. Schließlich stellte er fest: »Wenn Sie so erzählen, was Sie sich für Xand wünschen, stellt sich mir unweigerlich die Frage, was *er* wohl will.«

Cant legte mir nahe, Xand genau das zu fragen. Außerdem sollte ich versuchen, Xands Problem nicht länger zu meinem zu machen. Plötzlich ergab das, was Sharon mir jahrelang über Scham und Stigmatisierung erzählt hatte, Sinn für mich. Wie sich herausstellte, war Xands Problem in erster Linie ein Problem mit mir. Ich tat Xand im Kleinen dasselbe an, was Online-Mobbing, Ärzte, Zeitungsschreiber und der Staat in großem Stil den Menschen antun, wenn sie an ihnen herumkritteln und ihnen vorhalten, sie sollten gefälligst ein wenig abnehmen.

Nach 20 Minuten hatte Cant sein Ziel erreicht. Ich hörte auf, Xand zu drangsalieren, und wenig überraschend verbesserte sich unser Verhältnis drastisch. Wie sehr, wurde mir erst klar, als ich ihn ein Jahr später darauf ansprach. »Ich habe keine Angst mehr, wenn wir uns treffen«, beichtete er mir. Unsere Beziehung verbesserte sich in jeglicher Hinsicht. »Es war nicht nur, dass du mich nicht mehr gepiesackt hast. Vor allem wusste ich, dass du dir keine Sorgen mehr machst. Dadurch konnte ich endlich selbst meine Probleme angehen.«

Er hatte recht. Ich hatte nicht nur aufgehört, ihn unter Druck zu setzen. Cant hatte mich überzeugt, dass ich meinen Bruder nicht länger betrachten durfte, wie ich es getan hatte: als bloße Körperform oder Zahl. Xand sagte: »Als ich mich endlich entschloss, etwas für meine Fitness und meine Ernährung zu tun, fühlte es sich nicht so an, als würde ich bei einem Streit mit dir den Kürzeren ziehen. Ich übernahm einfach Verantwortung für mich und mein Leben.«

Dass manche Menschen mehr, andere weniger auf die Waage bringen, ist keine Frage der Willenskraft. Sondern des ungünstigen Zusammenspiels von Genen und den Bedingungen der Ernährungsumgebung. Genau das bewies der berühmteste Test der Willenskraft, das sogenannte Marshmallow-Experiment.

Entwickelt wurde das Experiment in den Siebzigerjahren von Walter Mischel von der Stanford University. Die Ausgangsidee war ziemlich simpel: Man lasse ein Kind 15 Minuten allein mit einem Marshmallow in einem Raum und erkläre ihm, dass es einen zweiten Marshmallow erhält, wenn es der Versuchung widerstehen kann, den ersten zu essen. Das Kind hat die Wahl: Entweder genießt es jetzt die Leckerei, oder es schiebt die Befriedigung auf und erhält dafür die doppelte Belohnung. Nach dem eigentlichen Experiment verfolgte Mischel zwei Jahrzehnte lang den Werdegang von 90 Probanden. Diejenigen, die die Befriedigung hatten aufschieben können, hatten einen niedrigeren BMI-Index und erreichten ein höheres Bildungsniveau.[17, 18]

Die Studie wurde später mit einer sehr viel größeren Kohorte wiederholt: 918 Kinder aus unterschiedlichsten Verhältnissen.[19] Diese neue Untersuchung ergab, dass der sozioökonomische Hintergrund offensichtlich der beste Prädiktor dafür war, ob ein Kind die Befriedigung aufschieben konnte. Kinder aus benachteiligten Haushalten entschieden sich eher für die sofortige Belohnung.

Aus der Perspektive der Kinder ergibt das Sinn. Ein Leben in Armut ist mit Unsicherheit verbunden, daher dürfte es strategisch sinnvoller erscheinen, eine Gelegenheit beim Schopf zu packen, als womöglich vergeblich auf eine künftige Belohnung zu warten. Doch besonders aufschlussreich war der Vergleich von Kindern mit Müttern ohne Studienabschluss. Die Forscher fanden heraus, dass es in dieser Gruppe für den weiteren Lebensweg keinen Unterschied machte, ob ein Kind den ersten Marshmallow aß oder nicht. Über den langfristigen Erfolg eines Kindes bestimmt der jeweilige soziale und ökonomische Hintergrund – nicht, ob es einem Marshmallow widerstehen kann. Insofern ist der Marshmallow-Test möglicherweise nicht mehr als ein Armutstest.*

Wer wir sind, wird zu einem wesentlichen Teil von unserer Umwelt bestimmt. Wir können das System zur Gewichtsregulation, das sich im Verlauf der halben Milliarde Jahre des zweiten Zeitalters des Essens entwickelt hat, nicht mit unserer Willenskraft

---

* Wie so oft bei psychologischen Experimenten steht die Schlussfolgerung auf etwas wackeligen Beinen. Es ist keineswegs ausgemacht, dass es sich hier lediglich um einen Armutstest handelt. Die zweite Studie, die Mischels ursprüngliches Experiment überprüfte[20], wurde ihrerseits in einem Aufsatz[21] kritisch betrachtet. Die Autoren bemängelten einige der verwendeten Methoden. So wie ich die allgemeinen Beweise verstehe, ist es ausgesprochen schwierig, mittels eines einfachen Tests an einem bestimmten Zeitpunkt des Lebens eines Kindes Vorhersagen über den weiteren Lebensweg zu treffen. Dafür bräuchte es äußerst stichhaltige Belege. Andererseits gibt es viele Beweise, dass Armut die Entscheidungsfindung auf rationale Weise beeinflusst. So kann man sich etwa leicht vorstellen, dass in einem Umfeld extremer Armut manchmal etwas zu essen versprochen wird, aber das Versprechen dann nicht gehalten werden kann. Mischel selbst wandte sich ausdrücklich gegen die Vorstellung, Willenskraft sei eine angeborene Eigenschaft, über die man entweder verfüge oder nicht. Er wies darauf hin, dass sich Kinder, die ohne Vater aufwuchsen, häufig für die unmittelbare Belohnung entschieden, auch dies aus nachvollziehbaren Gründen. In einer Folgestudie von 2020 (mit Mischel als Co-Autor) fanden die Forscher heraus, dass Kinder, die der Marshmallow-Versuchung rasch erlagen, sich im Allgemeinen weder in Hinblick auf die ökonomische Sicherheit noch bei Bildung oder Gesundheit von ihren Altersgenossen unterschieden, die der Versuchung widerstanden. Also seien Sie unbesorgt, sollten Ihre Kinder sich auf Süßigkeiten stürzen, kaum dass Sie den Raum verlassen haben. Aber verstecken sollten Sie den Süßkram trotzdem![22, 23, 24, 25, 26, 27]

kontrollieren – genauso wenig, wie wir langfristig unsere Sauerstoff- oder Wasseraufnahme kontrollieren können. Doch möglicherweise gibt es eine Perspektive auf hochverarbeitete Lebensmittel, die zumindest manchen Menschen dabei helfen könnte, sich aus ihrem Bann zu befreien: wenn wir sie künftig als Suchtmittel betrachten.

Kapitel 10

Wie HVL die Kontrolle über unser Gehirn übernehmen

Die zweite Woche meiner Diät ging zu Ende. Noch immer genoss ich Produkte wie Morrisons All Day Breakfast. Dieses typische Tiefkühlgericht wird in einer dreigeteilten, mit einer Folie verschlossenen Plastikschale verkauft – 768 Kalorien aus Baked Beans, Kartoffelrösti, Schweinswürstchen, Omelett und Bacon, tischfertig nach 20 Minuten im Backofen. Die Schale erinnerte mich an die schier unerträgliche Aufregung auf den Langstreckenflügen meiner Kindheit, wenn wir meine Cousins in Kanada besuchten. Oft konnten meine Brüder und ich die Stewardessen überreden, uns mit einer Extraportion zu verwöhnen, und am Ende leckten wir die Schalen aus. Wenn ich könnte, würde ich mir als letzte Mahlzeit hier auf Erden die Käse-Makkaroni von Air Canada aus dem Jahr 1986 wünschen.

In der Tat wurden die ersten Tiefkühlgerichte für die Verpflegung an Bord von Flugzeugen entwickelt: die »Strato Plates« von Maxson Food Systems. Ihren Namen verdankten sie der Tatsache, dass sie an Bord des seinerzeit modernsten Passagierflugzeugs aufgewärmt wurden, der 1947 eingeführten Boeing Stratocruiser.

Obwohl bereits Ende der Vierzigerjahre einige Tiefkühlgerichte produziert worden waren, wurden sie erst 1954 mit den »TV Dinners« von Swanson zu einem durchschlagenden Erfolg. Zu jener Zeit besaßen bereits mehr als die Hälfte der US-amerikanischen Haushalte einen Fernseher, daher war der Name das perfekte Marketingtool. Die Gerichte kosteten 98 Cent und waren in 25 Minuten fertig. Im Laufe der folgenden drei Jahrzehnte breiteten sie sich immer weiter aus. Ein Foto von 1981 zeigt Ronald und Nancy Reagan, wie sie in roten Pullovern über weißem Hemd beziehungsweise weißer Bluse auf rot-weiß gemusterten Sesseln im Weißen Haus sitzen, auf dem Boden ein roter Teppich, vor sich ein TV-Dinner.[1]

In Großbritannien hinkten wir nicht nur bei der technischen Ausstattung unserer Häuser hinterher (erst in den Sechzigern wurden Fernsehgeräte und Kühlschränke bei uns zum Standard), sondern auch beim Genuss von Fertiggerichten. Doch inzwischen verzehren wir mehr davon als die Bewohner jedes anderen europäischen Landes. Laut der Zeitschrift *The Grocer* wurden 2019 in Großbritannien geschätzt 3,9 Milliarden GBP mit Fertiggerichten umgesetzt. Rund 90 Prozent der Bevölkerung greifen regelmäßig zu ihnen.[2]

Während mein All Day Breakfast im Backofen vor sich hin brutzelte, bereiteten Dinah und ich Lachs, Reis und Brokkoli für sie und die Kinder zu – 20 Minuten der Vorbereitung mithilfe von mehr oder weniger automatischen Handgriffen, die von unseren Eltern auf uns übergegangen waren. Wir benötigten verschiedene Messer, Töpfe und Pfannen und ein Schneidbrett. Ja, am Ende hatten wir ein Abendessen für drei, aber auch einen Riesenhaufen Abwasch und nach Fisch riechende Hände.

Beim Essen las Dinah die Zutaten meines Essens vor: »Dextrose, Stabilisator (Diphosphate), Rinder-Collagendarm, Capsicum-Extrakt, Natriumascorbat, Natriumnitrit, Stabilisatoren (Xanthan und Diphosphate), Aromen.« Sie fragte: »Warum isst du Diphosphate?«

Die Diphosphat-Stabilisatoren halten die einzelnen Bestandteile während des Gefrierprozesses zusammen und sorgen dafür, dass sich das Wasser nicht in Form von Eiskristallen an der Oberfläche absetzt. Sie sind nur einer der Faktoren, die das All Day Breakfast zu solch einem Genuss machen, mit den knusprigen Rösti und der richtigen Menge Salz und Pfeffer.

Vor allem ist das Gericht vollkommen mühelos zu verzehren. Während Dinah noch an ihrem zweiten Bissen kaute, leckte ich bereits wie einst auf den Transatlantikflügen die Plastikschale aus.*

In der dritten Woche meiner Diät bemerkte ich einen Wandel. Ich saß mit Sam Dicken und Rachel Batterham am Entwurf einer Studie. Wir wollten herausfinden, ob man sich trotz hohen HVL-Konsums an die britischen Ernährungsrichtlinien halten könne und ob das messbare Auswirkungen haben würde. Eine solche Studie erfordert jede Menge Planung. Man muss Gelder auftreiben und die Details des Studiendesigns ausarbeiten. Ich tauschte mich mit Dutzenden Experten weltweit aus, erkundigte mich bei ihnen nach den HVL-Folgen und welche Werte wir bei unseren Freiwilligen messen sollten.

Noch nie zuvor hatte ich mich ausgiebig mit einer potenziell schädlichen Substanz beschäftigt, während ich mich ihr gleichzeitig bewusst aussetzte. Ebenso wenig hatte ich bis zu meiner Diät auch nur eine einzige Zutatenliste studiert. HVL sind vielleicht jene Lebensmittel, die wir vor dem Essen am wenigsten kritisch inspizieren.

Gerade hatte ich noch mit irgendeinem Experten in Frankreich oder Brasilien telefoniert, und im nächsten Moment ließ ich mich zu einem HVL-Festmahl nieder. Häufig aß ich auch während der Telefonate. Es war, als würde ich etwas über Lungenkrebs lesen und dabei eine Zigarette rauchen. Genau auf diesem Prinzip basiert das in der Einleitung erwähnte Selbsthilfebuch *Endlich Nichtraucher!*[3, 4, 5] (dessen Wirksamkeit hervorragend belegt ist

---

* Es kommt so gut wie nie vor, dass irgendein Rest in einer HVL-Verpackung zurückbleibt. Ich kann mich nicht erinnern, dass ich jemals einen Bissen eines Sandwiches oder auch nur eine Chipsecke übrig gelassen hätte.

und das sogar in das »Quitting Toolkit« der Weltgesundheitsorganisation aufgenommen wurde)[6]. So wie Allen Carrs Methode die Einstellung unzähliger Raucher zu Zigaretten verändert hat, begann sich auch meine Haltung zu HVL zu wandeln.

Wenn ich nun ein hochverarbeitetes Lebensmittel aß, kam mir unweigerlich in den Sinn, was ich von den Experten gehört hatte. Insbesondere zwei Aussagen beschäftigten mich nachhaltig.

Die erste stammte von Nicole Avena. Als außerordentliche Professorin am Mount Sinai Hospital in New York und Gastprofessorin in Princeton beschäftigt sie sich insbesondere mit Esssucht und Adipositas. Sie schilderte mir, wie HVL – vor allem Produkte mit bestimmten Kombinationen aus Salz, Fett, Zucker und Protein – unsere evolutionär entstandenen Systeme des Verlangens anregen können: »Manche hochverarbeitete Lebensmittel können das Belohnungssystem im Gehirn auf ähnliche Weise wie Drogen aktivieren, etwa Alkohol oder sogar Nikotin und Morphium.«

Die bisherigen neurowissenschaftlichen Beweise hierfür sind überzeugend, allerdings befindet sich die Forschung noch in den Kinderschuhen.[7] Ein stetig wachsender Korpus von Gehirnscan-Daten zeigt, dass energiereiche, extrem schmackhafte Nahrung (HVL, aber vermutlich auch Gerichte, die ein Spitzenkoch zubereiten kann) Veränderungen in vielen der auch von Drogen angesprochenen Schaltkreise und Strukturen des Gehirns bewirken kann.[8] Der eigentliche Zweck dieses Belohnungszentrums ist, die Versorgung mit all dem zu gewährleisten, was für unser Überleben und das Fortbestehen unserer Art notwendig ist: Partner, Nahrung, Wasser, Freunde. Es erregt in uns das Verlangen nach bestimmten Dingen, typischerweise solchen, mit denen wir bereits angenehme Erfahrungen gemacht haben. Wenn wir mit einem Lebensmittel viele positive Assoziationen verbinden und wir zudem in unserer Umgebung ständig daran erinnert werden, kann das ein nahezu durchgängiges Verlangen hervorrufen. Das übertragen wir sogar auf die Begleitphänomene des eigentlichen Lebensmittels, etwa die Verpackung, den Duft oder ein bestimmtes Geschäft.[9, 10]

Doch von dem Gespräch mit Avena blieb mir besonders eine kleine Nebenbemerkung über die hochverarbeiteten Lebensmittel an sich in Erinnerung. Paul Hart hatte mir erklärt, dass die meisten HVL Neukonstruktionen aus frischen Lebensmitteln seien. Hierfür würden die Lebensmittel zunächst in ihre grundlegenden molekularen Elemente zerlegt, diese dann modifiziert und zu lebensmittelartigen Formen und Texturen zusammengesetzt, die schließlich in einem letzten Schritt stark gesalzen, gesüßt, eingefärbt und aromatisiert würden. Ohne Zusatzstoffe, so Avena, würden diese industriellen Grundzutaten vermutlich von Zunge oder Gehirn nicht als Nahrung erkannt werden: »Es wäre, als würde man Dreck essen.« Wie ernst es ihr damit war, weiß ich nicht. Aber von da an fiel mir auf, dass der Großteil von dem, was ich in mich hineinstopfte, nur entfernt an echte Lebensmittel erinnerte. Das gilt insbesondere für die Snacks und Müsliriegel, deren Grundlage eine Masse aus frittierten, gebackenen oder gepufften Rohmaterialien ist.

Ein Beispiel ist der Grenade Carb Killa Chocolate Chip Salted Caramel Bar, den ich inzwischen regelmäßig als zweites Frühstück genoss. Der Snack machte auf mich einen etwas gesünderen Eindruck als ein simpler Schokoriegel. Schließlich unterzog ich mich dem Experiment aus Neugierde, nicht etwa, weil ich mir im Namen der Wissenschaft freiwillig selbst schaden wollte.

Nach meinem Gespräch mit Avena schaute ich mir die Zutatenliste des Riegels genauer an. Wie viele andere besteht er aus hochmodifizierten Kohlenhydraten (ganz oben steht eine Zutat namens Maltit, ein modifizierter Zucker, der wiederum aus modifizierter Stärke hergestellt wird und weniger Kalorien als raffinierter Zucker enthält, aber fast genauso süß ist), Proteinisolaten aus Milch und Rindfleisch (Calciumkaseinat, Molkenproteinisolat, hydrolysierte Rindergelatine) und industriell verarbeitetem Palmfett. Verbunden werden diese Zutaten durch Emulgatoren. Doch in dieser Form wäre der Riegel, wie von Avena gesagt, vermutlich wenig attraktiv. Genießbar wird er erst durch die Zugabe von Salz,

Süßungsmittel (Sucralose) und Aromastoffen.* Sobald ich von nun an diesen unter anderem aus Rindersehnen hergestellten Riegel aß, kamen mir unweigerlich Avenas Worte in den Sinn und verdarben mir den Appetit.

Noch stärkeren Eindruck hinterließ bei mir jedoch Fernanda Rauber, ein Mitglied von Carlos Monteiros Team. Ihre Erkenntnisse und Überlegungen durchziehen *Gefährlich lecker* von der ersten bis zur letzten Seite. Sie schilderte mir ausführlich, wie die Kunststoffe der HVL-Verpackungen insbesondere bei Erwärmung die Fruchtbarkeit erheblich mindern (und manchen Experten zufolge sogar den Penis schrumpfen lassen). Außerdem berichtete sie mir, dass die Konservierungsstoffe und Emulgatoren in hochverarbeiteten Lebensmitteln das Mikrobiom in Mitleidenschaft ziehen und der Verdauungstrakt zusätzlich durch Verarbeitungsprozesse geschädigt wird, mit denen die Ballaststoffe aus den Lebensmitteln entfernt werden. Und sie erklärte mir die jeweiligen negativen Folgen von hochdosiertem Fett, Salz und Zucker. Ein Kommentar von ihr prägte sich mir besonders ein. Sobald ich von irgendwelchen »Lebensmitteln« auf meinem Speiseplan sprach, korrigierte sie mich: »Die meisten HVL sind keine Lebensmittel. Sie sind industriell hergestellte essbare Substanzen.«

Diese Feststellung legte sich wie ein Schatten über jede meiner Mahlzeiten und unterstrich noch einmal Avenas Bemerkung, dass diese Speisen ohne Farb- und Aromastoffe vermutlich ungenießbar wären.

---

* Viele Kekse und Riegel haben eine ähnliche Rezeptur. In der Kaffeeküche auf meiner Arbeit sind Maryland Minis Chocolate Chip Cookies besonders beliebt. Auch sie enthalten modifizierte Kohlenhydrate (raffiniertes Mehl und Invertzuckersirup), industrielle Fette (Palmfett, Salbutter, Sheabutter) und Proteinzusatz (Molke), die vom Emulgator Sojalecithin zusammengehalten werden. Genießbar wird die Mischung durch Salz, Zucker und Aromen.

Unmittelbar im Anschluss an mein Gespräch mit Rauber sollte es bei uns Turkey Twizzlers geben, Putenfleischspiralen mit zweifelhaftem Leumund, die auf Drängen von Ernährungsaktivisten bereits vor mehr als einem Jahrzehnt aus den britischen Schulkantinen verbannt wurden. In der ursprünglichen Version bestanden die Turkey Twizzlers aus mehr als 40 Zutaten, und nur ein Drittel des Produkts war tatsächlich Putenfleisch. Auch in der verbesserten Version liegt der Putenfleischanteil bei weniger als zwei Drittel. Immerhin ist es dem Hersteller gelungen, die Zahl der Zutaten auf schlanke 37 zu senken.

Die Rezeptur ähnelt bemerkenswert jener des Carb-Killa-Riegels. Eine Masse aus Putenprotein, modifizierten Kohlenhydraten (Erbsenstärke, Reis- und Kichererbsenmehl, Maisstärke, Dextrose), industriellen Fetten (Kokos und Raps) und Emulgatoren wird mit Säureregulatoren, Antioxidantien, Salz, Aromastoffen und Zucker angereichert und dann zu einer Spirale geformt. Im Ofen geht dieses Machwerk mit einem Putenfleischanteil von 63 Prozent dann sprungfederartig auf. Dinah, die Mädchen und ich versammelten uns vor dem Backofen, um das Spektakel durch die Glasfront zu verfolgen: ein seltener Moment familiären Friedens.

Als wir uns zum Essen niederließen, kam es in meinem Kopf zum Kampf: Einerseits spürte ich nach wie vor ein Verlangen nach den Twizzlers, die Rauber zufolge überhaupt kein Lebensmittel waren, andererseits konnte ich sie nicht mehr genießen.* Die Mahl-

* Der Unterschied zwischen Verlangen und Genuss wurde von Roy Wise und Kent Berridge in einem Experiment mit Ratten etabliert. Das Gehirn von Ratten funktioniert sehr ähnlich wie unseres, insbesondere in Hinblick auf Dinge wie Motivation. Wise und Berridge unterdrückten zunächst mithilfe eines Medikaments das Dopamin bei den Ratten, dann zerstörten sie mit einem Neurotoxin die Dopaminbahnen. Sie erwarteten, dass die Ratten weniger Vergnügen am Zucker empfänden (Berridge ist Experte für das Vergnügen von Ratten). Stattdessen fanden sie heraus, dass die Ratten zwar keine Anstalten mehr machten, an Futter zu gelangen (also nicht mehr motiviert waren), dass sie den Zucker jedoch,

zeiten wurden immer gleichförmiger. Alles wirkte ähnlich, ob es nun süß* oder herzhaft war. Ich hatte nie Hunger, fühlte mich aber auch nie wirklich befriedigt. Die Speisen bekamen etwas Unheimliches – wie eine Puppe, die nur beinahe lebensecht aussieht und genau dadurch letztlich an einen Leichnam erinnert.

Am Beginn der vierten und letzten Woche hatte meine Diät bereits deutlich sichtbare körperliche Spuren hinterlassen. Ich stellte mich nicht auf die Waage, aber ich musste meinen Gürtel zwei Löcher weiter stellen. Und auch Dinah, Lyra und Sarah nahmen zu. Es war unmöglich, die Kinder davon abzuhalten, sich ebenfalls von Coco Pops, Pizza, Backofen-Pommes, Lasagne oder Schokolade zu ernähren. Wenn ich mich irgendwohin verzog, um heimlich zu essen, spürte Lyra mich unweigerlich auf und verlangte ihren Anteil.

Bei manchen Auswirkungen der hochverarbeiteten Lebensmittel lässt sich nur schwer eindeutig feststellen, ob sie tatsächlich auf sie zurückgehen oder einfach auf die allgemeinen Lebensumstände. Auf jeden Fall hatte ich unzählige Angstträume, in denen es zumeist um den Tod der Mädchen ging. Es ist nicht so, dass ich solche Träume noch nie zuvor gehabt hätte, aber aus der HVL-losen Vorbereitungsphase meiner Diät konnte ich mich an keinen einzigen erinnern.

---

wenn er ihnen auf die Zunge appliziert wurde, anscheinend genauso sehr genossen wie zuvor.

* Nach den Twizzlers genehmigte ich mir ein Schokodessert mit flüssigem Kern, einen Gü Hot Pud Chocolate Melting Middle aus pasteurisiertem Vollei (Ei, Konservierungsmittel (Kaliumsorbat), Säureregulator (Zitronensäure)), Zucker, dunkler Schokolade (20 %; Kakaomasse, Zucker, fettarmem Kakaopulver, Emulgator (Sojalecithin)), Butter, Weizenmehl (Weizenmehl, Calciumkarbonat, Eisen, Niacin, Thiamin), pflanzlichen Ölen (Palmöl, Rapsöl), Glucosesirup, Wasser und Konservierungsmittel (Kaliumsorbat).

Ich aß das Dessert um sieben Uhr abends, doch auf der Gü-Webseite heißt es: »Falls Sie sich fragen, ob man schon um elf Uhr morgens ein Dessert von Gü essen darf: Irgendwo genießt jede Sekunde irgendjemand einen Gü.«

Ich nahm sehr viel mehr Salz zu mir, also trank ich auch mehr und musste häufiger auf die Toilette. Vielleicht war das der Grund für die Träume? Oft schreckte ich um drei oder vier Uhr in der Früh aus einem Albtraum hoch oder wachte auf, weil ich pinkeln musste, oder beides. Wenn ich dann nicht wieder einschlafen konnte, ging ich in die Küche und gönnte mir einen Imbiss, hauptsächlich aus Langeweile.

Ich litt unter Verstopfung, weil HVL nur wenig Ballaststoffe und Wasser, jedoch viel Salz enthalten. Die Verstopfung führte zu Hämorrhoiden und einer Analfissur. Derartige Probleme dürften den meisten vertraut sein, denn so gut wie jeder von uns nimmt hochverarbeitete Lebensmittel zu sich. Beim Versuch, den harten, trockenen Stuhl herauszupressen, löst sich ein wenig vom weichen Rand des Analkanals. Es fühlt sich so an, als stecke eine Erdnuss im Po fest. Wegen der Schmerzen schlief ich noch schlechter, wodurch sich wiederum meine Angstzustände verstärkten und meine Produktivität bei der Arbeit sank, was zu noch mehr Angst führte. Eine Spirale der körperlichen und psychischen Folgen, die sich auf unser gesamtes Familienleben auszuwirken begann.

Es kam mir so vor, als wäre ich in den paar Wochen um zehn Jahre gealtert. Ich hatte Schmerzen und fühlte mich erschöpft, elend und wütend. Ironischerweise sah ich Essen in dieser Situation oft als die Lösung an, nicht als das Problem.

Im Verlauf meiner Diät wurde die Frage, was ein HVL ist und was nicht, zu einer wahren Obsession. Auch in meinem Umfeld. Meine Freunde begannen mir Zutatenlisten zu schicken. »Heißt ›Fruchtkonzentrat‹, dass das ein HVL ist?« (Ja, das heißt es.)

Auf einem Food Festival lernte ich Bee Wilson kennen, mit der ich gemeinsam an einer Podiumsdiskussion teilnahm. Als Food-Journalistin und Buchautorin beschäftigt sie sich mit hochverarbeiteten Lebensmitteln. Sie fragte mich, ob Baked Beans in meinen Augen ein HVL seien. Ihrer Ansicht nach waren sie das nicht. »Für viele Briten könnte das eine entscheidende Grenzlinie darstellen«, erklärte sie.

Baked Beans aus der Dose, weiße Bohnen in Tomatensoße, sind ein britisches Grundnahrungsmittel. Wilson gestand zwar ein, dass sie offensichtlich nicht das gesündeste Lebensmittel der Welt sind, aber »verglichen mit dem, was sonst so auf dem durchschnittlichen Speiseplan steht, enthalten die Dosen ziemlich viel echtes Essen«. Damit hatte sie recht: Eine Dose Baked Beans besteht im Wesentlichen tatsächlich aus Bohnen und Tomaten.

Zur Klärung ihrer Frage hatte Wilson sich sogar direkt an den Schöpfer des NOVA-Systems gewandt und Carlos Monteiro um seine Meinung gebeten. »Ich glaube, er hat gar nicht wirklich verstanden, was ich von ihm wollte. In Brasilien gibt es nichts Vergleichbares. Aber er hat mir vehement versichert, dass Konservenbohnen verarbeitete Lebensmittel sind, keine hochverarbeiteten.«

Das mag wie eine Lappalie wirken, ist es aber keineswegs. Derartige Grenzfälle werden von der HVL-Industrie genutzt, um das gesamte Konzept ins Lächerliche zu ziehen. Die Hersteller picken sich ein harmlos wirkendes Lebensmittel mit nur einem einzigen Zusatzstoff heraus, wodurch es technisch gesehen jedoch unter die HVL-Definition fällt. Und dann bezeichnen sie die Definition als Unsinn und unterstellen den Befürwortern des NOVA-Systems, sie wollten die Frühstücksflocken Special K oder Baked Beans wie Zigaretten oder Heroin behandeln.

Die Baked Beans von Heinz fallen faktisch sowohl unter die Kategorie drei als auch die Kategorie vier des NOVA-Systems, da es sie in mehreren Varianten mit unterschiedlichen Zutaten gibt. Die Bio-Version enthält »Bohnen (52 %), Tomaten (33 %), Wasser, Zucker, Maismehl, Salz, Weinessig«. Damit ist sie kein HVL. Die Originalversion dagegen ist ein HVL, da sich in ihr darüber hinaus modifiziertes Maismehl, Gewürzextrakte und Kräuterextrakte finden. Beide Versionen unterscheiden sich nicht in ihrem Nährwert, doch wie wir noch sehen werden, gibt es berechtigte Gründe für die Annahme, dass die paar zusätzlichen Zutaten den übermäßigem Konsum fördern.

Trotz der modifizierten Maisstärke stellen Baked Beans für viele von uns einen gesunden, einfachen und preiswerten Bestandteil eines Hauptgerichts dar. Hier stoßen wir an die Grenzen des NOVA-Systems, das eher für die Betrachtung von Ernährungsmustern als von einzelnen Lebensmitteln entworfen wurde. Fraglos gibt es ein weites Spektrum hochverarbeiteter Lebensmittel. Doch ob und inwieweit ein einzelnes Produkt schädlich ist, lässt sich unmöglich sagen, da wir uns nicht nur von einem Lebensmittel ernähren, sondern von einer Vielzahl unterschiedlicher. Auf einer einsamen Insel würden Sie mit Chicken Nuggets länger überleben als mit Brokkoli. Die Nuggets enthalten mehr Protein und mehr Kalorien. Aber wenn Sie Brokkoli im Rahmen einer mediterranen Ernährung essen, werden Sie länger leben, als wenn Chicken Nuggets den Schwerpunkt Ihrer Ernährung bilden.

Da ich mich zunehmend unwohl fühlte und mir Sorgen wegen der gesundheitlichen Folgen machte, suchte ich immer verzweifelter nach »gesunden« HVL. Ich wechselte von der normalen zuckerhaltigen Coca-Cola zu Cola light.* Statt reformulierter Chicken Nuggets kaufte ich ofenfertige Rindfleisch-Lasagne von Sainsbury – zumindest, bis Dinah mich darauf aufmerksam machte, dass diese ausschließlich haushaltsübliche Zutaten enthielt, auch wenn ich sie für ein HVL gehalten hatte. Wie ich herausfand, traf das ebenfalls auf die Lasagnen von Tesco, Co-Op, M&S und Wai-

* Ich begann mit einer Dose zum Frühstück, doch schon bald konnte ich mir keine Mahlzeit mehr ohne Cola light vorstellen – und auch nicht die Zeit zwischen den Mahlzeiten. Schließlich trank ich am Tag rund sechs Dosen. Ich kann gar nicht erklären, wie süchtig ich war. Wir denken, dass die Abhängigkeit von Nahrungsmitteln durch irgendeine Form der physiologischen Belohnung entsteht. Doch Cola light besteht lediglich aus Süßungsmitteln, Säure und Koffein. Wie wir noch sehen werden, war ich vielleicht durch den Geschmack und das Aussehen und die Haptik der Dose abhängig geworden. Auf jeden Fall hatte ich nie derart nach der richtigen Coca-Cola gelechzt. Davon berichten viele Menschen, aber bisher bin ich noch nicht auf eine zufriedenstellende Erklärung gestoßen.[11]

trose zu. Auch das Morrisons-Produkt ist eher harmlos und enthält nur einfache Zuckercouleur und Zwiebelkonzentrat. Dagegen verweisen die Rezepturen von Asda und Aldi unzweifelhaft auf HVL. In der Asda-Lasagne finden sich modifizierte Maisstärke und Farbstoffe (Paprikaextrakt, Annatto Norbixin), in der von Aldi Lactose, Maltodextrin, modifizierte Maisstärke, Dextrose, Olivenextrakt und Xanthan.

Ich rief Maria Laura da Costa Louzada an – auch sie eine Mitarbeiterin von Monteiro –, um zu erfahren, ob mein persönlicher Favorit von Sainsbury als HVL gilt. Sie ist wissenschaftliche Assistentin für Ernährungsepidemiologie in São Paulo. Der Klang ihrer Stimme verrät den unbeugsamen, leidenschaftlichen Optimismus einer Revolutionärin. Voller Hingabe vertieft sie sich in die mathematischen Feinheiten der Daten, auf die sich ihre Erkenntnisse stützen. Während ihres Studiums in Brasilien arbeitete sie an den nationalen Ernährungsrichtlinien mit. Anschließend ging sie für ein Jahr nach Harvard, bevor sie wieder in ihre Heimat zurückkehrte.

Ich fragte sie nach ihrer Meinung zu den Lasagnen, jener Art von hochentwickelten Quasi-HVL, die sich in Großbritannien großer Beliebtheit erfreuen. Sie sind beinahe wie hausgemacht, dennoch erwecken sie mit ihrer Plastikverpackung und den unzähligen, zugegebenermaßen konventionellen Zutaten den Eindruck von HVL.

Da Costa Louzada fand die Frage amüsant. »NOVA ist ein epidemiologisches Instrument, das uns Aufschlüsse über die gesundheitlichen Auswirkungen von Ernährungsmustern gibt. Mit seiner Hilfe lässt sich das Nahrungssystem gut verstehen.« Aber in Hinblick auf ein einzelnes Lebensmittel müssten wir NOVA hinter uns lassen. Sie erklärte: »Manche Produkte sind technisch gesehen keine HVL, aber bei ihnen kommen dieselben Plastikverpackungen, dieselben Marketingmaßnahmen und dieselben Entwicklungsprozesse zum Einsatz wie bei HVL. Außerdem werden sie von denselben Unternehmen hergestellt. Die Zusatzstoffe sind ein

Teil der Definition, aber sie sind nicht das einzige Problem bei Lebensmitteln.«

Manche Zusatzstoffe sind harmlos, wohingegen andere unmittelbare Schäden verursachen. Doch in beiden Fällen sind sie, wie wir noch sehen werden, ein Indikator dafür, dass ein Produkt vermutlich noch über zahlreiche andere Merkmale mit potenziell schädlichen Auswirkungen verfügt. Da Costa Louzada zufolge ist die Sainsbury-Lasagne gemäß der Klassifikation kein HVL. »Doch diese Lebensmittel gleichen einer Fantasie. Sie sind keine hausgemachten Speisen.«

Bedeutsam ist der Streit darüber, was ein HVL ist und was nicht, in Hinblick auf staatliche Eingriffe und die Kennzeichnung der Lebensmittel. Meine persönliche Daumenregel lautet: Wenn ich mir nicht sicher bin, ob es sich bei einem Produkt um ein hochverarbeitetes Lebensmittel handelt, dann ist es vermutlich genau das. Wie später bei der Beschäftigung mit den körperlichen Auswirkungen klarer werden wird, dürfte es mit der Absicht entwickelt worden sein, den übermäßigen Konsum zu befördern, selbst wenn es zum Beispiel keine Emulgatoren mit ihren spezifischen schädlichen Folgen enthält.

Für die Zwecke meiner Diät hielt ich mich jedenfalls streng an die NOVA-Klassifizierung und aß von da an die Aldi-Lasagne.

Als ich mich am Ende meiner Diät erneut im UCLH untersuchen ließ, waren die Ergebnisse spektakulär. Ich hatte sechs Kilogramm zugenommen. Wäre es in dem Tempo weitergegangen, hätte ich in einem Jahr mein Gewicht annähernd verdoppelt. Zudem waren meine Appetithormone vollkommen durcheinander. Das Hormon, das Sattheit signalisiert, reagierte kaum auf eine üppige Mahlzeit, wohingegen das Hungerhormon bereits kurz nach dem Essen wieder auf rekordverdächtige Höhen schnellte. Die Menge des in den Fettzellen gebildeten Hormons Leptin war auf das Fünffache gestiegen, und der Spiegel des C-reaktiven Proteins, eines Entzündungsmarkers, hatte sich verdoppelt. Ich hatte meine Adipositas-Gene einer Ernährungsumgebung ausgesetzt, in der sie sich voll austoben konnten, so wie es Xand in Boston erlebt hatte.

Doch das erschreckendste Ergebnis lieferte die Magnetresonanztomografie, die ich für reine Zeit- und Geldverschwendung gehalten hatte.

Für diesen Aspekt des Experiments war meine Kollegin Claudia Gandini Wheeler-Kingshott verantwortlich. Sie ist Professorin für Magnetresonanz-Physik am Institut für Neurologie des University College London. Wir trafen uns an ihrem Arbeitsplatz, um die Ergebnisse zu besprechen. Mit ihrem weichen italienischen Akzent verleiht sie in der Regel eher trockenen Diskussionen über Magnetresonanztomografie eine gewisse Wärme. Die Technik ist bekanntlich eine komplexe Angelegenheit, doch Claudia hat Erfahrung darin, sie für jeden begreiflich darzustellen. »Als ich an meiner Dissertation saß, hat mich meine 90-jährige Großmutter, die über keinerlei medizinischen Hintergrund verfügt, jeden Tag aus Italien angerufen, damit ich ihr meine Forschung erkläre.«

Claudia hatte mithilfe der einzelnen Schnittbilder die Verbindungen zwischen den verschiedenen Hirnregionen aufgezeichnet und Schaubilder der Mikrostruktur und der physiologischen Eigenschaften der einzelnen Regionen erstellt. Unter anderem führte sie eine MRT im Ruhezustand (*resting-state MRI*) durch. Dafür wurde ich in den Magnetresonanztomografen geschoben, wo ich vor mich hinträumte, während alle paar Sekunden 5000 Aufnahmen meines Gehirns gemacht wurden. Auf diese Weise entstand ein Bild des Sauerstoff- und Blutflusses in die verschiedenen Hirnregionen. Bei miteinander verbundenen Hirnregionen ist der Sauerstoffverbrauch synchronisiert, daher »leuchten« sie auf dem Scan gleichzeitig auf. Claudia erklärte mir das wie folgt: »Stell dir sämtliche Ortsgespräche in einer Stadt vor, dann könnten wir mit unserer Methode die Häuser identifizieren, zwischen denen eine telefonische Verbindung besteht. Wir könnten ihren genauen Standort feststellen und die Stärke der Verbindung zwischen ihnen.

Telefonieren sie jeden Tag miteinander? Oder vielleicht nur einmal im Monat? Oder nie?«*

Durch meine Diät hatte sich die Konnektivität zwischen mehreren Hirnregionen verstärkt, insbesondere zwischen denen, die an der hormonellen Kontrolle der Nahrungsaufnahme beteiligt sind, und denen, die für Verlangen und Belohnung verantwortlich sind. Die Interpretation ist nicht ganz einfach, doch anscheinend spiegelte das meine Erfahrung wider – jenes Ringen zwischen den Hirnregionen, die mehr oder weniger unbewusst nach den Lebensmitteln verlangten, und denen, die sich ihrer Schädlichkeit bewusst waren.

Mein zunehmendes Wissen über die von HVL verursachten Schäden hatte dazu geführt, dass ich das Essen weniger genoss. Dennoch spürte ich ein beinahe unverändertes Verlangen danach. Zwei entgegengesetzte Gedanken standen im Widerstreit: Einerseits wollte ich das Experiment bis zum Ende durchführen, andererseits gewann ich immer mehr Einblick in die Gefährlichkeit von hochverarbeiteten Lebensmitteln. Daneben erhielt mein Körper durch die hohen Fett- und Zuckermengen konkrete physiologische Belohnungen. Ich freute mich auf das Abendessen, zugleich konnte ich es kaum genießen. Oder in Claudias Worten: »Es ist, als ob eine Gehirnregion, das für Routinen und automatische Abläufe zuständige Kleinhirn, dir sagt, das alles wäre ein Fehler, während dein präfrontaler Cortex dir das Okay signalisiert.«

Die Veränderungen auf meiner MRT-Aufnahme waren physiologischer, nicht morphologischer Art. Die Verknüpfungen in

---

* Zum Beispiel stehen die Gehirnregionen, die Bewegungen kontrollieren, in ständigem Austausch mit den Gehirnregionen, die Bewegungen auslösen, selbst wenn wir uns nicht bewegen. Solche Verbindungen werden als Ruhenetzwerke (resting-state networks) bezeichnet. Personen mit neurologischen Erkrankungen wie Multiple Sklerose oder Parkinson haben vollkommen andere Ruhenetzwerke der Konnektivität, allerdings verstehen wir bisher kaum die Auswirkungen der Ernährung auf diese Netzwerke.

meinem Hirn hatten sich nicht verändert, die hin und her fließenden Informationen dagegen schon. Claudia erklärte mir, dass derartige Veränderungen des Informationsflusses im Laufe der Zeit auch zu strukturellen Veränderungen führen: »Sobald immer mehr Verkehr durch eine Nebenstraße fließt, wird diese irgendwann zu einer Autobahn ausgebaut. Neue permanente Verbindungen entstehen.«

Ich wollte von Claudia wissen, ob die Ergebnisse purer Zufall sein könnten, schließlich war ich nur ein einzelner Patient. Vielleicht hatte ich einfach mehr Stress bei der Arbeit gehabt oder vor der zweiten MRT weniger geschlafen? Ihre Antwort war eindeutig: »Nein, derartige große Veränderungen treten nicht auf, wenn mit der Physiologie des Gehirns nicht etwas Entscheidendes passiert ist. Das ist kein Zufall.« Sie führte auch ein sogenanntes Hirnstamm-Spektrogramm durch, bei dem die Zerfallsprodukte der Neurotransmitter untersucht werden. Die Daten entsprachen den bei der MRT festgestellten Veränderungen.

Während ich die Ergebnisse sacken ließ, wanderten meine Gedanken zu Lyra und Sasha. Die Auswirkungen auf Kinder und Jugendliche sind ein riesiges Problem. Sie essen dieselben Mengen von hochverarbeiteten Lebensmitteln wie ich, allerdings über viele Jahre und das in einem Zeitraum, in dem ihre Gehirne noch in der Entwicklung stecken. Wir haben keine Ahnung, was das bedeutet. Wir wissen nur, dass es keine gute Idee ist, an ihren Belohnungspfaden herumzupfuschen. Genau das aber tun alle Suchtmittel. Claudia sah genau darin die entscheidende Frage: »Wirken sich HVL auf ihren IQ oder ihr Sozialverhalten aus? Wir haben schlicht keine Ahnung, was sie mit dem kindlichen Gehirn anstellen.«

Claudia war aber optimistisch, was den HVL-Entzug betraf. Das war erfreulich und machte Mut. Vielleicht würden sich auf den MRT-Aufnahmen von Menschen mit Übergewicht nach erfolgreichem Entzug sogar Veränderungen zum Besseren feststellen lassen? Sie sagte: »Die Leute denken, dass sie einfach nur Fett loswürden. Tatsächlich jedoch könnte es ihr Gehirn auf positive

Weise verändern, was sich auch auf andere Lebensbereiche auswirken dürfte. Ich vermute, dass wir Verbesserungen der Konzentration und des Gedächtnisses feststellen könnten. Allerdings fehlen uns dafür noch die Beweise.« Die Vorstellung, dass eine gesunde Ernährung das Gehirn auf positive Weise neu verdrahten könnte, munterte mich auf.

Mit der MRT war meine Diät vorbei. Ich hörte auf der Stelle auf, HVL zu essen. Komplett.

Raubers Äußerung hatte in mir einen Schalter umgelegt, sodass ich den kalten Entzug schaffte. Ich bediene mich hier bewusst der Sprache des Drogenentzugs. Mittlerweile war ich überzeugt, dass ich in gewissem Maße HVL-abhängig gewesen war und dass das zweifelsohne für meinen Bruder Xand weiterhin galt.

Nach gerade einmal 48 Stunden schlief ich nachts wieder durch, meine Verdauung funktionierte wieder normal, und die Arbeit fiel mir leichter. Natürlich gibt es im Leben immer ein Auf und Ab, doch abgesehen vom Ende meiner Diät hatte sich nichts geändert.

Es gab zwar viele HVL, die mich zu keiner Zeit gereizt hatten, doch bestimmte HVL-Produkte – insbesondere herzhafte, frittierte, pikante und mit reichlich Mononatriumglutamat versehene – waren meine Favoriten gewesen, die ich gelegentlich im buchstäblichen Sinn bis zum Erbrechen verschlungen hatte. Wenn ich mich so entleerte, war mir das nicht als Essstörung erschienen, sondern nur als praktisch. Ich schlief besser, wenn mein Bauch nicht zum Bersten voll war, weil ich mich übergessen hatte. Essstörung hin oder her: Nach dem Ende meiner Diät bekam ich dieses Zeug, das ich zuvor nur so in mich hineingestopft hatte, nicht mehr herunter.

Esssucht ist in der Wissenschaft aus gutem Grund kein großes Thema. Es gibt zwei Probleme. Erstens enthalten Lebensmittel derart viele unterschiedliche Moleküle, dass es beinahe unmöglich erscheint, bestimmte Kombinationen als suchterzeugend zu identifizieren. Und dass Makronährstoffe wie reines Fett oder Zucker nicht suchterzeugend sein können, verrät einem der gesunde Menschenverstand.* Das größte Problem bei der Vorstellung, Essen könnte suchterzeugend sein, ist, dass die logische Konsequenz eine Strategie der Abstinenz wäre. Doch ein vollständiger Verzicht auf Nahrung ist schlichtweg nicht möglich. Außerdem können abhängige Personen Suchtmittel nicht kontrolliert konsumieren. Daraus folgt, dass Nahrung an sich nicht suchterzeugend sein kann.

Als Lösung dieses Problems haben einige Wissenschaftler vorgeschlagen, die Esssucht als Verhaltensstörung einzustufen.[13] Es gibt zwei allgemeine Kategorien der Abhängigkeit: einerseits die Suchtmittelabhängigkeit, die definiert wird als »neuropsychiatrische Störung, deren Kennzeichen das wiederkehrende Verlangen ist, eine Droge trotz schädlicher Folgen zu konsumieren«. In diese Kategorie fällt somit die Abhängigkeit von Tabak, Alkohol, Kokain und so weiter. Daneben gibt es die substanzungebundene Abhängigkeit, zu der etwa pathologisches Spielen sowie Internet- und Smartphone-Abhängigkeit gehören – und zu der manche auch die Esssucht zählen wollen.

Mich überzeugt die Erklärung, es handele sich um eine Verhaltensstörung, eher nicht. So wie Raucher von Zigaretten abhängig sind, verspürte ich, wie auch viele andere, eine starke Abhängigkeit

---

* Ein sehr lesenswerter Artikel von Paul Fletcher und Paul Kenny zur Frage, ob Nahrung suchterzeugend sein kann, ist online frei zugänglich: »Food Addiction: a valid concept?« (2018; »Nahrungsabhängigkeit: ein gültiges Konzept?«).[12] Darin bringen die beiden gewichtige Gründe für (Kenny) und gegen (Fletcher) das Konzept vor. Ich stehe ein wenig mehr auf der Seite von Kenny, wobei Fletcher letztlich vor allem die Forscher zur Vorsicht mahnt, mit ihren Überzeugungen nicht über die tatsächlichen Beweise hinauszuschießen. Kenny erläutert die seiner Ansicht nach suchterzeugenden Substanzen: »Kombinationen von Makronährstoffen in wohlschmeckenden hochkalorischen Lebensmitteln, die in dieser Form in der Natur nicht vorkommen, doch bei ihrer Kombination den Motivationsschaltkreisen im Gehirn einen derartigen physiologischen Schlag versetzen können, dass davon das nachfolgende Konsumverhalten verändert wird.«[12]

vom Essen – oder besser gesagt eine Abhängigkeit von bestimmten Arten hochverarbeiteter Lebensmittel. Ich habe eine Reihe der traditionellen suchterzeugenden Substanzen ausprobiert. Zigaretten während einiger komischer Jahre in der Armee, Alkohol bei ausufernden Gelagen im Medizinstudium, Heroin (auch unter dem Namen Diamorphin bekannt) nach einer Operation am rechten Hoden. Doch nichts davon hat mich je so in den Bann gezogen wie die Lebensmittel, die ich liebe – das Zeug, das diese uralten Gehirnregionen zum Ausrasten bringt, die Belohnungszentren, die einen Großteil unseres Verhaltens motivieren, im Guten wie im Schlechten.

Diese Pattsituation zwischen Realität und Wissenschaft trägt mit dazu bei, dass in Hinblick auf Adipositas nach wie vor ein solches Wirrwarr herrscht. Wir neigen dazu, dem Einzelnen die Schuld zu geben, nicht den Lebensmitteln, trotz der zunehmenden Beweise, dass bei Adipositas und möglicherweise noch vielen anderen Essstörungen die Lebensmittel selbst das Problem sind. Um die Definitionskriterien von Abhängigkeit nachzuschlagen, griffen Xand und ich zur aktuellen Ausgabe des US-amerikanischen Kompendiums *Diagnostic and Statistical Manual of Mental Disorders*, der Bibel der Psychiatrie. Die Autoren klassifizieren den problematischen Gebrauch von berauschenden Substanzen mithilfe von elf Kriterien als leicht, moderat oder schwer. Wenn mehr als sechs Kriterien zutreffen, hat man ein ernsthaftes Problem. Bei unseren Lieblingsspeisen (ausnahmslos HVL) kamen wir beide auf stolze neun.

Beispiele dafür sind: »Die Substanz wird in immer größeren Mengen konsumiert.« (Häkchen.) »Versuche, den Konsum zu kontrollieren, verlaufen erfolglos.« (Häkchen.) »Großer Aufwand von Zeit und Mühe, um an die Substanz zu kommen.« (Häkchen.) »Starker Drang nach der Substanz.« (Häkchen, Häkchen, Häkchen.)

Der Schlüsselpunkt ist das neunte Kriterium: »Trotz des Wissens um ein dauerhaftes oder wiederkehrendes körperliches oder psychisches Problem, das vermutlich von der Substanz verursacht oder verschärft wurde, wird die Substanz weiterhin konsumiert.« Die psychologischen Auswirkungen von Stigmatisierung, Scham, Versagen und Schuldgefühlen im Zusammenhang mit übermäßigem Essen sind in der Literatur erschöpfend dokumentiert, ganz zu schweigen von den Regale füllenden Daten zu den körperlichen Schäden. Aber obwohl Xand und mir das alles bewusst war, haben wir nicht aufgehört, hochverarbeitete Lebensmittel zu essen.

Wenngleich sich also einerseits Lebensmittel unmöglich als »Suchtmittel« bezeichnen lassen, wirken andererseits manche Lebensmittel offenkundig bei manchen Menschen suchterzeugend. Wie lässt sich das miteinander vereinbaren? Nun, indem wir Raubers Gedanken aufgreifen, dass HVL keine Nahrungsmittel wie eine Banane oder ein Stück Hühnerfleisch sind, sondern vielmehr einer eigenen Kategorie angehören, den suchterzeugenden essbaren Substanzen. Nahrung an sich ist keineswegs suchterzeugend – sondern nur die HVL. Diese Vorstellung wird auch zunehmend durch Erkenntnisse der Mainstream-Wissenschaft gestützt.

Sollte jemand aus Ihrem Umfeld mit Substanzmissbrauch zu kämpfen haben, stoßen Sie sich womöglich daran, dass ich den übermäßigen Nahrungskonsum damit vergleiche. Doch eine stetig wachsende Zahl von Studien deutet darauf hin, dass es sich hierbei um einen berechtigten Vergleich handelt. Eine Kapazität in dieser Frage ist die Psychologieprofessorin Ashley Gearhardt von der University of Michigan. Sie hält den Vergleich von HVL und Suchtmitteln für aufschlussreich und hat die entsprechenden Beweise in einer Reihe von Artikeln dargestellt.[14, 15, 16]

Erstens werden hochverarbeitete Lebensmittel auf einer Suchtskala durchgängig höher eingestuft als echte Nahrungsmittel. Die Befragten berichten stets nur von Problemen mit HVL. Natürlich nicht mit allen – bei manchen sind es Donuts, bei anderen Eiscreme. Bei mir war es das billige Takeaway-Essen. Doch was auch immer es ist: Zum Kontrollverlust beim Essen und zu Essattacken kommt es beinahe ausnahmslos bei HVL-Produkten.[17, 18, 19]

Nicht alle HVL wirken bei jedem suchterzeugend. Abhängige Personen sind meistens für eine bestimmte Palette von Produkten anfällig. Sharon Newson und ich verglichen die Lebensmittel, bei denen wir die Kontrolle verloren. Es gab keinerlei Überschneidungen – abgesehen davon, dass es sich ausnahmslos um HVL handelte.

Zweitens erzeugen HVL offensichtlich bei mehr Menschen in kürzerer Zeit eine höhere Abhängigkeit als eine ganze Reihe der traditionellen suchterzeugenden Drogen. Selbstverständlich können viele Menschen HVL in Maßen genießen, aber das gilt auch für Kokain, Alkohol und Zigaretten.[20] Vergleichen wir die Zahlen. Die Quote derer, die HVL ausprobieren und dann nicht wieder aufhören können, liegt außergewöhnlich hoch: 40 Prozent der US-Amerikaner leben mit Adipositas, und es ist bekannt, dass jedes Jahr knapp die Hälfte von ihnen abzunehmen versucht.[21] Doch der Anteil derer, die tatsächlich dauerhaft durchhalten, ist verschwindend gering. Es gibt kein anderes Suchtmittel, das 40 Prozent der Erstkonsumenten trotz der negativen gesundheitlichen Auswirkungen (eine Definition von Abhängigkeit) weiterhin konsumieren. Beispielsweise trinken mehr als 90 Prozent der US-amerikanischen Erwachsenen Alkohol, doch nur 14 Prozent entwickeln eine Alkoholkonsumstörung.[22] Selbst bei illegalen Drogen wie Kokain wird nur ein verhältnismäßig kleiner Anteil der Nutzer (20 Prozent) abhängig.[23]

Drittens teilen Suchtmittel und HVL bestimmte biologische Merkmale. Bei beiden werden die natürlichen Eigenschaften so modifiziert, dass sie die Belohnungssubstanz rasch abgeben. Die Geschwindigkeit der Abgabe steht in einem engen Zusammenhang mit dem Suchtpotenzial – Zigaretten, geschnupftes Kokain, hochprozentiger Alkohol. Wird die Abgabe verlangsamt, verändert das den Effekt. Auf diese Weise kann etwa Metamphetamin zu einem Medikament für Kinder mit Konzentrationsschwächen werden. Nikotinpflaster sind sehr viel weniger suchterzeugend als Zigaretten. Wie wir noch sehen werden, sind die weiche Konsistenz und der daraus folgende schnelle Konsum Definitionsmerkmale von HVL, durch die sie sich von echter Nahrung unterscheiden.

Viertens gibt es dieselben Risikofaktoren für Drogenabhängigkeit und Esssucht, etwa eine familiäre Suchtgeschichte, Traumata und Depressionen. Somit könnten HVL bei diesen Menschen womöglich dieselbe Funktion wie Drogen erfüllen.

Fünftens berichten Betroffene von ähnlichen Abhängigkeitssymptomen bei HVL und anderen Suchtmitteln, darunter das starke Verlangen nach der Substanz, wiederholte vergebliche Versuche, den Konsum einzuschränken, und der fortgesetzte Konsum trotz negativer Auswirkungen. Und diese negativen Auswirkungen sind bei HVL erheblich: Schlechte Ernährung kann für viele Menschen sogar schlimmere Folgen haben als hoher Tabakkonsum.

Sechstens schließlich haben neuronale bildgebende Verfahren bei Esssucht und Drogenmissbrauch ähnliche Fehlfunktionsmuster im Belohnungssystem ergeben. Darüber hinaus sprechen HVL offensichtlich auf ähnliche Weise wie traditionelle Drogen die mit Belohnung und Motivation verbundenen Gehirnregionen an.[24, 25]

Womöglich sträuben Sie sich trotz allem insgeheim noch immer dagegen, hochverarbeitete Lebensmittel auf eine Stufe mit Zigaretten zu stellen. Aber eine schlechte Ernährung – mit hohem HVL-Anteil – steht weltweit mit mehr Todesfällen in Zusammenhang als Tabak, hoher Blutdruck oder irgendein anderes Gesundheitsrisiko, nämlich mit 22 Prozent aller Todesfälle.[26] Angesichts der großen Gefahren dürfte die Einstufung von HVL als Suchtmittel einige Vorteile mit sich bringen.* Auf diese Weise ließen sich möglicher-

---

* Nicole Avena hält den Vergleich mit Zigaretten für gerechtfertigt, auch wenn sie Unterschiede eingesteht – vor allem, dass »kein Mensch Zigaretten, aber jeder Nahrung braucht«. Selbstverständlich sind manche Menschen auf HVL angewiesen, da nur diese für sie verfügbar und erschwinglich sind. Doch physiologisch benötigen wir sie nicht. Avena zufolge sind Zigaretten und viele HVL-Produkte in Hinblick auf die Auswirkungen auf das Gehirn vergleichbar: »Vielen Menschen fällt es leichter, mit dem Rauchen aufzuhören, als auf HVL zu verzichten.« Auch die

weise die Stigmatisierung, die Schuldgefühle und die Scham reduzieren, die mit Adipositas und übermäßigem Nahrungskonsum einhergehen, so wie es bereits vor Jahrzehnten den Anti-Tabak-Aktivisten beim Rauchen gelang. In der Folge könnten sich die Betroffenen nach außen gegen die verantwortliche Industrie wenden (bekanntermaßen ein probates Mittel bei Abhängigkeit), statt die Schuld bei sich und dem vermeintlichen eigenen Versagen zu suchen. Außerdem lassen sich auf diese Weise einige nützliche politische Parallelen herausstreichen. Beispielsweise stellt die Tabakkontrolle eine Blaupause für die Regulierung schädlicher Suchtmittel zur Verfügung. Ein Suchtverhalten ist mein persönliches Problem, das sich kaum regulieren lässt und vor dem es kaum Schutz gibt. Doch wenn die Hersteller einer suchterzeugenden Substanz mit einer Comicfigur gezielt meine dreijährige Tochter ansprechen, ist das ein regulatorisches Versagen.

Insbesondere löst die Einstufung von HVL als Suchtmittel das Abstinenzproblem. Die Nahrungsaufnahme an sich können wir nicht einstellen, doch zumindest theoretisch können wir aufhören, HVL zu essen. Das ist fraglos nicht einfach – das Großbritannien der Gegenwart ist für HVL das, was die 1950er-Jahre für Zigaretten waren.

Nach meiner Erleuchtung hielt ich es für höchste Zeit, dass sich auch mein Bruder Xand von den hochverarbeiteten Lebensmitteln verabschiedete. Er bewegte sich damals am unteren Rand der pathologischen Adipositas. Mit der Inbrunst eines Neukonvertierten versuchte ich ihn zu bekehren. Wahrscheinlich war ich ziemlich unerträglich. Aber nach meinem Gespräch mit Alasdair Cant setzte ich ihn nicht länger unter Druck. Stattdessen schlug ich ihm vor, eine Zeit lang meine 80-Prozent-HVL-Diät selbst auszuprobieren. Er war einverstanden. Nicht, um abzunehmen, sondern als

---

körperlichen Folgen hält sie für vergleichbar: »Ich denke, wir müssen die Tatsache stärker in den Blick nehmen, dass diese Lebensmittel uns umbringen.«

(unwissenschaftliches) Experiment. Nur zum Spaß. Wir würden Aufnahmen für einen BBC-Podcast machen (*Addicted to Food*) und sehen, was passiert. Wir vereinbarten einen Zeitraum von einer Woche. Ich bat ihn, mit Kevin Hall, Fernanda Rauber, Nicole Avena und einigen anderen Experten zu sprechen. Vielleicht würden ihre Ausführungen bei ihm dasselbe auslösen wie bei mir.

Inzwischen hatten mich die wissenschaftlichen Belege und meine eigene Erfahrung von der Schädlichkeit der hochverarbeiteten Lebensmittel überzeugt. Doch nun wollte ich wissen, was genau sie mit meinem Körper anstellten – und wie sie das machten.

Teil 3

Ach, darum bin ich so unruhig und habe Bauchschmerzen!

Kapitel 11

HVL sind vorgekaut

Anthony Fardet ist sehr wahrscheinlich nicht die erste Person, die sich mit der physikalischen Struktur von Nahrungsmitteln oder, in seinen Worten, der »Food Matrix« beschäftigt. Doch es ist gut möglich, dass er intensiver über dieses Thema nachgedacht hat als irgendjemand sonst. Fardet ist Wissenschaftler am Institut für Ernährungsforschung der Universität Clermont-Auvergne in Frankreich, ein ernster Typ, ungefähr in meinem Alter, mit dichtem grauen Haar. Alles, was er sagt, wirkt tiefgründig und bedeutend, was teils daran liegt, dass er eine Menge langer Worte benutzt, teils aber auch mit dem Akzent in seinem perfekten Englisch zusammenhängt, durch den er wie ein französischer Filmstar klingt: »Wir essen Lebensmittel, keine Nährstoffe. Vom philosophischen Standpunkt aus gesehen ist es also am besten, Holismus und Reduktionismus zu kombinieren. Ich bin Empiriker und Induktivist.«

Irgendwie hatte ich das Gefühl, auch ein empirischer Induktivist zu sein, aber ich war mir nicht wirklich sicher und entschied, die Angelegenheit später zu überprüfen. In meinem Gespräch mit Fardet ging es um die Frage, wie die Verfahren bei der HVL-Herstellung die physische Struktur von Lebensmitteln beeinflussen und wie sich diese dann auf den menschlichen Körper auswirkt. Das Prinzip der Matrix ist ziemlich simpel: Nahrungsmittel sind nicht einfach nur die Summe ihrer Bestandteile. Fardet erklärte, dass die Aufgabe des Verdauungssystems darin besteht, die Nahrungsmittel-Matrix zu zerstören, und benutzte einen Apfel zur Veranschaulichung. Die Fasern beziehungsweise Ballaststoffe, die einem Apfel Knackigkeit und Festigkeit verleihen, machen nur 2,5 Prozent seines Gewichts aus. Die restlichen 97,5 Prozent sind Saft. Die Art und Weise, wie die Fasern um die Zellen und die Flüssigkeit herum angeordnet sind – das ist die Matrix.

Mit diesem Gedanken im Hinterkopf entwickelte eine Forschungsgruppe 1977 ein Experiment und gab zehn Probanden Äpfel in drei unterschiedlichen Darreichungsformen zu essen: als Saft ohne Fasern, als rohes Püree und als Spalte. Die Teilnehmer mussten die Nahrung in derselben Geschwindigkeit zu sich nehmen; anschließend wurden Sättigungsgrad, Blutzucker und Insulin als Reaktion auf die unterschiedlichen Verzehrformen gemessen.[1]

Das Ergebnis: Bei Saft und Püree war ein stärkerer Anstieg der Blutzucker- und Insulinwerte als bei den Apfelstücken zu beobachten, anschließend fielen sie auf ein Niveau unter den Ausgangswerten ab. Wegen des Sugar Crashs, also des starken Absinkens des Blutzuckerspiegels, waren die Teilnehmer in den Saft- und Püree-Gruppen nach dem Verzehr noch hungrig. Die ganzen Apfelstücke hingegen sorgten für einen allmählichen Blutzuckeranstieg und ein anschließendes langsames Absinken auf den Ausgangswert – kein Sugar Crash, dafür aber ein über Stunden anhaltendes Sättigungsgefühl. Wie es aussieht, hat unser Körper im Laufe der menschlichen Entwicklung gelernt, die in einem rohen Apfel enthaltene Zuckermenge perfekt verarbeiten zu können – ganz im Gegensatz zum Apfelsaft, bei dem es sich um eine relativ neue Erfindung handelt.*

Apfelsaft, der für gewöhnlich um die 15 Prozent Zucker enthält, verhält sich im Grunde wie jeder andere Softdrink auch. Ebenso

---

* Babynahrung besteht größtenteils aus pürierten Früchten und enthält aus diesem Grund viel Zucker und ist zudem teuer und unnötig.

ist es beim Apfelpüree, obwohl diese Darreichungsform alle Bestandteile des rohen Apfels enthält, inklusive Ballaststoffe, und in dem Experiment erst kurz vor dem Verzehr hergestellt wurde. Ballaststoffe sind wichtig, aber die Matrix, die Struktur des Apfels, ist der Schlüssel.

Denken wir noch einmal an die Coco Pops. Diese Frühstückscerealien werden als besonders knusprig vermarktet, und ein Teil der Flocken bleibt auch knusprig, zumindest eine gewisse Zeit lang. Tatsächlich ist jeder Löffel jedoch nur ein Haufen feuchter, stärkehaltiger Klümpchen, denn Coco Pops bilden mit der Milch eine texturierte Flüssigkeit. Sie sind weich. Und diese weiche Konsistenz ist eine Eigenschaft, die Kevin Hall als nahezu universelles Merkmal aller hochverarbeiteten Lebensmittel identifiziert hat.* Die weiche Konsistenz von HVL ist auf die Art der Herstellung zurückzuführen – industriell modifizierte Pflanzenbestandteile und maschinell vom Knochen gelöstes Fleisch (sogenanntes Separatorenfleisch, bei dem die Struktur der Muskelfasern verändert wird) werden pulverisiert, geschrotet, gemahlen und extrudiert, bis alle faserigen Strukturen inklusive Sehnen, Bänder, Zellulose und Lignine zerstört sind. Aus der übrig bleibenden Masse kann man dann Dinosaurier, die Buchstaben des Alphabets oder die hyperbolischen Paraboloide der Pringles formen.

Das Marketing redet von der krossen Kruste bei Fried Chicken, vom Poppen der Rice Krispies, vom knusprig-knackigen Chipsge-

---

* Natürlich gibt es »echte« Lebensmittel, die genauso weich oder weicher sind als manche HVL, zum Beispiel Bananen, Tomaten und Beeren. Diese Lebensmittel besitzen jedoch alle noch eine intakte Matrix, die im Fall einer Verarbeitung zerstört wird. Bei der Verwendung als HVL-Zutaten – Beerenpüree, Tomatenpulver und so weiter – werden sie noch weicher als zuvor. In einem Joghurt werden Sie niemals naturbelassene Bananenstücke finden. Auch Ketchup enthält keine naturbelassenen Tomatenstücke. Ob eine Blaubeere in Püreeform oder am Stück verzehrt wird, ist entscheidend für ihre Verdauung und Verarbeitung, genauso wie beim Apfel auch.

nuss. Doch in Wirklichkeit zerfließt dieses Zeug schon bei minimalem Kaudruck. Dabei sind diese Produkte clever aufgebaut – eine geleeartige Füllung in einer trocken-puffigen Hülle zum Beispiel oder kleine Stückchen echter Pflanzen in einer Fertigsuppe. Alles, um die Tatsache zu verschleiern, dass man nach wenigen Sekunden nur noch formlose Pampe im Mund hat.

Ein Hamburger von McDonald's (oder Burger King oder jedem x-beliebigen HVL-Hersteller) ist ein weiteres Beispiel für diese Illusion. Der erste Bissen belohnt mit dem Eindruck unterschiedlicher Strukturen: Das süße Burgerbrötchen hat eine trockene Kruste, auf die ein cremig-schwammartiges Inneres folgt; das Burgerfleisch scheint gummiartig und so salzig wie Meerwasser; die Gurken und Zwiebelringe wirken knackig; der Senf kitzelt unseren Nervus trigeminus, und die Säure des Ketchups setzt dem Erlebnis das i-Tüpfelchen auf. »Schwammartig«, »gummiartig«, »knackig« – in Wirklichkeit ist das alles so weich wie Daunen. Kein Wunder also, dass ich einen Burger in weniger als einer Minute verschlingen kann. Und danach noch einen brauche, weil ich immer noch hungrig bin.*

Aber warum? Aus demselben Grund, aus dem Lyra nach einer Schüssel Coco Pops noch hungrig war: Die Signale, die uns »Es reicht!« sagen, können nicht mit derart weichen und leicht verdaulichen Nahrungsmitteln umgehen – eine Nahrung, die so weich ist, dass man de facto von einer vorgekauten Nahrung sprechen könnte. Anstatt langsam und über die gesamte Länge unseres Darms hinweg verdaut zu werden und auf diese Weise die Ausschüttung von Sättigungshormonen zu stimulieren, werden hochverarbeitete Lebensmittel anscheinend so schnell absorbiert, dass

* Das Problem der weichen Konsistenz wird auch durch Forschungsergebnisse belegt, die nahelegen, dass HVL-Produkte viel schneller verzehrt werden als naturbelassene oder nur minimal verarbeitete Lebensmittel. Das bedeutet, dass pro Minute mehr Kalorien konsumiert werden können.

sie gar nicht mehr in dem Bereich unseres Verdauungssystems ankommen, der das Signal »Es reicht« an unser Gehirn sendet.

Während meiner HVL-Diät fiel mir diese weiche Konsistenz besonders stark beim Brot auf. Wie die Real Bread Campaign, eine vom gemeinnützigen Sustain-Bündnis für bessere Lebensmittel und Landwirtschaft geleitete Initiative, schon seit langer Zeit kritisiert, ist echtes Brot in Großbritannien nur schwer erhältlich und zudem sehr teuer. Traditionelle Handwerksbäckereien machen nur fünf Prozent des Brotmarktes aus; vielerorts gibt es keine Alternative zu HVL-Brot. Sauerteigbrot sollte nur die Zutaten Wasser, Salz, Wildhefe und Mehl beinhalten, aber oftmals sind die in Supermärkten als »Sourdough« ausgewiesenen Produkte nur »Sourfaux« mit bis zu 15 Zutaten, unter anderem auch Palmöl und kommerzielle Hefe.[2]

Wenn Sie ein Roggen- oder ein echtes Sauerteigbrot auftreiben und es sich leisten können, lohnt sich der Vergleich mit einem Laib aus dem Supermarkt. Ich kaufe seit Jahr und Tag ein Vollkorntoastbrot namens Hovis Multigrain Seed Sensations. Hier ist die Zutatenliste: Weizenmehl, Wasser, Saatenmischung (13 %), Weizeneiweiß, Hefe, Salz, Sojamehl, Gerstenmalzmehl, Kristallzucker, Gerstenmehl, Konservierungsmittel: E 282 Calciumpropionat, Emulgator: E 472e (Mono- und Diacetylweinsäureester von Mono- und Diglyceriden von Speisefettsäuren), Karamellzucker, Gerstenfaser, Mehlbehandlungsmittel: Ascorbinsäure.

Bei vielen Broten dieser Art wird Mehl mit einem geringen Eiweißgehalt verwendet und später isoliertes Weizeneiweiß zugefügt, da die Hersteller auf diese Weise die Konsistenz des Produkts perfekt steuern können. Viele dieser Zutaten sparen Kosten – die Herstellung geht schneller und erfordert weniger Personal etc. –, und viele dieser Einsparungen werden an die Kunden weitergereicht. Ein Laib echten Sauerteigbrots kostet zwischen drei und fünf britische Pfund. Während ich diese Zeilen schreibe, liegt der Preis für das billigste »Sauerteigbrot« der Supermarktkette Sainsbury's bei gerade mal 36 Pence, mein Vollkorntoastbrot Hovis kostet 95 Pence.

Ein Ergebnis der unterschiedlichen Herstellungsverfahren und Behandlungsmittel ist jedoch, dass ich eine Scheibe Hovis noch schneller hinunterschlingen kann als den zuvor erwähnten HVL-Burger. Das Brot verwandelt sich rasch zu einem matschigen Klumpen, der sich leicht hinunterschlucken lässt. Für eine Scheibe vom Kartoffel-Sauerteigbrot Dusty Knuckle Potato Sourdough (5,99 GBP von einem Anbieter) brauche ich hingegen weit über eine Minute für das Kauen, und die Anstrengung lässt meine Kiefermuskeln ermüden.

Mit HVL-Brot ermüdet der Kiefer nicht, allerdings könnte der Umstand, dass es so wenig gekaut werden muss, viele unserer heutigen Zahn- und Kieferprobleme erklären. In Großbritannien und den USA hat etwa ein Drittel der Zwölfjährigen einen Überbiss, also einen Kiefer, der zu klein für ihr Gesicht ist. Aus diesem Grund müssen heutzutage viele Kinder kieferorthopädisch behandelt werden; auch ich musste mir deswegen meinen rechten unteren Weisheitszahn entfernen lassen. Als ich die zu diesem Thema verfügbaren Studien sichtete, wurde mir klar, dass es sich um ein verbreitetes Problem unserer modernen Gesellschaft handelt. Untersuchungen auf der Basis von Schädelknochen belegen, dass vorindustrielle Bauern, die sich in zunehmendem Maß von Kohlenhydraten ernährten, zwar vielfach mit Karies und Zahnabszessen kämpften, aber weniger als fünf Prozent von ihnen hatten impaktierte Weisheitszähne, was bei 70 Prozent der gegenwärtigen Bevölkerung der Fall ist.[3, 4]

Der Grund dafür ist, dass die Gesichter der Menschen in unseren modernen Gesellschaften, ganz besonders unsere Kiefer, sehr viel kleiner sind als die unserer Vorfahren. Diese Veränderung vollzog sich relativ plötzlich: Die australischen Aborigines, von denen viele in den 1950er-Jahren abrupt auf eine moderne Ernährung umstiegen, haben sehr viel kleinere Kiefer als ihre Ahnen 100 Jahre zuvor.[5, 6, 7] Die Kiefer der heutigen Finnen zum Beispiel sind sechs Prozent kleiner als die ihrer frühzeitlichen (und genetisch äußerst ähnlichen) Vorfahren.[8]

Die Erklärung für die schrumpfenden Gesichter ähnelt der, die für die hohe Knochendichte im Schlagarm von Tennisspielern angeführt wird. Anhand der Größe und Dichte der Armknochen konnte man auch problemlos die Skelette der Bogenschützen in den Überresten des 1545 gesunkenen Kriegsschiffs *Mary Rose* identifizieren.[9] Knochen sind keine Steine, sondern vielmehr lebendes Gewebe, das je nach Belastung ständig umgebaut, zersetzt und neu aufgebaut wird. Die Kiefer- und Gesichtsknochen bilden da keine Ausnahme. Wenn Sie kauen, wachsen diese Knochen.

In einer griechischen Studie ließ man eine Gruppe von Kindern zwei Stunden täglich einen harten Harzklumpen kauen und fand am Ende heraus, dass diese Kinder sowohl eine größere Bisskraft als auch signifikant längere Kiefer und Wangenknochen als ihre nicht Harz kauenden Altersgenossen hatten.[10]

Nachdem ich all diese Studien gelesen hatte, sah ich mir Lyras kleine Kiefer und Zähne etwas genauer an. Ihre oberen Schneidezähne ragten weit über die unteren hinaus. War das normal? Konnte ein Zahnarzt im Großbritannien des 21. Jahrhunderts überhaupt noch wissen, wie ein »normales« menschliches Gebiss aussehen sollte? War ich schon zu spät dran? Hatte sie jemals in ihrem Leben wirklich etwas gekaut? Ich beschloss, ihrem Zahnarzt eine wissenschaftliche Abhandlung eines Harvard-Professors namens Daniel Lieberman zukommen zu lassen. Titel: »Effects of food processing on masticatory strain and craniofacial growth in a retrognathic face« (»Auswirkungen der Lebensmittelverarbeitung auf die Belastung des Kauapparats und das kraniofaziale Wachstum bei einem retrognathischen Gesicht«). Anschließend kaufte ich Lyra eine Handvoll Karotten als Snack.

Es existieren viele Studien, die nahelegen, dass die weiche Konsistenz von Lebensmitteln auch in Bezug auf die Kalorienaufnahme ein Problem darstellen könnte. In Kevin Halls Untersuchung zum Vergleich unverarbeiteter und hochverarbeiteter Lebensmittel berichteten die Teilnehmer, HVL hätten ihre Sinne nicht unnatürlich stärker angesprochen: Beide Ernährungsformen wurden als gleichermaßen schmackhaft und sättigend bewertet. Trotzdem nahmen die Probanden während der HVL-Phase im Durchschnitt 500 Kalorien mehr pro Tag zu sich.

Der von Hall beobachtete Hauptunterschied zwischen den beiden Ernährungsformen bestand darin, dass die Probanden die hochverarbeiteten Lebensmittel sehr viel schneller verzehrten. Da die meisten HVL nicht nur weich, sondern auch trocken sind, haben sie eine hohe Kaloriendichte. Wasser verdünnt alles, auch Energie. Fleisch, Obst und Gemüse haben für gewöhnlich einen hohen Wasseranteil.

Diese Trockenheit ist ein Schlüsselaspekt für den Siegeszug hochverarbeiteter Lebensmittel, denn sie verhindert das Auftreten von Mikroorganismen und trägt zu der absurd langen Haltbarkeit bei, die HVL-Produkte so profitabel macht. Das Zeug wird einfach nicht schlecht. Es gibt unzählige Zeitungsartikel über Menschen, die McDonald's-Burger aus Versehen irgendwo liegen ließen und nach Jahren merkten, dass diese nicht verderben. Das kanadische McDonald's beging einen amtlichen Fauxpas, als die Verantwortlichen entschieden, ihre Sichtweise zu einer dieser Geschichten zu schildern: »Tatsache ist, dass die Burger, Pommes und Nuggets von McDonald's sich wie alle anderen Lebensmittel auch verhalten und unter bestimmten Bedingungen sehr wohl verderben.«[11]

Das fast schon verzweifelte Beharren darauf, dass diese Nahrungsmittel sehr wohl verderben, ist einer der seltenen Fälle, in denen das Unternehmensmarketing meinen Job macht. Aber die Aussage ist richtig: Dass diese Produkte nicht verderben, hat mehr mit der Trockenheit hochverarbeiteter Lebensmittel zu tun als mit der chemischen Belastung durch Konservierungsstoffe.

Weichheit und Kaloriendichte führten in Halls Experiment dazu, dass die Teilnehmer während der HVL-Phase durchschnittlich 17 Kalorien pro Minute mehr konsumierten als bei der unverarbeiteten Diät.* Diese Ergebnisse stimmen mit den Forschungen

---

* Diese Nahrung war natürlich auch in gewissem Maße verarbeitet durch Vorgänge wie das Kochen etc., aber in der Studie wurde sie als »unverarbeitete Nahrung« bezeichnet.

von Barbara Rolls überein, die nachwies, dass die Energiedichte von Lebensmitteln eine entscheidende Rolle hinsichtlich der täglichen Energieaufnahme spielt.[12, 13, 14]

In Dutzenden von sorgfältig durchgeführten Experimenten wiesen Rolls und ihre Kollegen wiederholt nach, dass Lebensmittel und Ernährungsformen mit einer höheren Energiedichte zu einer größeren Energieaufnahme und einem höheren Körpergewicht führen. Dieser Effekt scheint unabhängig von der Schmackhaftigkeit oder dem Nährstoffgehalt zu sein und gilt gleichermaßen für Männer und Frauen, für Menschen mit Über- und Normalgewicht, für Kinder und Erwachsene sowie kurz- und langfristig. Es handelt sich um eine der am besten belegten Tatsachen im Bereich der Ernährung.[15, 16] Und was vielleicht am wichtigsten ist: Es scheint keine Rolle zu spielen, ob die Energie in der Nahrung aus Fetten oder Kohlenhydraten stammt – die Energiedichte ist der wichtigere Faktor für die Kalorienaufnahme.

Zudem belegt eine große Anzahl an Forschungsarbeiten, dass schnelleres Essen das Risiko erhöht, mehr zu essen, zuzunehmen und Stoffwechselerkrankungen zu entwickeln.[17] Die Geschwindigkeit beim Essen hat zum Teil mit der Art der Nahrung zu tun: Länger im Mund zu zerkleinernde Lebensmittel sorgen für ein höheres Sättigungsgefühl.[18, 19, 20] Allerdings spielen die Gene auch eine Rolle. Die GUSTO-Studie in Singapur (Growing Up in Singapore Towards Healthier Outcomes) zeigte, dass Kinder, die in höherem Tempo und länger aßen, mit größerer Wahrscheinlichkeit Adipositas entwickeln. Die Forscher beschrieben dies als eine »adipogene Art der Nahrungsaufnahme«.[21] Clare Llewellyn, die Zwillingsforscherin am UCL, zeigte, dass diese Art der Nahrungsaufnahme genetisch bedingt ist und mit einem höheren BMI in Verbindung steht.[22] Gene für »schnelles Essen« machen einige Menschen besonders anfällig für die weiche Konsistenz von HVL-Produkten.

In einer anderen Studie wurden den Teilnehmern zwei Schoko-Milchshakes vorgesetzt, von denen der eine dick-, der andere dünnflüssig war. Beide Milchshakes waren in puncto Nährstoffgehalt identisch, hatten dieselbe Energiedichte und Schmackhaftigkeit. Die Probanden durften so viel trinken, wie sie wollten. Bei dem dünnen Shake zeigte sich eine um 47 Prozent höhere Gesamtaufnahme als bei dem dickflüssigen. Wenn die Freiwilligen jedoch angehalten wurden, in derselben Geschwindigkeit zu trinken, nahmen sie von jedem Shake dieselbe Gesamtmenge zu sich.[23]

Die Anzahl der Kauvorgänge pro Bissen kann ganz unmittelbar die Nahrungsaufnahme verlangsamen und reduzieren. Jeden Bissen zu kauen, scheint eine gute Möglichkeit, die Kalorienzufuhr zu reduzieren, aber das ist natürlich eine Verwechslung von Ursache und Wirkung. Erinnern wir uns: Die Verzehrgeschwindigkeit wird durch die Art der Nahrung und unsere Gene bestimmt – sie ist keine bewusste Entscheidung. Wer schon einmal versucht hat, sich dem Tempo eines langsamer oder schneller essenden Zeitgenossen anzupassen, der weiß, wie schwer das ist.

Es gibt also viele Hinweise darauf, dass die Geschwindigkeit des HVL-Konsums ganz konkret mit dessen Auswirkungen auf die Gesundheit in Verbindung steht. Was mich in diesem Zusammenhang jedoch beunruhigt, ist die Gefahr, dass einige dies als Gelegenheit sehen, eine andere Art hochverarbeiteter Lebensmittel herzustellen – HVL mit einer Textur, die die Verzehrgeschwindigkeit verlangsamt. Im Jahr 2020 wurde eine Metastudie zu fünf Untersuchungen aus Großbritannien, Singapur, der Schweiz und den Niederlanden publiziert, bei denen man die Energieaufnahmegeschwindigkeiten beim Verzehr von 327 Lebensmitteln gemessen hatte.[24] Die Forscher konnten belegen, dass die pro Minute konsumierten Kalorien von unverarbeiteten Lebensmitteln (36 kcal) zu verarbeiteten Lebensmitteln (54 kcal) zu hochverarbeiteten Lebensmitteln (69 kcal) anstiegen. Daraus schlossen sie Folgendes:

> *»Die industrielle Lebensmittelverarbeitung eröffnet die große Chance, die Formen und Texturen, denen wir in unserer*

Nahrungsumgebung begegnen, umfassend zu verändern. In Kombination mit Reformulierungen zur Verringerung der Energiedichte können weitreichende Verbesserungen bei den Energieaufnahmeraten, der Schmackhaftigkeit und der Nährstoffdichte von Lebensmitteln erreicht werden. [...] Die künftige Herausforderung für die verarbeitende Industrie besteht in der Entwicklung von Produkten, die für den Verbraucher weiterhin attraktiv sind sowie eine optimale Sättigung pro verzehrter Kilokalorie bieten, und darin, gleichzeitig das Potenzial dieser Produkte zur Förderung eines übermäßigen Energiekonsums zu verringern.«

Eine eigenartige Schlussfolgerung, die mir ganz und gar nicht behagte. Nachdem klar geworden ist, auf welch mannigfaltige Weise die lebensmittelverarbeitenden Technologien sowohl die Energiedichte unseres Essens steigern als auch dessen Verzehr beschleunigen, und man mittlerweile weiß, dass diese beiden Aspekte bei jedem beliebigen Lebensmittel zentrale Größen für die Entstehung von Adipositas sind, wird nicht etwa eine Richtungsänderung hin zu einer eher naturbelassenen Kost vorgeschlagen. Nein, man empfiehlt stattdessen zusätzliche Verarbeitungsschritte. Diese »Hyperverarbeitung« von Lebensmitteln kann wohl kaum Lösungen für die Probleme der Hochverarbeitung bieten.

Eigenartig ist auch, dass hier von »künftiger Herausforderung« gesprochen wird, obwohl die Lebensmittelindustrie seit den 1990er-Jahren aus Studien von der Verbindung zwischen Verzehrgeschwindigkeit und erhöhtem Kalorienkonsum weiß.[25]

Außerdem bereitete mir eine Erklärung in dem Artikel Sorge, der zufolge es »keine Interessenkonflikte« gab. Dabei war einer der Autoren, namentlich Ciarán Forde, Mitglied des Wissenschaftlichen Beirats der Kerry Group plc (ein milliardenschwerer HVL-Hersteller), während ein weiterer Verfasser, namentlich Kees de Graaf, im Wissenschaftlichen Beirat von Sensus (einem Hersteller von Lebensmittelzutaten wie Inulin und Oligofructose) saß und alle drei Autoren Vergütungen für Vorträge auf Tagungen erhalten hatten, die von Unternehmen der Lebensmittel- und Nahrungsergänzungsmittelbranche gesponsert wurden. Als wissenschaftlicher Berater eines HVL-Herstellers über Lebensmittelverarbeitung zu publizieren, ist ein Interessenkonflikt – außer da stellt jemand seine wissenschaftlichen Beraterdienste pro bono zur Verfügung.

Im Jahr darauf wurde ein Artikel veröffentlicht, der ebenfalls Ciarán Forde als einen der Autoren anführt und in dem es ebenfalls heißt: »Die Verfasser erklären, dass keine Interessenkonflikte bestehen.« Dabei war der Mann zu diesem Zeitpunkt nicht nur als Berater von Kerry tätig, sondern laut ebenjenem Artikel auch Teil eines akademischen Konsortiums, dessen Forschungen von Abbott Nutrition, Nestec (einer Nestlé-Tochter) und Danone finanziert wurden.

Den Verzehr hochverarbeiteter Lebensmittel mühsamer zu gestalten, so scheint es mir zumindest, wird wahrscheinlich nicht funktionieren. Zigarettenhersteller haben im Laufe der Zeit versucht, ihre Produkte weniger gefährlich zu machen. Die Glimmstängel wurden sogar mit kleinen Ventilationslöchern versehen, damit weniger Rauch beim Rauchenden ankam, was aber lediglich dazu führte, dass die Raucher kräftiger am Filter sogen. Wir konsumieren suchterzeugende Substanzen wegen dem Kick für die Sinne, und wir wissen, dass die Geschwindigkeit, mit der der gewünschte Stoff dem Körper zur Verfügung steht, ein zentraler Aspekt für das suchterzeugende Potenzial einer Substanz ist.[26] Meine Prognose lautet: Wenn man die Verzehrzeit ändert, geht ein Teil des Kicks verloren, und das Produkt verkauft sich weniger gut. Hochverarbeitete Lebensmittel sind nicht aus Zufall so weich, sondern weil sich so die größtmögliche Menge verkaufen lässt.

Wie wir noch sehen werden, ist es aufgrund des Widerstands seitens der Lebensmittelindustrie einigermaßen schwierig, hochverarbeitete Lebensmittel zu kennzeichnen. Der Nutzen von Warnhinweisen, die über die Art der Konsistenz und die Energiedichte informieren, ließe sich jedoch sehr gut belegen.

Kapitel 12

HVL riechen komisch

Viele Menschen sehen das Thema Aroma als banal an. Es existiert jedoch eine Denkschule, der zufolge künstliche Aromastoffe *das* Problem überhaupt sind, wenn wir über Adipositas und Überkonsum diskutieren. Seit meinem HVL-Diät-Experiment schreckt mich das Wort »Aromastoffe« auf den Zutatenlisten von Lebensmitteln mehr ab als alles andere. Sie sind ein untrügliches Zeichen dafür, dass es sich um ein HVL-Produkt handelt. Die Notwendigkeit ihres Einsatzes verrät uns einiges darüber, warum und wie HVL schädlich für uns sind.

Die wissenschaftliche Literatur zum Thema Geruch ist streng abgeschottet von den Abhandlungen über Gesundheit und Fettleibigkeit und beschränkt sich weitgehend auf Publikationen in einschlägigen Journalen. Meist werden diese Artikel von Psychologen verfasst, oftmals mit Unterstützung von Philosophen und Köchen. Ein Forscher mit besonders vielen Veröffentlichungen in diesem Bereich ist Barry Smith. Er leitet das Centre for the Study of the Senses (Zentrum für das Studium der Sinne) an der Universität London, ist Philosoph, Weinexperte, Rundfunksprecher und Ernährungswissenschaftler.

Ich besuchte ihn in seinem Büro, von dem aus man auf zwei riesige Kalksteinlöwen blickt, die den Hintereingang des British Museum flankieren. Kaum war ich eingetreten, forderte Smith meine Sinne heraus – als Erstes mit einem hyperrealistischen Gemälde von Venedig, einem Werk von Patrick Hughes, das an seiner Bürowand hing. Als ich daran vorbeiging, konnte ich um die Ecken der wie Pyramiden aus der Leinwand ragenden Gebäude schauen und in die Kanäle hineinsehen. Es ist eine verunsichernde Illusion. Die Teile des Bildes, die dem Betrachter physisch am nächsten sind, scheinen am weitesten entfernt zu sein (und sich zu bewegen, wenn man selbst seine Position ändert).

»Die Technik nennt sich ›Reverspective‹«, erklärte Smith. »Niemand weiß genau, warum es funktioniert.« Dann erzählte er mir vom konvergierenden Blick, von Sehwinkeln und Parallaxen sowie von der Diskrepanz zwischen den Informationen des Gehirns über die Tiefenwahrnehmung und dem, was tatsächlich nah oder fern ist. Das Gemälde ist eine gute Zusammenfassung seiner Expertise – sprich: der Frage, wie wenig unsere bewusste Erfahrung der Welt mit der objektiven Realität zu tun hat. Smith selbst schafft ständig Illusionen. Er plaudert, ohne zu quatschen, scherzt, während er ernst ist, lässt seine Gesprächspartner Dinge verstehen, die sie unmöglich verstehen können. Und er hat Unternehmen geholfen, HVL-Produkte herzustellen. Er war Experte für Hochverarbeitung und beriet Lebensmittelproduzenten, wie man die Beziehungen zwischen unseren Sinnen (die nicht alle so ausgeprägt und eigenständig sind wie einst angenommen) und deren Rolle beim Essen und Genießen von Nahrungsmitteln bestmöglich nutzen kann.

Umgeben von Wein und Schokolade, allesamt Materialien für Experimente, erklärte mir Smith, dass unser Gehör das Aroma und unser Geruchssinn den Geschmack beeinflusst. Vanille, genau genommen ein Molekül, das man riecht, sorgt in Speiseeis dafür, dass es süßer schmeckt, obwohl kein zusätzlicher Zucker zugefügt wurde. »Der Geruch kann sogar die Haptik beeinflussen«, sagte Smith. »Shampoo mit Apfelnote sorgt dafür, dass sich das Haar geschmeidiger anfühlt als bei anderen Shampoos.«

Der Umstand, dass sich Geschmack, Geruch und Aroma in unserer Wahrnehmung und in unseren Gehirnen vermischen, wird von den Lebensmittelherstellern genutzt. Smith veranschaulichte mir diese These mit Beispielen aus der Welt der Weine.

Im Jahr 2001 erschien eine Abhandlung mit dem Titel »The color of odors« (»Die Farbe der Gerüche«)[1], in der eine Forschergruppe der Fakultät für Önologie an der Universität von Bordeaux ein Experiment mit 54 Weinexperten beschrieb. Jedem Teilnehmer wurden zwei Gläser Wein serviert, ein Glas Rotwein und ein Glas Weißwein, mit der Bitte, die Weine zu beschreiben. Die Experten erklärten, der Weißwein habe Noten von Honig, Zitrone, Litschi, weißem Pfirsich und Zitrusgewächsen; beim Rotwein seien es schwarze Johannisbeere, Kohle, Schokolade, Zimt, rote Johannisbeere, Teer, Himbeere, Pflaume und Kirsche.

Anschließend bekamen die Experten zwei neue Gläser Wein kredenzt. Keiner von ihnen bemerkte, dass der neue Rotwein aus derselben Flasche stammte wie der Weißwein beim ersten Durchgang. Der einzige Unterschied: Man hatte einen geruchlosen roten Farbstoff hinzugefügt. Die Experten beschrieben das Aroma mit Farben: purpurne, schwarze und braune Substanzen beim Rotwein; blasse und gelbe Stoffe beim Weißwein. Jeder Weintrinker ist überzeugt davon, Rotwein von Weißwein unterscheiden zu können, aber selbst ausgewiesene Fachleute können dahingehend falschliegen, da Farben einen dominanten Einfluss auf unsere Wahrnehmung von Geruch und Geschmack eines Weins ausüben. Der Grund: Unsere Sinne interagieren. Die Studie legt nahe, dass Farben eine wichtigere Rolle als Gerüche spielen, wenn wir gefragt werden, was wir gerade essen oder trinken.*

---

* Ein Mitglied des Forscherteams, Frédéric Brochet, kehrte irgendwann der akademischen Welt den Rücken, um Wein herzustellen. Vorher führte er noch eine weitere sehr bekannt gewordene Studie[2] durch, bei der man einer Gruppe von Weinexperten einen Bordeaux mittlerer Qualität servierte – allerdings aus einer Flasche, die dem Anschein nach bil-

Wenn es möglich ist, Weinexperten unter sorgfältig arrangierten Bedingungen zu täuschen, dann gilt das ganz sicher auch für uns. Smith berichtete mir von einer seiner liebsten Sinnestäuschungen bei Speiseeis: »Wenn man sich einen Eisriegel aus dem Gefrierschrank holt und die Verpackung öffnet, kann man für gewöhnlich nichts riechen, weil das Eis einfach zu kalt dafür ist. Viele Hersteller versehen deshalb Teile der Verpackung, die wir aufreißen, mit einem Karamellduft.«

Durch den Karamellduft reagiert unser Dopamin-Belohnungssystem auf den Sinnesreiz beim Öffnen der Verpackung und löst ein Verlangen aus. Dieser Reiz führt auch dazu, dass wir die Schokolade und das Karamell im Riegel intensiver wahrnehmen. Smith findet diesen und ähnliche Tricks in Ordnung. »Es gibt einen wichtigen Unterschied zwischen Führung und Irreführung«, erklärte er. »Im Fall des gefrorenen Eisriegels *führt* der Duft in der Verpackung dazu, dass wir echtes Karamell und Schokolade erwarten. Aber es gibt auch *irreführende* Sinneseindrücke: Fleischgeruch in pflanzlichen Produkten, künstliche Geschmacksstoffe, Pflanzengummis, die Fette ersetzen – sie alle versprechen Zutaten, die nicht im Produkt enthalten sind. Und das ist der Punkt, an dem es problematisch wird.«

Anschließend enthüllte Smith einige mit Sinneseindrücken verbundene Lügen, die uns von hochverarbeiteten Lebensmitteln vorgegaukelt werden. Um diese Lügen zu verstehen, musste er mir jedoch zuerst die wissenschaftlichen Zusammenhänge von Geruch, Geschmack und Aroma erläutern, denn die Sprache in diesem Bereich ist alles andere als eindeutig und klar. Für gewöhnlich werden »Geschmack« und »Aroma« synonym benutzt, um

---

ligen Tafelwein enthielt. Eine Woche später setzte man der Gruppe denselben Wein vor, dieses Mal aus einer Flasche, deren Etikett einen Grand Cru mit einem sehr viel höheren Preis auswies. Die Einschätzungen der Gruppe belegten abermals, dass Erwartungen die tatsächliche Sinneswahrnehmung außer Kraft setzen können.

die Gesamtwahrnehmung beim Verzehr eines Lebensmittels zu beschreiben. Aus wissenschaftlicher Perspektive ist Aroma beides, Geschmack und Geruch; die entsprechenden Moleküle werden sowohl von Rezeptoren in der Nase als auch von Geschmacksrezeptoren in Mund und Rachen wahrgenommen. Damit ist es rein wissenschaftlich betrachtet bei zwei Bonbons mit demselben Zuckergehalt, aber unterschiedlichen »Aromen« so, dass sie identisch *schmecken* (süß), aber unterschiedlich *riechen*.* Verwirrt? Keine Sorge, das haben wir gleich.

Beginnen wir mit dem Aroma. Die Frage, warum so etwas wie Aroma überhaupt existiert, muss bei der Frage ansetzen, *wo* es existiert. Ein Aroma entsteht, wenn das Gehirn Geschmacks-, Geruchs- und Haptikreize kombiniert. Bei der Nahrungsaufnahme nutzen wir Informationen von Augen, Ohren, Nase, Zunge und Lippen, um einen Aromaeindruck zu bekommen. Die Knochen und Muskeln in unserem Gesicht nehmen die Schwingungen wahr, die durch das Zermahlen der Nahrung und den Widerstand der Lebensmittel beim Kauvorgang entstehen. Die Rezeptoren im Mund erkennen Veränderungen in der chemischen Zusammensetzung des Speichels und Unterschiede in Bezug auf die Reibung, zum Beispiel verursacht durch Öle und Pulver. Und natürlich werden all diese Eindrücke mit unseren Erwartungen und unseren (bewussten und unbewussten) Erinnerungen kombiniert – unsere Erinnerungen an das letzte Mal, als wir das betreffende Lebens-

---

* Beim Kauen werden flüchtige, aromatische Verbindungen aus der Mundhöhle über den Rachenraum zu den Rezeptoren im Nasenraum transportiert. Dieser retronasale Geruch vermittelt ein Geschmacksgefühl, und man erlebt diese Art des Riechens als etwas, das »im Mund« stattfindet, aber das ist nicht der Fall. Trotzdem leistet die retronasale Wahrnehmung einen großen Beitrag zum Aroma. Mit einer Nasenklammer schmecken die beiden Bonbons identisch – nämlich süß. Ohne Nasenklammer jedoch wandern die Gerüche vom Mund zur Nase, und wir können die unterschiedlichen Fruchtaromen schmecken.

mittel gegessen haben, oder auch an die Werbung, die wir gestern dafür gesehen haben.

Dieses integrierte Sinnessystem ist das Produkt eines seit Jahrmilliarden laufenden Wettrüstens, bei dem es nur darum geht, beim Extrahieren von Energie aus unserem Ökosystem die Nase vorn zu haben.

Beim Geruch geht es vor allem um die Identifizierung von verträglicher und nahrhafter Nahrung und die Vermeidung von giftiger und schädlicher Nahrung. Der Geruch ist eines der frühesten Warnsysteme, um zu entscheiden, ob man ein Nahrungsmittel ohne Bedenken essen kann. Wenn man auf den Geschmack wartet, kann es schon zu spät sein. Aber es gibt noch ein Sicherheitsnetz: die Bitterrezeptoren im hinteren Teil unseres Munds, über die wir später noch mehr erfahren werden. Dank der globalen Lieferketten moderner Supermärkte haben sich viele Menschen daran gewöhnt, das gesamte Jahr über reifes Obst und Gemüse konsumieren zu können. In tropischen Wäldern ist das nicht der Fall. Dort variiert die Giftkonzentration in den Pflanzen, sodass eine bestimmte Frucht nur für ein kurzes Zeitfenster genießbar ist – typischerweise handelt es sich um die Spanne, in der Tiere die Früchte verzehren und die Samen der Pflanze verbreiten sollen. Der Geruch erspart einem das zeitaufwendige Ärgernis, sich giftige Nahrung in den Mund zu schieben. Trotzdem kann es vorkommen, so erklärte Smith, dass wir erst beim Kauen bemerken, dass etwas nicht stimmt.

Fast jede Substanz der Welt setzt eine spezifische Kombination flüchtiger Moleküle frei. Das Riechen beinhaltet das Wahrnehmen und Erkennen dieser Moleküle mittels der Rezeptoren im Nasenraum. Dieser Vorgang ist unfassbar genau.* Es wird oft behaup-

---

* Wie der Geruch funktioniert: Die durch die Nasenlöcher oder den Mund eingeatmete Luft strömt über lange Knochen hinauf zum Riechepithel, wo die olfaktorischen Nerven, die Geruchsnerven, die an dieser Stelle durch den Knochen treten und in der weichen Schleimhaut enden, mit

tet, der Mensch könne 10 000 verschiedene Gerüche wahrnehmen. Diese Zahl ist falsch, weil viel zu niedrig angesetzt. In einer Studie aus dem Jahr 2014[3, 4] testete man den Geruchssinn der Probanden mit einer Matrix verschiedener Gerüche und kam zu dem Ergebnis, dass der Mensch schätzungsweise mehr als eine Billion möglicher Verbindungen unterscheiden kann. Will heißen: Wenn man aus der Billion zwei beliebige Verbindungen herauspickt, wäre der Mensch in der Lage zu sagen: »Ja, die sind unterschiedlich.«*

Eine derartige Präzision erfordert eine große Menge an genetischer Information: Die Genfamilie der Geruchsrezeptoren ist die größte im Genom der Säugetiere und umfangreicher als jede andere Genfamilie bei jeder anderen Spezies. Eine Ursache dafür besteht in einem grundlegenden chemischen Problem. Geruchsmoleküle sind alle sehr unterschiedlich und haben sehr verschie-

---

der eingeatmeten Luft in Berührung kommen. Das Geruchssystem gilt als ein einmaliges Phänomen im menschlichen Körper; nirgendwo sonst sendet das Gehirn seine eigenen Neuronen wie Sonden in die Umwelt aus. Diese Nerven sind mit Hunderten unterschiedlicher Rezeptoren bestückt, Proteine mit kleinen Taschen. Die mit der Luft eingeatmeten Geruchsstoffe (Geruchsmoleküle) docken an diesen Rezeptoren an und senden Informationen an das Gehirn, die dort entschlüsselt werden müssen. (Und ja, mit ein paar Hundert Rezeptoren eine Billion Gerüche zu identifizieren, ist ein Entschlüsselungsproblem.) Jedes Geruchsmolekül verbindet sich mit mehr als einem Rezeptor, und jeder Rezeptor bindet viele Geruchsmoleküle. Und sie binden unterschiedlich stark und unterschiedlich lange, wodurch eine weitaus größere Bandbreite an Möglichkeiten entschlüsselt werden kann, als wenn es nur einen Rezeptor pro Molekül gäbe.

* Die tatsächliche Zahl der von uns unterscheidbaren olfaktorischen Stimuli – also Gerüche – dürfte weit über einer Billion liegen. Der Mensch ist nämlich nicht nur in der Lage, zwischen einzelnen Molekülen zu unterscheiden, sondern auch zwischen Kombinationen aus bis zu 30 verschiedenen Molekülen. Sogar Kombinationen aus identischen Molekülen in leicht unterschiedlichen Verhältnissen kann er auseinanderhalten.

dene Eigenschaften. Dagegen gibt es nur wenige Arten von Geschmacksrezeptoren, weil jeder von ihnen ähnliche Eigenschaften ähnlicher Moleküle wahrnimmt. Unser legendär schlechter Geruchssinn ist genau das – eine Legende.

Obwohl wir, wie es scheint, einen Teil der Auflösung bei unserem Geruchssinn gegen verbessertes Sehvermögen eingetauscht haben, sind wir anderen Säugetieren in diesem Bereich bei einer Reihe von Tests überlegen. Hunde haben uns zweifelsohne etwas voraus, wenn es um die Wahrnehmung von Hundeurin an Straßenlaternen geht (zugegeben: Menschen wurden dahingehend noch nicht getestet), aber Experimente haben gezeigt, dass der Mensch besser bei der Unterscheidung von Obst und Gemüse ist.*

---

* Es gibt nur 15 Geruchsstoffe, für die man bei Hunden einen Geruchsschwellenwert – also die minimale Konzentration eines bestimmten Stoffes im umgebenden Medium, die mittels Geruchssinn gerade noch wahrgenommen werden kann – ermitteln konnte. Menschen sind allerdings besser darin, selbst niedrige Konzentrationen von fünf dieser Stoffe zu erkennen – allesamt Obst- oder Blumengerüche, die für einen Fleischfresser vermutlich weniger wichtig sind. Nicht überraschend ist die Tatsache, dass Hunde selbst geringe Mengen von Karbolsäuren (Phenolen) wahrnehmen können, die von Beutetieren mit dem Körpergeruch freigesetzt werden. Viele Studien belegen, dass der menschliche Geruchssinn im Hinblick auf die Geruchsstoffe in Früchten ähnlich gut oder sogar empfindlicher ist als der von Hunden, Mäusen oder Kaninchen. Mäuse sind gut darin, die im Urin von Mäusefressern auftretenden Moleküle wahrzunehmen (Menschen sind diesbezüglich auch nicht schlecht), aber wir können den Geruch von menschlichem Blut besser erkennen als Mäuse. Menschen können das unangenehm nach verfaultem Gemüse riechende Gas Methanthiol riechen, das Erd- und Propangas zugesetzt wird, um uns über den Geruchssinn vor Lecks zu warnen. Hunde jedoch riechen es überhaupt nicht. Zudem können Menschen lernen, ganz ähnlich wie ein Hund, einer Geruchsspur zu folgen, und sie verbessern sich mit ein wenig Training enorm. Das alles deutet darauf hin, dass unser Geruchssinn zu wenig genutzt wird – wie unsere Knochen und Muskeln hat er durch Inaktivität an Leistungsfähigkeit verloren.

Dieses Maß an olfaktorischer Präzision bedeutet, dass wir einander ähnliche Moleküle, wie die in Käse und getragenen Socken zum Beispiel, gut auseinanderhalten und tolerieren können.* Fakt ist, dass bestimmte typische Molekülverbindungen sowohl in Exkrementen, Brustmilch, verwesenden Leichen, Käse und altem Fleisch vorkommen. Unser Geruchssinn hat sich jedoch so weit entwickelt, dass er diese Gerüche problemlos unterscheiden kann.

Wahrscheinlich gibt es so etwas wie gute und schlechte Gerüche gar nicht.** Viel eher funktioniert der Geruch eines Stoffes wie ein Barcode, über den wir ohne große Mühen unsere Erfahrungen bei der Nahrungsaufnahme abrufen können. Es handelt sich um eine sehr präzise Art des Abgleichs mit abgespeicherten Erfahrungen, um in unserer Nahrung nach bestimmten Stoffen zu suchen oder aber diese zu vermeiden.

---

* Es kann sein, dass dieselben Moleküle beim Riechen durch die Nasenlöcher anders wahrgenommen werden, als wenn sie vom Mund zur Nase wandern. Smith erklärt dazu: »Ein strenger Käse mag eklig riechen und sogar nach Socken stinken, wenn wir per orthonasaler Olfaktion an ihm schnuppern. Aber er kann ein köstliches Aroma haben, wenn diese Gerüche per retronasaler Olfaktion vom Mund zur Nase gelangen.«

** Wir können lernen, dass manche Gerüche süß sind, aber das scheint kulturell bedingt zu sein. Buttersäureethylester zum Beispiel riecht wahrscheinlich »süß«, weil es ein Geruch ist, der erfahrungsgemäß mit dem süßen Geschmack von Fruchtsaft assoziiert wird. Wird dieser Geruch mit einem süßen Geschmack gepaart, kann er diesen süßer wirken lassen. Andererseits kann er auch einen sauren Geschmack überdecken. Wie wir eine derartige Kombination erleben, hängt davon ab, wie wir sie zuvor erlebt haben. Wir lernen, dass bestimmte Geschmäcke und Gerüche kongruieren. Diese Assoziationen speichern wir in jungem Alter als Aromen ab. Sie sind sehr kulturspezifisch. Zimt zum Beispiel ist in der europäischen Küche fast immer ein süßes Gewürz, aber in Marokko bereitet man eine Taubenpastete mit Zimt und Zucker. In vielen anderen Ländern wird Zimt ebenfalls in herzhaften Gerichten verwendet. Im Westen riecht Vanille süßlich und wird meist mit Zucker gemischt. In Südostasien hingegen wird Vanille oft mit Salz und Fisch kombiniert.

Menschen und Tiere können mit der Zeit fast jedes Aroma mögen lernen, dessen Geruchs-Barcode mit einer nährwertbezogenen Belohnung verknüpft ist.[5, 6, 7, 8] Den Beweis lieferten in den 1970er-Jahren verschiedene Experimente mit Ratten, denen man süße, aber kalorienfreie Flüssigkeiten mit unterschiedlichen Aromen zu trinken gab und gleichzeitig entweder Zucker oder Wasser direkt in den Magen injizierte. Die Ratten lernten die Aromen in der Flüssigkeit zu mögen, bei denen man ihnen Zucker in den Magen spritzte, nicht jedoch die mit Wasserinjektionen kombinierten Aromen. Grob zusammengefasst bedeutet das: Wenn Sie eine bestimmte Aroma-Geschmack-Kombination mit einem großen nährwertbezogenen Nutzen verzehren und keine Übelkeit dabei verspüren, werden Sie das betreffende Lebensmittel in Zukunft wieder verzehren wollen. Auf diese Weise lernen wir, bestimmte Nahrung zu mögen und zu bevorzugen – ein Prozess, der sich in der Regel vollständig im Unterbewusstsein abspielt. Pommes frites »riechen gut«, weil Körper und Gehirn diesen Geruch mit der riesigen Menge an Kohlenhydraten und Fetten assoziieren, die auf den Geruch folgt. Diese erlernten Assoziationen zwischen Geruch und Geschmack, Geruchsstoffen und Nährstoffen sind sehr bedeutsam ... und natürlich leicht manipulierbar.

Typische Aromaverbindungen bestimmter Gerüche und Geschmäcke ermöglichen uns auch, Lebensmittel aus unseren Kulturen zu erkennen – historisch gesehen also Nahrung, die wir als unbedenklich ansehen.* Dieser Lernprozess beginnt noch vor der

---

* Als ich für eine kurze Zeit im nordrussischen Tschukotka arbeitete, lebte ich bei einer einheimischen Familie. Sergei, der Jäger der Familie, erlegte am ersten Tag meines Aufenthalts ein Walross, hackte ihm eine Flosse ab und ließ sie ohne weitere Erklärung vor der Hütte auf dem Boden liegen. Drei Wochen lang lag sie dort, im grauen arktischen Herbst bei Temperaturen knapp über denen eines Kühlschranks, bis Sergei sie eines Tages in die Küche brachte. Die Flosse war mit grünem Flaum bedeckt, stank nach Verwesung und tropfte an allen Ecken und Enden. Sergei entfernte den Flaum, schnitt einen Klumpen Fett heraus und hielt ihn

Geburt. Julie Mennella vom Monell Chemical Senses Center in Philadelphia untersuchte mit einem Experiment, wie die Essgewohnheiten während der Schwangerschaft die zukünftigen Aromavorlieben beeinflussen.[9] Bei den Versuchen tranken die Teilnehmerinnen im letzten Drittel der Schwangerschaft drei Wochen lang an vier Tagen pro Woche entweder ein großes Glas Karottensaft oder ein großes Glas Wasser. Dasselbe taten die Mütter in der Stillzeit. Als die Kinder mit fester Nahrung begannen, protokollierte Mennella, wie die Kleinen auf einen Mix aus Cerealien und Karottensaft bzw. Wasser reagierten. Die Kinder, deren Mütter während Schwangerschaft und Stillzeit Karottensaft getrunken hatten, mochten den Karottensaft-Cerealien-Mix mehr. Bei Versuchen mit Knoblauch und Sternanis waren andere Forscher zu ähnlichen Ergebnissen gekommen. Mit diesen frühen Aromaerfahrungen wurde über Jahrtausende kontinuierlich Wissen über Nahrung und Lebensmittel aufgebaut, aber diese Kette ist nun jäh unterbrochen worden, weil vielen Menschen während der Schwangerschaft nur hochverarbeitete Lebensmittel zur Verfügung stehen.

Die Fähigkeit unseres Körpers, Kalorien mit einem bestimmten Geruchs- oder Aroma-Barcode zu verknüpfen, kann von HVL-Herstellern ausgenutzt werden. So lassen sich komplexe und streng geheime Aromaprofile verwenden, um sie mit einer signifikanten Nährwertbelohnung in Form von Fetten und raffiniertem Zucker zu kombinieren und auf diese Weise eine Markentreue aufzubauen.

---

mir hin. »Hier, Snickers.« Das mir angebotene Stück verströmte den vertrauten Geruch von Gärungsprozessen, roch nach den sauren Abbauprodukten von Proteinen und Fetten – wie ein Käse, der so reif ist, dass er fast schon würzig ist. Ich war nach Tschukotka gereist, um die lokale Ernährung und ihre Auswirkungen auf die Blutgerinnung zu verstehen. Walrossflossenfleisch wurde zu einem Grundnahrungsmittel für mich. Es dauerte zwar gute drei Tage, bis ich auch nur den kleinsten Happen davon hinunterbekam, ohne zu würgen, aber irgendwann verspürte ich ein regelrechtes Verlangen nach dem Zeug. Es schien eine Art inneren Ofen zu befeuern – ich aß es den ganzen Tag über und blieb warm.

Genauso wie wir ein System entwickelt haben, um die infinitesimal kleinen Unterschiede in den flüchtigen Verbindungen des Reifeprozesses wahrnehmen zu können, so können wir auch die Unterschiede zwischen verschiedenen Cola-Arten wahrnehmen. Wenn ein HVL-Hersteller in der Lage ist, die Eltern zu überzeugen, ihrem Kind zu einem frühen Entwicklungszeitpunkt Cola zu geben, wird dieses Kind eine Verbindung zwischen dem Zucker, dem Koffein-High und dem genauen Aroma-Barcode dieses spezifischen Produkts herstellen – und damit zu einem treuen Kunden auf Lebenszeit. Alle anderen Cola-Marken werden für diese Person für immer und ewig »irgendwie falsch« schmecken. Der Zusatz von Aromastoffen gibt dem Hersteller die absolute Kontrolle. Schokoriegel, Joghurt, Ketchup – ich esse heute dieselben Marken wie in meiner Kindheit. Dabei unterliegt Nahrung von Natur aus gewissen Schwankungen. Obst, Gemüse und unverarbeitete Lebensmittel sind jeden Tag anders, Jahreszeit und Wetter haben einen großen Einfluss. Es gibt gute Chargen, schlechte Chargen, abweichende Qualitäten und Aromen und eine Menge Unterschiede. Nicht so bei hochverarbeiteten Lebensmitteln. Der Zusatz von präzisen Mengen an Aromastoffen (sprich: Geschmäcke und Gerüche) ermöglicht absolute und vollkommene Konsistenz.

Für Mark Schatzker ist der Einsatz von Aromastoffen eines der Hauptprobleme bei hochverarbeiteten Lebensmitteln. Er schrieb mit *The Dorito Effect* ein derart außergewöhnliches Buch über Aromen, dass er von einer ernährungswissenschaftlichen Forschungsgruppe an der Yale University rekrutiert wurde und nun gemeinsam mit dieser wissenschaftliche Artikel veröffentlicht. Auch Kevin Hall verwies auf Schatzker als einen Journalisten, der das gesamte Forschungsfeld vorwärts brachte, indem er kreative Denkansätze entwickelte und auf sinnvolle Weise über die Grenzen des Nachgewiesenen hinaus spekulierte.

Schatzker geht davon aus, dass sich die industrielle Tier- und Pflanzenzucht in den letzten 50 Jahren auf Größe und Aussehen konzentriert hat, sodass man den Geschmack aus Fleisch, Tomaten,

Erdbeeren, Brokkoli, Weizen, Mais – im Grunde aus so ziemlich allem, was wir essen – herausgezüchtet hat.* Ein Grund für unseren übermäßigen Konsum ist die Suche nach fehlendem Geschmack und Aroma, was auch auf einen Mangel an Nährstoffen hinweist.

Schatzker argumentiert, dass das Aroma nicht nur ein einfacher Barcode ist, sondern ein Signal für bestimmte Nährstoffe, was uns dazu veranlasst, nach diesen Aromen zu suchen. Er zitiert Forschungsergebnisse, denen zufolge viele Geschmacksmoleküle in Tomaten die Vorstufen für essenzielle Fettsäuren und Vitamine sind. Tomaten haben zum Beispiel eine »Rosennote« – ein sehr beliebter Geruch, den man in Lebensmitteln, Getränken, Zigaretten, Parfüms und Seifen findet. Dieses Rosenaroma wird aus einem Molekül namens Phenylalanin gewonnen, einer essenziellen Aminosäure, also einem Molekül, das der Körper braucht, aber nicht selbst herstellen kann. Eine andere Gruppe von Tomatenaromen wird aus Carotinoiden wie Vitamin A produziert. Es scheint, als reagieren wir besonders empfindlich auf die aus Carotinoiden hergestellten Aromen: Damascenone, die in Tomaten, Beeren, Äpfeln und Weintrauben vorkommen, können sogar in Konzentrationen von nur zwei Teilen pro Billion wahrgenommen werden.

Die Beweise für diese Thesen stehen noch aus, und offenbar gibt es auch einige Lücken. Früchte haben viele Gerüche, die von eher geringen Mengen essenzieller Fettsäuren stammen, aber man müsste rund zwei Kilogramm Tomaten (botanisch klassifiziert auch ein Obst) jeden Tag verzehren, um auf die empfohlene Mindestmenge zu kommen.** Fettfische hingegen sind eine wirklich

---

* Paul Hart wies darauf hin, dass es in Großbritannien einen klaren Trend zu den zuckerhaltigeren Sorten gibt, besonders bei Bananen, Erbsen etc.

** Safran hat einen angenehmen Geruch aufgrund des Safranals, das aus Vitamin A stammt. Kleine Mengen schon sorgen für ein starkes Aroma, aber um die empfohlene Tagesdosis an Vitamin A aus Safran zu decken, müsste man rund 2500 britische Pfund investieren. Das heißt: Es ist möglich, den Geschmack einer Speise drastisch zu verändern, ohne den Nährstoffgehalt zu beeinflussen.

ergiebige Quelle für diese Fettsäuren, riechen für Menschen aber nicht gerade umwerfend. Viele Lebensmittel, die all die lebenswichtigen Aminosäuren, Fettsäuren, Mineralstoffe und Vitamine enthalten, haben im Vergleich mit vielen Früchten und Gemüsesorten keinen besonders starken Geruch.

Schatzkers Hauptthese, der zufolge wir bestimmten Aromen wegen wichtiger Nährstoffe nachjagen, ist zunehmend besser belegt. Albert-László Barabási, ein ungarisch-amerikanischer Physiker und Professor für Netzwerkwissenschaft an der Northeastern University, unternahm den Versuch, die chemische Komplexität der Ernährung in einem Fachartikel aufzufächern.[10] Die Abhandlung weist darauf hin, dass das US-amerikanische Landwirtschaftsministerium in Knoblauch 67 Nährstoffkomponenten unterscheidet. Das mag nach viel klingen, ist aber nur ein Bruchteil der mehr als 2000 bekannten verschiedenen chemischen Bestandteile von Knoblauch.

Barabási nutzte die von einer kanadischen Initiative erarbeitete Datenbank FooDB, die Daten über die chemische Zusammensetzung weitverbreiteter unverarbeiteter Lebensmittel sammelt, um zu der Schätzung zu gelangen, dass einige von ihnen über 26000 chemische Verbindungen enthalten. Diese Moleküle gehen durch die Hochverarbeitung verloren. Wir erinnern uns, wie Nicole Avena und Paul Hart darauf hinwiesen, dass industriell modifizierte Kohlenhydrate, Fette und Proteine die Grundbausteine hochverarbeiteter Lebensmittel sind und dass die Prozesse zur HVL-Herstellung fast die gesamte chemische Komplexität in der Nahrung eliminieren. Die intensive Hochverarbeitung zerstört Vitamine (die im Falle des Bleichens auch bewusst entfernt werden), reduziert die Ballaststoffe und führt zum Verlust funktioneller Moleküle wie der Polyphenole. Das Ergebnis sind viele Kohlenhydrate, aber sehr wenig andere Nährstoffe.

Lebensmittelhersteller sind gesetzlich dazu verpflichtet, ihre Produkte mit einigen Vitaminen und Mineralien zu versetzen, damit die Konsumenten keine Mangelerkrankungen entwickeln. Damit ist das Problem aber nicht gelöst. Unverarbeitete Nahrungsmittel enthalten Tausende mehr Moleküle, als von den HVL-Herstellern wieder zugefügt werden. Möglicherweise sind gerade die subtileren Gesundheitsauswirkungen dieser Moleküle für die reichlich belegten Vorteile einer Ernährung mit möglichst naturbelassenen Lebensmitteln verantwortlich: Schutz gegen Krebs, Herzerkrankungen, Demenz und vorzeitige Sterblichkeit.

Jene Abertausende von chemischen Verbindungen bringen gesundheitliche Vorteile, aber sie sorgen auch für Aroma. Werden sie eliminiert, muss das Aroma wieder hinzugefügt werden. Das zugesetzte Aroma enthält jedoch keinen der Nährstoffe, deren Verfügbarkeit im Nahrungsmittel es signalisieren soll.

Auf der Suche nach Nährstoffen mehr zu essen, ist eine Strategie, die bei Tieren beobachtet wurde. Der Tierarzt Richard »Doc« Holliday berichtete von einem exemplarischen Fall[11], als er in Missouri mit einer Kuhherde beschäftigt war: Später Regen hatte für nährstoffarmes Winterfutter gesorgt, sodass die Kühe krank wurden und tote Kälber gebaren. Alles deutete darauf hin, dass es den Kühen an Nährstoffen mangelte, obwohl sie große Mengen eines aus verschiedenen Mineralstoffen bestehenden Nahrungsergänzungsmittels fraßen – bis zu einem Kilogramm pro Tag und Kuh. Um der Sache auf den Grund zu gehen, entschieden Holliday und die Viehzüchter, den Kühen die Wahl zu überlassen und nicht mehr die Mischung zu füttern, sondern einzelne Eimer mit jeweils einem Mineralstoff aufzustellen. Als einer der Landwirte einen Sack mit einem Zinkpräparat über den Hof trug, um damit einen der Eimer zu füllen, stürmten die Kühe zu ihm.

Holliday erzählt die Geschichte in seinem Buch: »Plötzlich umringten ihn mehrere der normalerweise gutmütigen Kühe, rissen ihm einen Beutel mit einem Zinkpräparat aus den Armen, zerfetzten ihn mit den Zähnen und verschlangen gierig den Inhalt, anschließend auch den Beutel und sogar die mit Schlamm und Dreck vermischten Reste auf dem Boden.«

In den nächsten Tagen ignorierten die Kühe alle anderen Mineralstoffe bis auf das Zink. Erst nach und nach kehrten sie wieder zu den anderen Futtermitteln zurück. Es stellte sich heraus, dass die Kühe in einen Teufelskreis geraten waren. Ihrem Futter fehlte Zink, also fraßen sie immer mehr von der Mineralstoffmischung, die zwar ein wenig Zink, aber auch Kalzium enthielt. Kalzium stört allerdings die Zinkaufnahme. Je mehr die Kühe fraßen, desto weniger Zink nahmen sie auf.*

Schatzker meint, dass wir – genau wie Hollidays Kühe – mehr Nahrung zu uns nehmen, um den zunehmenden Mangel an Mikronährstoffen auszugleichen. Die Hochverarbeitung reduziert die Mikronährstoffe so weit, dass moderne Essgewohnheiten gleichzeitig zu Mangelernährung und zu Fettleibigkeit führen.[12, 13, 14, 15] Bei besonders gefährdeten Gruppen wie Säuglingen und Kindern, die mit einer derart qualitativ grenzwertigen Ernährung aufwachsen, können hochverarbeitete Lebensmittel und Getränke Fettleibigkeit *und* Wachstumshemmungen bedingen.[16, **]

---

* Derartig komplexe Wechselwirkungen von Mineralstoffen und Vitaminen sind auch bei Nahrungsergänzungsmitteln für den Menschen zu beobachten. Dies könnte ein Grund sein, warum Nahrungsergänzungsmittel im Allgemeinen mit Gesundheitsproblemen, einschließlich vorzeitiger Sterblichkeit, in Verbindung gebracht werden. Wenn Sie große Mengen Kalzium zu sich nehmen, kann Ihr Körper kein Eisen aufnehmen. Große Mengen Eisen verhindern die Aufnahme von Zink. Wenn Sie Vitamin C einnehmen, sinkt Ihr Kupferspiegel. Und so weiter und so fort.

** Viele Menschen sind besorgt über den verminderten Nährstoffgehalt von Lebensmitteln aus der industriellen Landwirtschaft, deren Hauptfokus bekanntlich auf Ertragsmaximierung im Bereich der Grundnahrungsmittel bei gleichzeitiger Kostenminimierung liegt. Obwohl es Beweise gibt, dass sogar Obst, Gemüse und Fleisch weniger Mikronährstoffe enthalten als in früheren Jahren, sind die meisten von uns ohnehin so weit von einer naturbelassenen Ernährung entfernt, dass dies für mich nicht im Vordergrund steht. In jedem Lebensmittelproduktionssystem gilt: Wenn ein guter Nährstoffgehalt kein Anreiz ist, dann wird es auch keine gute Gesundheit geben.

Dieses Phänomen ist nicht auf Länder mit geringem Durchschnittseinkommen beschränkt. In Großbritannien ist der Anteil der mit Fettleibigkeit Lebenden in der Alterskohorte der Fünfjährigen europaweit am höchsten, zudem gehören diese Kinder auch mit großem Abstand zu den kleinsten – sie sind im Schnitt fünf Zentimeter kleiner als ihre Altersgenossen aus Dänemark und den Niederlanden, bei denen übrigens auch der Anteil der mit Adipositas Lebenden eher gering ist.[17, 18] Im 18. Jahrhundert waren amerikanische Männer fünf bis acht Zentimeter größer als die in den Niederlanden. Heutzutage sind die Niederländer ab dem zweiten Lebensjahr durchgängig größer. Bei den niederländischen Erwachsenen sind die Männer im Schnitt 182,5 cm groß, die Frauen 168,7 cm. Ihre amerikanischen Pendants sind 5,1 cm bzw. 5,2 cm kleiner.[19, 20]

Zudem gibt es Belege für den direkten Einfluss bestimmter Mengen unterschiedlicher Antioxidantien, Vitamine und Mineralstoffe auf das Körpergewicht. Hintergrund ist eine Veränderung des Leptinspiegels – ein Hormon, das an der Steuerung von Hunger- und Sättigungsgefühl beteiligt ist und sich auf die Regulationsmechanismen für das Körpergewicht auswirkt. So wurde beobachtet, dass bei adipösen Kindern mit Vitamin-D-Mangel im Falle einer Gewichtsabnahme die Werte besser werden. Andersherum scheint eine vermehrte Kalziumeinnahme die Gewichtszunahme zu reduzieren, wie eine Studie mit sehr spezifischen Parametern ergab. Trotzdem ist es nicht ratsam, zu viel Kalzium zu sich zu nehmen, da es kein Mittel zur Gewichtsabnahme ist, sondern wie bei den Kühen nur zu Mangelerscheinungen in anderen Bereichen führen wird.[21]

Zur Behebung des Problems auf Nahrungsergänzungsmittel zu setzen, ist kein Ausweg. Mikronährstoffe sind sehr viel effizienter und nützlicher, wenn sie in der Nahrungsmatrix eingebettet sind, anstatt in Form von Nahrungsergänzungen zugeführt zu werden. Ganz gleich, ob wir über Phytochemikalien, Vitamin E oder A oder andere fettlösliche Vitamine, über Häm-Eisen oder Methylfolat sprechen – sie alle sind in ihrer natürlichen Form besser verfüg- und aufnehmbar. Erinnern wir uns an die Abhandlung von Jacobs und Tapsell, die Carlos Monteiro so stark beeinflusste: Sie wies darauf hin, dass bestimmte Ernährungsmuster Vorteile für die Gesundheit bringen, es aber noch niemandem gelungen ist, die für diese positiven Auswirkungen verantwortlichen Moleküle zu extrahieren. Fisch ist gut – Kapseln mit Fischöl weniger.

Aromastoffe, sprich Moleküle, die Geschmack und Geruch eines Lebensmittels beeinflussen, sind ein klarer Indikator für einen eher geringen Gehalt an Mikronährstoffen. Das mag einer der Gründe dafür sein, dass hochverarbeitete Lebensmittel nicht nur Adipositas fördern, sondern auch viele andere negative Auswirkungen auf die Gesundheit bedingen, die in den epidemiologischen Daten beobachtbar sind. Und auch nicht ganz unwichtig: Ob die Aromastoffe »natürlich« oder künstlich sind, ist vollkommen egal.

Wenn Schatzker recht hat, dann können Aromen ohne Kontext die Fähigkeit des Körpers stören, die richtigen Verbindungen zwischen einem Nährstoff und einem Lebensmittel herzustellen. Damit dieser Mechanismus funktioniert, müssen die Aromen nämlich echt sein und von den Lebensmitteln selbst stammen.

Kapitel 13

HVL schmecken eigenartig

Aromen sind in Wirklichkeit Gerüche, also mit der Nase wahrgenommene Moleküle. Aroma*verstärker* hingegen sind in Wirklichkeit Geschmäcke. Sie werden im Mund wahrgenommen; klassische Beispiele sind Salz, Zucker und Verbindungen wie Mononatriumglutamat (MNG).

Um dieses komplexe Thema besser zu verstehen, verabredete ich mich bei Xand mit Andrea Sella, einem italienischen Chemieprofessor vom UCL. Sella ist hochgelehrt, groß gewachsen und ein wenig exzentrisch, wie es oft bei schlauen Menschen der Fall ist. Ich wollte von ihm wissen, warum Pringles Aromaverstärker wie Glutamat, Guanylat und Inosinat enthalten.

Sella ist kein Mann schneller Antworten, und das ist auch gut so. Er begann mit den Mängeln von Risotto auf Gemüsebrühe-Basis, tauchte dann übergangslos in einen historischen Exkurs der Chemie des Kochens ab dem 18. Jahrhundert ein, um letztendlich auf das Risotto-Rezept seiner Mutter zurückzukommen: »Wenn man Rinderknochen und -sehnen verwendet, hat das Risotto eine ganz andere Reichhaltigkeit als die mit Gemüsebrühe gekochte Variante. Bei der Gemüsebrühe fehlt einfach …« – mit angewidertem Gesicht suchte Sella nach dem richtigen Wort – » … Substanz.«

Dieser Mangel an Substanz ist darauf zurückzuführen, dass der Gemüsebrühe in der Regel einige jener Verbindungen fehlen, die mir in den Pringles aufgefallen sind: Glutamat, Guanylat und Inosinat, auf verschiedenen Zutatenlisten auch als Ribonukleotide aufgeführt.

Der Mensch hat ein sehr ausgeklügeltes System zur Wahrnehmung dieser Moleküle in seinem Mund entwickelt, denn sie stehen für leicht verdauliches Eiweiß – nicht für das Eiweiß von rohem Fleisch, sondern für das Eiweiß von ordentlich abgehangenem, gekochtem Fleisch. Diese Moleküle sind das Markenzeichen von fermentiertem Fisch und fermentierten Pflanzen, von reichhaltigen Fleischbrühen und altem Käse. Aus diesem Grund schmecken uns Nahrungsmittel mit diesen Verbindungen auch so gut. Zum Beispiel das Risotto von Sellas Mutter. Die Moleküle stimulieren die Rezeptoren im Mund und signalisieren, dass gleich ein Paket gehaltvoller Nahrung kommt. Nach einem Happen Risotto ist der Verdauungstrakt auf die Verarbeitung einer nahrhaften, fleischigen Gaumenfreude und freier Aminosäuren vorbereitet. Bei Pringles läuft es etwas anders.

Sella schloss den Risotto-Exkurs ab und legte mit dramatischer Geste einen Pringles-Chip auf seine Zunge. Um verstehen zu können, was an diesem Punkt mit Sella und dem Pringles geschieht und warum man nach einem Chip immer weiter isst, müssen wir erst mal begreifen, was genau eigentlich Geschmack ist.

Geschmack beginnt auf der Zunge. Diese ist nicht nur schlechter kartografiert als die Oberfläche des Mondes, sondern hat dabei noch eine weitaus verwirrendere Geografie. Wenn Sie sich Ihre Zunge einmal anschauen, werden Sie dort kleine Knospen sehen. Das sind keine Geschmacksknospen, sondern Papillen. Geschmacksknospen sind so klein, dass man sie nicht erkennen kann. Sie sehen nicht aus wie Knospen, sondern eher wie Gruben oder Löcher und befinden sich auf den Papillen – jeweils ein paar Hundert auf einer Papille. In jeder Geschmacksknospe gibt es rund 100 spezialisierte Zellen, die über spezifische Rezeptoren verfügen, um bestimmte Verbindungen in der Nahrung aufzuspüren und diese in Signale für das Gehirn umzuwandeln. Wir schmecken überall in unserem Mund und auch ein wenig im hinteren Teil des Rachens. Entgegen landläufigen Annahmen scheint es keine speziellen Bereiche für die Wahrnehmung einzelner Geschmacksrichtungen zu geben.[1, 2, 3, 4]

Tatsächlich lassen sich im gesamten Körper Geschmacksrezeptoren finden, im Kehlkopf ebenso wie in Hoden und Magen. In den Lungen befinden sich Bitterrezeptoren; in Gehirn, Herz, Nieren und Blase gibt es Süßrezeptoren.*

Wie viele Geschmäcke es tatsächlich gibt, wird weiterhin debattiert. Wenn Physiologen über Geschmack sprechen, läuft es immer auf eine grundlegende Frage hinaus: »Gibt es einen spezifischen Rezeptor zur Wahrnehmung eines spezifischen Moleküls?« Als sicher gilt, dass Menschen im Mund über mindestens fünf Arten von Rezeptoren für fünf verschiedene Geschmäcke verfügen: süß, umami (herzhaft, würzig, auch fleischig oder pikant), sauer, salzig und bitter.** Möglicherweise verfügen wir auch über spezifische Geschmäcke für Wasser, Stärke, Maltodextrine, Kalzium und ver-

---

* Es ist bekannt, dass der synthetische Süßstoff Saccharin bei Ratten für Blasenkontraktion sorgt. Die Fähigkeit, Glucose im Urin erkennen zu können, könnte durchaus wichtig sein, denn eigentlich hat sie dort nichts zu suchen. Vorstellbar wäre ein System, bei dem die Blase auf das Vorhandensein von Glucose reagiert, indem sie der Bauchspeicheldrüse signalisiert, die Insulinausschüttung anzuregen. Das wurde jedoch noch nicht untersucht. Ebenso wenig untersucht wurde bislang die Wirkung von Süßstoffen auf die Blase und die von der Blase ausgehenden Signale.[5]

** Selbst bei den allgemein unumstrittenen Geschmacksrichtungen ließe sich argumentieren, dass wir uns nur bei süß, bitter und umami sicher sein können. Beim Menschen sind zum Zeitpunkt der Abfassung dieses Textes lediglich die Rezeptoren für süß, bitter (toxisch) und umami wissenschaftlich bestätigt. Die anderen gibt es – sie sind sichtbar in unseren Genen codiert –, aber unser diesbezügliches Wissen stammt aus Studien an Mäusen und Fliegen.

schiedene andere Metalle sowie Fettsäuren. Doch ob das tatsächlich der Fall ist, lässt sich nicht sicher sagen. Der Mund taxiert auch Dinge wie Kauwiderstand, Teigartigkeit, Gummiartigkeit, Gelatineartigkeit und so weiter. Ein fettiger Geschmack kann durchaus auf die veränderte Reibung zwischen Zunge und Mundschleimhaut bzw. Zähnen zurückzuführen sein: In Öl gleitet und rutscht es anders als in Speichel.

Süßer Geschmack wird von allen Einfachzuckermolekülen stimuliert, aus denen wir Energie ziehen. Das süßeste Kohlenhydrat natürlichen Ursprungs ist Fructose, die schon fast unangenehm süß schmeckt. Glucose hingegen ist eine um einiges mildere Erfahrung. Es scheint so, als könnten wir auch die bei der Aufspaltung von Stärke anfallenden Zucker erkennen, die dem Maltodextrin ähneln. Sie schmecken für uns nicht unbedingt süß, aber sie scheinen Gehirnareale zu aktivieren, die mit Belohnung assoziiert werden.

Salziger Geschmack stammt von Natriumsalzen und ein paar anderen Verbindungen. »Salzarme« Produkte, die oft von Menschen mit hohem Blutdruck konsumiert werden, enthalten meist Kaliumchlorid, das auch einen salzigen Geschmack hat, aber doch auch irgendwie anders schmeckt. Mittlerweile ist man sich relativ sicher, dass es in der Mundschleimhaut einen speziellen Natriumkanal gibt, über den wir Salz erkennen. Diese Natriumkanäle sind in hautähnlichen Geweben am gesamten Körper zu finden und transportieren Natriumionen. Wie genau sie jedoch Salz erkennen und diese Information dann an das Gehirn senden, ist bislang noch nicht geklärt.[6, 7]

Der Umami-Geschmack (herzhaft, würzig, auch fleischig oder pikant) wird von den drei Molekülen ausgelöst, die wir bereits von den Zutatenlisten vieler HVL-Produkte kennen: Glutamat, Guanylat und Inosinat. Glutamat ist in Muttermilch, Seetang, Tomaten, Muscheln, Sardellen, Käse, Sojasoße, Schinken und vielen anderen Lebensmitteln enthalten. Inosinat findet sich vor allem in Fisch – in getrocknetem Bonito und getrockneten Sardinen zum Beispiel.

Es bildet sich, sobald der Fisch stirbt, und erreicht seine maximale Konzentration nach circa zehn Stunden. Guanylat ist vor allem in getrockneten Shiitake- und anderen Pilzen enthalten und entsteht durch den Abbau von DNA in sterbenden Zellen.

Für die Geschmacksrichtung sauer sind Säuren verantwortlich. Viele unterschiedliche Rezeptoren waren bereits für die Wahrnehmung saurer Geschmäcke in der Diskussion. Im Grunde wissen wir aber nicht, wie der Mensch Essig oder Ascorbinsäure (Vitamin C) schmeckt. Nahezu alle Tierarten reagieren mit Abneigung auf sauren Geschmack. In Experimenten mit anderen Primaten wurde sogar beobachtet, dass diese sauer schmeckende Nahrung ausspucken.[8] Für den Menschen jedoch kann diese Geschmacksrichtung sehr nützlich sein. Schließlich ist Säure ein Zeichen für Gärung und nicht für Fäulnis. Wenn Bakterien Nahrung fermentieren, produzieren sie Säuren zu deren Konservierung. Zum Beispiel verarbeiten *Lactobacillus*-Bakterien in der Milch die Laktose zu Milchsäure und produzieren damit den bis zu zehnmal länger haltbaren Joghurt. Wahrscheinlich ist Vitamin C der einzige Grund, weshalb unsere Fähigkeit, saure Geschmäcke wahrnehmen zu können, erhalten blieb. Außer diesem Vitamin gibt es keinen für die Nährstoffversorgung wichtigen sauren Geschmack. Im Gegensatz zu vielen Tieren ist der Mensch nicht in der Lage, Vitamin C zu synthetisieren, und verzehrt zudem nicht ausreichend frische rohe Lebensmittel, um seinen Bedarf auf diese Weise zu decken. Aus diesem Grund benötigen wir ein System zur Wahrnehmung saurer Geschmäcke. Die Kombination aus süß und sauer ist typisch für reife Früchte mit hohem Vitamin-C-Anteil – möglicherweise ist diese Geschmacksmischung deshalb so attraktiv für den Menschen.

Diese vier Geschmäcke – süß, salzig, sauer und umami – werden wahrscheinlich mehr oder weniger von vier Rezeptoren abgedeckt. Bitter stellt eine Ausnahme dar, denn Bittergeschmack signalisiert »potenziell toxisch«, und eine große Zahl chemischer Strukturen hat einen bitteren Geschmack. Das menschliche Erbgut beherbergt 25 verschiedene Gene für Bitterrezeptoren – eine hervorragende Grundlage, um bitter schmeckende Toxine zu erkennen. Wir können aber auch lernen, bittere Geschmäcke zu mögen. Bitterer Kaffee wird jedes Kind würgen und spucken lassen, aber mit den Jahren kann man lernen, den bitteren Geschmack mit dem Hochgefühl eines Koffeinkicks zu assoziieren, sodass dieses Getränk mit der Zeit zu einem essenziellen Instrument bei der Bewältigung des Erwachsenenlebens wird. Essbare Pflanzen enthalten Toxine, die untrennbar mit ihren Nährstoffen verbunden sind. Normalerweise werden diese Toxine von der Leber abgebaut, denn dieses Organ kümmert sich um das vom Verdauungstrakt kommende Blut. Aber auch Nahrungsmittel, die mehrere gering dosierte Bitterstoffe enthalten, werden als intensiv bitter schmeckend empfunden – unser Mund kann die Gesamtmenge der einzelnen Toxine sehr gut einschätzen und beurteilen, ob die Leber zu deren Verarbeitung in der Lage ist.[9]

Für Allesfresser ist der Geschmack ein sehr wichtiger Sinn. Tiere mit einem spezielleren Speiseplan haben bestimmte Facetten desselbigen eingebüßt. Katzen zum Beispiel haben keine Süßrezeptoren mehr, Pandas kommen ohne die Geschmacksrichtung umami aus. Seelöwen können nur in sehr geringem Umfang schmecken – den Großteil ihrer Beute verschlucken sie im Stück –, aber sie können immer noch riechen. Wale und Delfine hingegen scheinen ihren Geruchssinn komplett verloren zu haben. In der Tierwelt verschwinden evolutionär gesehen unnütze Fähigkeiten mit der Zeit. Die Tatsache, dass der Mensch über derart ausgebildete Sinnesorgane und das neurologische Gewebe zur Verarbeitung der entsprechenden Informationen verfügt, bedeutet, dass Geschmack und Geruch sehr wichtig für unsere Spezies sind.*

---

* Vögel haben ihren süßen Geschmack verloren. Kolibris, die süßen Nektar trinken, nehmen dessen Geschmack nur über den Umweg umgewidmeter Umami-Rezeptoren wahr. Barry Smith beschäftigt sich intensiv mit diesem Thema: »Als Sinnesphilosoph möchte ich natürlich wissen,

Verschiedene Geschmäcke beeinflussen einander. Wenn Sie einen Cocktail aus Saccharose, MNG, Natriumchlorid, Zitronensäure und Chininsulfat zubereiten, wird er gleichzeitig süß, salzig, sauer und bitter schmecken. Sie werden die einzelnen Komponenten erkennen, doch das geschmackliche Erleben jedes einzelnen Bestandteils wird von den anderen beeinflusst. Wir mögen einen würzigen Geschmack, aber nur wenn er im Kontext von salzig oder süß auftritt – MNG allein ist kein angenehmes Geschmackserlebnis. Gorillas tolerieren bittere Pflanzengerbstoffe, aber nur wenn der Zuckergehalt hoch genug ist. Dasselbe gilt für Kinder – und zwar bei so ziemlich jeder Art von Essen. Ganz ähnlich verhält es sich bei dem typischerweise sehr bitteren Chinin, das mit Zucker gepaart in Tonic Water sehr schmackhaft sein kann.

Die Hersteller von hochverarbeiteten Lebensmitteln können dieses Wissen nutzen, um die Geschmacksinteraktionen in ihrem Sinne zu beeinflussen und in der Folge Konsum und Verkaufszahlen zu steigern. Das kann auf unterschiedliche Art und Weise geschehen. Zum einen nutzen sie einen Trick, den gute Köche bereits seit Jahrhunderten anwenden: Aromaverstärkung. Bei bestimmten Konzentrationen und Kombinationen »verstärken« süß, sauer, salzig und würzig alle das Aroma und machen Nahrungsmittel schmackhafter. In den besten traditionellen Gerichten vieler Kulturen werden saurer Essig, süßer Zucker oder Honig, herzhafte Umami-Aromen und reichlich Salz verwendet. Denken wir zum Beispiel an ein italienisches Pastagericht, dort werden Tomaten- und Essigsäuren, Zucker aus den Tomaten, Salz und glutamatreicher Parmesankäse kombiniert. Hochverarbeitete Lebensmittel funktionieren nach demselben Prinzip, allerdings wird es bei ihnen auf die Spitze getrieben.

---

ob der Nektar für die Kolibris süß oder würzig schmeckt.« Fest steht, dass Kolibris Aspartam verabscheuen, Zuckerwasser hingegen mögen. Wieso aber Tukane Früchte mögen, weiß kein Mensch. Noch nicht einmal Barry Smith.

Sehen wir uns exemplarisch Coca-Cola an, da es die beliebteste Colasorte ist, aber im Grunde würde es jede andere Cola auch tun. Das ursprüngliche Ziel bei der Entwicklung von Coca-Cola war ein Getränk, das die Leute wach macht. Das Originalrezept enthielt einen Extrakt aus Blättern der Kokapflanze – wahrscheinlich eine kleine Menge Kokain, obwohl sich das nicht mit Sicherheit sagen lässt* – und Koffein. Da Kokain und Koffein beide extrem bitter sind, fügte das Unternehmen große Mengen Zucker hinzu, um diesen Geschmack zu übertünchen. Die anfängliche Bitterkeit des Getränks war jedoch ein großer Vorteil. Denn sie erlaubte dem Hersteller den Einsatz von mehr Zucker, als es normalerweise in einem derartigen Getränk möglich gewesen wäre.

Warum das nicht möglich gewesen wäre? Weil wir eine natürliche Abneigung gegen ein Übermaß an Zucker haben. Wir können Honig nicht löffelweise essen und genauso wenig Haushaltszucker. Das wäre im wahrsten Sinne widerlich süß. Der Grund für diese Aversion ist wahrscheinlich sehr einfach: Der Körper will Zucker nicht in Mengen aufnehmen, bei denen er anschließend Schwierigkeiten hat, sie wieder aus dem Blut zu entfernen. Süßes Blut ist in vielerlei Hinsicht schädlich: Zum einen ist Zucker Futter für Bakterien, zum anderen bewirkt viel Zucker im Blut einen vermehrten Übergang von Wasser aus den Zellen in den Blutkreislauf. Letzteres steigert das Blutvolumen und sorgt für eine erhöhte Urinproduktion durch die Nieren, was zu Dehydration führt. Aus diesem Grund ist vermehrter Harndrang eins der ersten Symptome für Diabetes.

Die moderne Coca-Cola weist immer noch einen koffeinbitteren Geschmack auf, der noch einmal durch die extreme Säure der zugefügten Phosphorsäure verstärkt wird. In Kombination ermöglichen diese beiden Inhaltsstoffe dem Getränk, eine riesige

---

* Das Unternehmen selbst bestreitet nicht direkt, dass Coca-Cola früher Kokain enthielt, sondern nutzt eine relativ offene Formulierung: »Kokain war nie eine vom Hersteller zugefügte Zutat von Coca-Cola.«[10]

Menge Zucker in den Körper zu schmuggeln.* Bei dieser Aufgabe bekommen sie allerdings noch anderweitig Unterstützung. Zum Beispiel vom prickelnden Sprudeln des Getränks und vom Herstellerhinweis, es am besten eiskalt zu servieren. Die Gründe sind noch nicht vollends geklärt, aber Tatsache ist, dass man Süße weniger wahrnimmt, wenn das Getränk kalt und mit Sprudel versetzt ist. Ein einfaches Experiment illustriert dies: Warme Cola ohne Kohlensäure schmeckt trotz Bitterkeit und Säure derart süß, dass sie fast schon ungenießbar ist.

Gute Köche können Aromen und Geschmäcke durch gezielte Kombination verstärken; im Fall von hochverarbeiteten Lebensmitteln allerdings handelt es sich bei diesem Ansatz um das ernährungstechnische Äquivalent zum Speedballing. In der Welt der illegalen Drogen versteht man unter Speedballs typischerweise eine Mischung aus Sedativ (zum Beispiel Heroin) und Stimulans (zum Beispiel Kokain). Das eine schläfert ein, das andere putscht auf. Opioid-Überdosen können zum Tod durch Atemstillstand führen; bei zu großen Mengen Kokain steigt der Blutdruck so stark, dass die Konsumenten Schlaganfälle erleiden und daran sterben können. Werden diese Drogen jedoch kombiniert, kann der Süchtige mehr von beiden nehmen. Dasselbe Prinzip findet sich auch in rechtlich weniger heiklen Bereichen, was aber nicht heißt, dass es dort keine Todesfälle gäbe. Getränke wie Espresso Martini oder Wodka Red Bull sind Einsteiger-Speedballs, bei denen das stimulierende Koffein den sedierenden Effekt des Alkohols auffängt.

---

* Übrigens wird die Phosphorsäure in Ihren Nahrungsmitteln nicht aus Obst oder Gemüse gewonnen. Sie entsteht, indem man phosphorhaltiges Gestein mit Kohle in einem Industrieofen erhitzt, und wird auch bei der Halbleiterverarbeitung sowie für die Veränderung bestimmter Eigenschaften von Straßenasphalt eingesetzt. Ursprünglich wurden Cola-Getränke als Phosphat-Soda bezeichnet. Sie sind frühe HVL-Produkte. Die Phosphorsäure greift nicht nur die Zähne an und verschleiert den hohen Zuckergehalt, sondern zieht möglicherweise auch Mineralstoffe aus den Knochen ab.[11]

Dieser Ansatz kommt auch bei den Geschmäcken hochverarbeiteter Lebensmittel zum Tragen.

Wenn Coca-Cola den Herstellerempfehlungen gemäß konsumiert wird, können wir davon ausgehen, dass diese verschiedenen Geschmäcke und Empfindungen eine sensorische Konfusion verursachen, die der beim Speedballing ähnelt. Die Kombination von sauer, bitter, kalt und sprudelnd ermöglicht es den großen Getränkeherstellern, sehr viel mehr Zucker in den Körper Ihrer Kinder zu schleusen, als unter normalen Umständen möglich wäre: nämlich neun Teelöffel Zucker pro Dose. Als ich Lyra neulich eine warme Cola ohne Kohlensäure servierte, bekam sie nur ein paar Schlucke davon herunter (und dabei würde sie Zucker löffelweise in sich hineinstopfen, wenn sie die Chance dazu hätte).

Aber *warum* will die Coca-Cola Company, dass wir diese Massen an Zucker zu uns nehmen? Erinnern Sie sich noch an die Studie mit den Ratten, die lernten, die mit Kalorien kombinierten Aromen zu mögen? Das funktioniert in abgewandelter Form auch beim Menschen. Dana Small, Neurowissenschaftlerin an der Yale University, führte eine Reihe von Experimenten durch, die zeigten, dass unser erlerntes Verlangen nach einer bestimmten Geschmacksrichtung offenbar davon abhängt, wie stark sich unser Blutzuckerspiegel beim Konsum verändert.[12] Das Forscherteam gab den Probanden Getränke mit zufällig ausgewählten Aromen. Nach einigen Durchgängen bevorzugten die Testpersonen die Aromen, die mit einem geschmacklosen Kohlenhydrat (Maltodextrin) kombiniert waren. Je stärker ihr Blutzuckerspiegel stieg, desto größer war das Verlangen nach dem Aroma. Es ist also gut möglich, dass die Cola-Hersteller den Konsumenten deswegen mithilfe von Sprudel, Kälte, Säure und Koffein diese riesige Dosis Zucker verabreichen – und damit einhergehend eine enorme Kalorienmenge inklusive sprunghaftem Blutzuckeranstieg –, um so das Verlangen nach ihren spezifischen Produkten immer weiter zu steigern.

Das könnte auch ein bizarres Phänomen bei der Preisgestaltung erklären, das zuerst in Mittelamerika, später aber auch in Niedriglohnländern auf der ganzen Welt zu beobachten war. Süße Erfrischungsgetränke mit Kohlensäure sind dort fast so preiswert wie in Flaschen abgefülltes Trinkwasser (wenn nicht sogar preiswerter). Natürlich ist die Cola-Herstellung teurer, aber das Kalkül hinter dieser Strategie lautet: Wer eine Cola kauft, will danach mehr. Wasser ist sicherlich billiger in der Produktion, aber die Konsumenten lassen sich nur schwer dazu bewegen, große Mengen davon zu trinken. Im mexikanischen San Cristobal beschuldigten die Einwohner Coca-Cola, durch die Produktionssteigerung in der örtlichen Fabrik für Wasserengpässe verantwortlich zu sein und gleichzeitig von steigenden Verkaufszahlen zu profitieren. Das Unternehmen sprach von Verleumdung und erklärte gegenüber der *New York Times*, das Werk in San Cristobal verbrauche zwar Hunderttausende Liter Wasser pro Tag, dies habe aber nur geringe Auswirkungen auf die Wasserversorgung der Stadt. Zum einen würden ihre Brunnen sehr viel tiefer reichen als die Quellen, die das Wasser für die Einwohner bereitstellen, zum anderen würden auch andere Faktoren wie eine rasche Urbanisierung und mangelnde Investitionen von Regierungsseite bei der Problematik eine Rolle spielen.[13]

Durch die Kombination verschiedener Geschmäcke und Sinneswahrnehmungen nach dem Speedball-Prinzip können hochverarbeitete Lebensmittel sehr viel mehr Kalorien in unsere Körper schmuggeln, als wir normalerweise zu verarbeiten in der Lage wären, und dabei das Belohnungszentrum derart intensiv anregen, dass wir schon bald nach Nachschlag verlangen. Das ist schlecht, aber nicht das einzige Problem. Sorgen müssen wir uns auch über synthetische Süßstoffe mit null Kalorien machen. Was passiert, wenn der Geschmack in unserem Mund nicht mit den Kalorien übereinstimmt?

Am 14. Oktober 2012 twitterte der spätere US-Präsident Donald Trump einen Kommentar zum Thema Coca-Cola light: »Ich habe noch nie eine dünne Person Coca-Cola light trinken sehen.« Am darauffolgenden Tag legte er mit einer Frage nach: »Je mehr Diet Coke, Diet Pepsi etc. man trinkt, umso mehr nimmt man zu?« Am

16. Oktober nahm er erneut Stellung: »Coca-Cola ist nicht erfreut über meine Kommentare – aber das ist okay, ich trinke den Mist trotzdem weiter.«

Eine Woche später dann, möglicherweise nach einem wie auch immer gearteten persönlichen Experiment, kam Trump zu einem Schluss über die physiologische Wirkung des Getränks: »Die Leute flippen aus wegen meiner Tweets über Coca-Cola light. Sehen wir der Wahrheit ins Auge – das Zeug wirkt einfach nicht. Es macht einen hungrig.«

Die Forschung zu kalorienarmen Süßstoffen ging auch nach diesem Tweet unverändert weiter, aber ein gutes Jahrzehnt später ist Trumps letzte Meldung zum Thema immer noch eine treffende Zusammenfassung des Stands der Wissenschaft. Trump hatte verstanden, was viele Ärzte und Ernährungswissenschaftler nicht begriffen: Der süße Geschmack im Mund wirkt sich in vielerlei Hinsicht auf den menschlichen Körper aus und schenkt uns nicht einfach nur ein wenig Genuss.

Eigentlich gebietet es die Logik, dass künstliche Süßstoffe, da sie keine Kalorien enthalten, auch nicht verantwortlich für Fettleibigkeit sein können. Wenn man jedoch erst einmal verstanden hat, wie Zero-Getränke mit null Kalorien zu Gewichtszunahme und Stoffwechselerkrankungen führen können, begreift man auch einen der grundlegenden Mechanismen, wie hochverarbeitete Lebensmittel der Gesundheit schaden.

Enthält ein Nahrungsmittel künstliche Süßstoffe, ist es per Definition ein HVL. Ursprünglich gab es diese Süßstoffe nur in kleinen Tütchen und Light-Softdrinks. Mittlerweile findet man sie überall: in Brot, Cerealien, Müsliriegeln, Light-Joghurts, Eiscreme ohne Zucker und aromatisierten Milchgetränken. Sie werden Würzmitteln wie zuckerreduziertem Ketchup zugesetzt und finden sich in zuckerfreier Marmelade und zuckerfreiem Pfannkuchensirup. Sogar in Medikamenten, Multivitaminpräparaten und Hygieneprodukten wie Zahnpasta und Mundwasser sind sie enthalten. Am weitesten verbreitet sind Cyclamat und Saccharin, die preiswertesten und ältesten Vertreter. Der weltweite Markt hat einen jährlichen Umsatz von 2,2 Milliarden US-Dollar.

Wie genau sich synthetische Süßstoffe auf unsere Gesundheit auswirken, ist nicht ganz klar, aber es sieht nicht gut aus. Verschiedene Studien (finanziert von Institutionen wie der britischen Forschungsorganisation Medical Research Council (MRC) und Behörden des US-amerikanischen Gesundheitsministeriums wie den National Institutes of Health), die relativ frei von Interessenkonflikten sind, legen einen Zusammenhang zwischen künstlichen Süßstoffen und Gewichtszunahme sowie Diabetes nahe.[14, 15, 16, 17] Es gibt zwar auch Studien, die darauf hindeuten, dass Süßstoffe keine bedeutenden Auswirkungen auf die Gesundheit haben oder dass sie sogar von Vorteil sein können, doch viele dieser Autoren unterhalten Beziehungen zu Lebensmittelunternehmen wie Abbott, Danone und Kellogg's.[18, 19]

Eine groß angelegte Datenanalyse[20], die im *American Journal of Clinical Nutrition* veröffentlicht wurde und keinen Zusammenhang zwischen kalorienarmen Süßstoffen und Körpergewicht feststellte, enthielt die folgende Erklärung zum Thema Interessenkonflikte: »Wir danken dem Low-Calorie Sweetener Committee des International Life Sciences Institute (ILSI) für das Feedback und die Überprüfung von Versuchsprotokoll und Manuskript.« Was in dem Artikel allerdings nicht erwähnt wurde: Das Low-Calorie Sweetener Committee des ILSI wird von Pepsi, Coca-Cola und verschiedenen anderen großen Lebensmittelkonzernen finanziert.*

---

* Eine andere, in derselben Fachzeitschrift veröffentlichte Studie[21] untersuchte die Gewichtsveränderung bei Konsum von Light-Getränken einerseits und Wasser andererseits. Einer der Autoren hatte ein Stipendium von Nestlé Waters erhalten. Am Ende der Studie wurde erklärt, dass es keine Interessenkonflikte gebe, was allerdings nicht korrekt ist. Wenn man von einem Unternehmen finanziert wird, das in Flaschen abgefülltes Mineralwasser (und Getränke mit künstlichen Süßstoffen) produziert und eine Studie zum Thema Wasser und Getränke mit künstlichen Süßstoffen durchführt, dann besteht ohne Frage ein Interessen-

Wenn selbst eine statistische Analyse, die von der Industrie durchgeführt wurde, keinen signifikanten Nutzen von kalorienarmen Süßstoffen belegen kann, dann sollten die Alarmglocken läuten. Ich persönlich lese die Daten so, dass Getränke mit kalorienarmen Süßstoffen geringfügig stärker mit Fettleibigkeit und Typ-2-Diabetes in Verbindung stehen als ihre zuckerhaltigen Äquivalente. Dabei darf jedoch nicht vergessen werden, dass es bei zuckergesüßten Getränken in dieser Hinsicht ebenfalls einen sehr starken Zusammenhang gibt. Nicht besser als ein zuckerhaltiges Getränk abzuschneiden, ist immer noch ziemlich schlecht.

Aber was ist da eigentlich los, wenn das Weglassen von Zucker die Auswirkungen auf die Gesundheit nicht verbessert? Allison Sylvetsky, außerordentliche Professorin an der Milken Institute School of Public Health in Washington, D.C., fand bei einer Studie mit US-amerikanischen Kindern heraus, dass das Trinken von kalorienarmen Erfrischungsgetränken oder zuckergesüßten Erfrischungsgetränken (oder von beiden) im Vergleich mit dem Trinken von Wasser zu einem höheren Gesamtkonsum von Kalorien und Zucker führt: Kalorienarme Erfrischungsgetränke können also den allgemeinen Überkonsum fördern.[22]

Mit anderen Worten: Trump hatte recht. Allerdings führte das während seiner Präsidentschaft erwartungsgemäß nicht zu wie auch immer gearteten Regulierungsmaßnahmen. Wenn Süßstoffe zusammen mit selbst kleinen Mengen Zucker konsumiert werden, scheint der Insulinspiegel signifikant zu steigen. Das sorgt für einen Abfall des Blutzuckerspiegels und kann in der Folge zu einem Hungergefühl und einer gesteigerten Nahrungsaufnahme führen (siehe Trumps Tweets). Das ist eines der Missverhältnisse beim Verzehr von hochverarbeiteten Lebensmitteln, eine der Lügen, die Barry Smith erläuterte. Ein süßer Geschmack im Mund

---

konflikt. Die Studie muss deshalb nicht falsch sein. Aber ein Interessenkonflikt ist nicht bestreitbar.

bereitet den Körper auf Zucker vor. Wenn dieser jedoch nicht ankommt, gibt es Probleme.

Ein noch größeres Problem kann entstehen, wenn Zucker mit synthetischen Süßstoffen gemischt wird. Dana Small führte hierzu eine weitere Versuchsreihe durch, bei der sie den Probanden Getränke von unterschiedlicher Süße (variierende Mengen Sucralose) und mit unterschiedlichem Kaloriengehalt (geschmackloses Maltodextrin) gab. Einige Getränke waren kalorienreich, aber nicht süß; andere waren süß, hatten aber keine Kalorien. Ihre Texte legen der Lektüre ein paar Steine in den Weg – »der Proband beginnt zu essen« formuliert Small als »Initiation des Prozesses zur Nahrungsaufnahme« –, und die Laborergebnisse lassen sich mitunter nur schwer auf die reale Welt übertragen. Dennoch sind ihre Resultate faszinierend. So zeigte sie, dass die Frage, wie sehr die Probanden einen bestimmten Geschmack zu bevorzugen lernen, nicht nur von der Kalorienmenge des Getränks abhängt, sondern auch von der Ausgewogenheit des Verhältnisses zwischen Süße und Kalorien.[23]

Nicht minder alarmierend war eine weitere Studie von Small, bei der sie gesunden Probanden Getränke mit unterschiedlichen Mengen an Sucralose, Zucker und einer Kombination aus beiden gab. Ergebnis: Eine Mischung aus Süßstoff und Zucker schien die Antwort des Körpers auf Insulin auf ähnliche Weise zu verringern, wie es bei Typ-2-Diabetes geschieht.*

Diese Studienergebnisse legen nahe, dass ein Mischkonsum aus Zucker und synthetischen Süßstoffen, wie er in der Realität ständig vorkommt, nachteilige Auswirkungen auf unsere metabolische Gesundheit hat. In den Getränken von Pepsi und Coca-Cola werden Zucker und Süßstoffe zwar nicht direkt gemischt, aber oftmals verzehren die Konsumenten zu ihren Softdrinks gleichzeitig andere HVL-Produkte.

---

* Die Ergebnisse dieser Studie stimmen mit den Resultaten von Versuchen mit Nagetieren überein.[24]

Neben dem Suchtpotenzial sowie den Auswirkungen auf Zuckerstoffwechsel und Insulinhaushalt gibt es Belege dafür, dass süßstoffhaltige Getränke das Verlangen nach anderen süßen Nahrungsmitteln steigern.[25, 26] In einer vergleichsweise kleinen Studie konnte gezeigt werden, dass nach einer zweiwöchigen Abstinenz von sämtlichen synthetischen Süßstoffen das Verlangen nach Zucker sank. Ein künstlicher Süßstoff namens Splenda, der Sucralose und Maltodextrin enthält, scheint zudem die Gehirnaktivitäten von Ratten zu verändern (und zwar in Arealen, die für Nahrungsaufnahme, Adipositas und Energiekontrolle verantwortlich sind) und wirkt sich außerdem auf den Verdauungstrakt aus.[27, 28]

Künstliche Süßstoffe können auch das Mikrobiom aus dem Gleichgewicht bringen, also die in und auf unserem Körper lebenden Bakterienpopulationen, die essenziell für das Verdauungs- und Immunsystem sind. Über dieses Problem wurde nach einem prominenten Artikel in der Fachzeitschrift *Nature* vielerorts berichtet.[29] Tierversuchsstudien haben belegt, dass Sucralose das Mikrobiom im Magen stört – und zwar bereits bei den von Regulierungsbehörden erlaubten Dosierungen und damit ganz sicher auch bei den häufig von Menschen verzehrten Mengen.*

Es ist also gut möglich, dass kalorienarme Süßstoffe zum weltweiten Anstieg von Stoffwechselerkrankungen wie Typ-2-Diabetes beitragen. Das ist zwar bislang noch nicht bewiesen, aber die ver-

---

* Andere Süßstoffe stören möglicherweise nicht das Mikrobiom, aber ihre Auswirkungen auf den Stoffwechsel aufgrund des Geschmacks im Mund können sehr wohl ähnlich sein: Das grundlegende Problem aller kalorienarmen Süßstoffe besteht darin, dass ein süßer Geschmack dem Körper Zucker signalisiert, der aber nicht kommt. Darüber hinaus gibt es noch andere ernsthafte Bedenken in Bezug auf die Sicherheit von synthetischen Süßstoffen. Beispielsweise kamen die Autoren eines Fachartikels aus dem Jahr 2019 zu dem Ergebnis, dass die Europäische Behörde für Lebensmittelsicherheit laxe und nachgiebige Kriterien bei der Bewertung von Studien, die nachteilige Auswirkungen von Aspartam belegen, angewendet hat.

fügbaren Forschungsergebnisse weisen darauf hin, dass es zumindest einen plausiblen Mechanismus gibt.

All das ist deshalb so beunruhigend, weil das Ersetzen von Zucker durch kalorienarme Süßstoffe sowohl von der Regierungspolitik in Großbritannien als auch von Softdrink-Herstellern weltweit (die sich nur allzu gern als Förderer der öffentlichen Gesundheit darstellen) propagiert wird.

Ich hoffe, dass Sie mittlerweile verstehen, warum die grünen Ampeln auf Verpackungen von Light-Softdrinks etwas irreführend sind.

Viele Regierungen haben Zuckersteuern vorgeschlagen. Derartige Vorschläge scheinen vernünftig und angebracht, da sie den Zuckerkonsum tatsächlich reduzieren, aber sie öffnen auch dem vermehrten Einsatz von kalorienarmen Süßstoffen Tür und Tor. Großbritannien führte 2018 eine Zuckersteuer ein, weil britische Teenager durchschnittlich eine Badewanne voll Softdrinks pro Jahr tranken.[30, *] Die Steuer führte zu einer dramatischen Verringerung bei den Verkäufen von zuckerhaltigen Getränken um 44,3 Prozent. Von 2015 bis 2019 wurden 40 Millionen Kilogramm Zucker weniger konsumiert. Das sollte die Steuer eigentlich rechtfertigen. Doch selbst als die britische Bevölkerung pro Haushalt zehn Prozent weniger Zucker verzehrte, blieb die Menge der konsumierten Softdrinks stabil.[31] Die Menschen tranken fortan einfach mehr Softdrinks mit synthetischen Süßstoffen.

Die gemeinnützige Organisation First Steps Nutrition fand heraus, dass 65 Prozent aller Kleinkinder durchschnittlich eine Dose künstlich gesüßter Getränke pro Tag trinken.[32] Es fällt schwer, diese

---

* Mit der Zuckersteuer sollten jedes Jahr mehrere Hundert Millionen eingenommen werden; Geld, das über spezielle Fonds für den Ausbau von Schulsportanlagen eingesetzt werden sollte. Bei der Verbindung von Zuckersteuer und Sportförderung ist mir nicht ganz wohl. Für mich wird dadurch suggeriert, körperliche Aktivität könne irgendwie die gesundheitlichen Auswirkungen des Softdrink-Konsums kompensieren.

Entwicklung als einen Triumph im Bereich der öffentlichen Gesundheit anzusehen, insbesondere angesichts der Tatsache, dass die gegenwärtigen Vorschriften in Großbritannien den Zusatz von synthetischen Süßstoffen in speziell für Babys und Kleinkinder gedachter Nahrung verbieten. Es stimmt, dass synthetische Süßstoffe die Zähne nicht auf direktem Weg schädigen, dennoch haben viele Light-Getränke einen hohen Säuregehalt, der dem Zahnschmelz von Kindern stark schaden kann.

Die Verwendung von Süßstoffen hat der Industrie ermöglicht, viele hochverarbeitete Lebensmittel als gesundheitsförderlich anzupreisen. Eine große Zahl dieser Produkte trägt nun das Logo »Good Choice Change4Life« mit dem nach oben gestreckten Daumen auf der Verpackung. Change4Life ist eine Social-Marketing-Kampagne von Public Health England, einer Exekutivagentur des britischen Ministeriums für Gesundheit und Soziales, mit der unter anderem ein Bewusstsein für den Zuckergehalt von Lebensmitteln geschaffen und das Umschwenken der Verbraucher auf zuckerärmere Alternativen bewirkt werden soll. Das ist insofern erstaunlich, als keinerlei Belege für die gesundheitsförderliche Wirkung dieser Alternativen existieren, dafür aber ernsthafte Bedenken hinsichtlich möglicher Gefahren.*

---

* First Steps Nutrition weist auch auf eine andere Absurdität hin: Das Change4Life-Logo prangt manchmal auf Produkten, die künstliche Farbstoffe enthalten. Da künstliche Farbstoffe Aktivität und Aufmerksamkeit bei Kindern beeinträchtigen können, müssen entsprechende Produkte mit einem Warnhinweis versehen werden. Ergebnis: Es gibt Nahrungsmittel, die sowohl eine Empfehlung als auch einen Warnhinweis auf der Verpackung tragen, was für viele Eltern nur schwer nachvollziehbar sein dürfte. Außerdem ist erwähnenswert, dass die Change4Life-Kampagne zu Fettleibigkeit in Großbritannien die folgenden Partner aus Handel und Industrie listet: Tesco, Asda, PepsiCo, Kellogg's, The Co-operative Group, Fitness Industry Association, Advertising Association, Spar, Costcutter, Nisa, Premier und Mills Group.[33]

Trotz der besorgniserregenden Daten, die auf diverse potenzielle Gefahren und nur wenige Vorteile hinweisen, werden künstlich gesüßte Getränke unvermindert weiter konsumiert.* In Regierungs- und Politikkreisen ist jedoch die Einstellung verbreitet, jede regulatorische Veränderung in Richtung gesunder Produkte und Verhaltensweisen sei ein Triumph, weil diese so schwer durchzusetzen sind. Ich bin nicht sonderlich überzeugt von dieser Annahme, aber ich muss auch keine Politik machen. Wenn man das Ziel hat, ernährungsbedingten Erkrankungen bei Kindern vorzubeugen, dann halte ich Regelungen, die Zweijährige ermutigen, im Durchschnitt eine ganze Dose künstlich gesüßter Softdrinks *pro Tag* zu trinken, für keinen guten Ansatz. Es wird die Botschaft vermittelt, diese Getränke seien gesund, womit die Industrie, die sie herstellt, aus dem Schneider ist.

Als ich den Artikel von Dana Small las, ging mir auf, dass diese Missverhältnisse zwischen Geschmack und Nährwert bei allen hochverarbeiteten Lebensmitteln zu finden sind. Die Pflanzengummis und Pasten, von denen mir Paul Hart erzählt hatte, führen zu einem Mundgefühl wie bei Fett. Was mit unserer internen Physiologie geschieht, wenn diese Mechanismen bei Null-Fett-Joghurt oder fettarmer Mayonnaise angewendet werden, kann niemand sagen. Ebenso wissen wir nicht genau, was die Aromaverstärker in dem Pringles-Chip bewirken, den Andrea Sella sich auf die Zunge legte.

Hier kommt meine Theorie dazu (die übrigens durch eine große Menge an Daten gestützt wird).[34]

Die sattelartige Form der Pringles-Chips – korrekte Bezeichnung: hyperbolisches Paraboloid – entspricht fast genau den Kur-

* Die British Soft Drinks Association, ein Interessenverband britischer Softdrink-Produzenten, gab kürzlich bekannt, dass 65 Prozent aller im Jahr 2018 verkauften Softdrinks kalorienlose oder kalorienarme Getränke waren. Bei den Konzentraten und Sirupen waren sogar 88 Prozent kalorienlos oder kalorienarm.

ven der menschlichen Zunge, sodass jede einzelne Geschmacksknospe im Mund von Sella mit dem Pringles-Chip in Berührung war. Als Sella dann zu kauen begann, sorgte die regelmäßig doppelt-gekrümmte Form des Chips dafür, dass er in ungleichmäßige Stücke zerbrach, was bei Ingenieuren als katastrophales Versagen der Struktur bezeichnet wird. Während des Kauens erklärte Sella, seine Umami-Rezeptoren würden gerade seine inneren Organe für die Ankunft von Nahrung im Stile des Risottos seiner Mutter vorbereiten. »Aber alles«, lenkte er dann ein und schluckte, »was im Magen ankommt, ist eine traurige kleine Kugel Kartoffelstärke.«

Das führt zu einer physiologischen Verwirrung, die es jedoch kaum an die Oberfläche unseres bewussten Erlebens schafft, sodass wir auf der Suche nach Nährstoffen, die nie ankommen, wieder und wieder zugreifen. Man könnte auf die Idee kommen, Pringles-Chips seien das Werk eines technischen Genies mit bösartigen Absichten, bewusst erfunden, um bei den Verbrauchern Fettleibigkeit zu fördern. Pringles wurden jedoch in den Sechzigerjahren des letzten Jahrhunderts entwickelt, und ich glaube nicht, dass es damals irgendwer auf einen süchtig machenden Snack angelegt hatte.* Im evolutionären Verdrängungswettbewerb der Produkte in unseren Geschäften überleben vor allem die Waren mit süchtig machenden Eigenschaften.

Durch die Verwendung von Zusatzstoffen, die den Geschmack beeinflussen, und die Kombination sensorischer Erlebnisse gelingt es den hochverarbeiteten Lebensmitteln, größere Mengen von Stoffen (wie Zucker), die das Belohnungssystem im Gehirn anregen,

---

* Mein Anwalt riet mir, meine Meinung zu der Frage, ob ein bestimmtes Produkt süchtig macht, eher nicht zu äußern. Im Fall von Pringles dürfte die Marketingabteilung des Herstellers wenig Probleme mit dieser Folgerung haben – schließlich kommt von ihr der Slogan: »Once you pop you can't stop« (»Einmal gepoppt, nie mehr gestoppt«). Es ist eine rechtliche Grauzone, sicher – allerdings kam der Autor eines *Guardian*-Artikels im Mai 2009 ungeschoren davon, als er Pringles als »Crack in einer Pappdose« bezeichnete.

in unsere Körper zu schmuggeln, als wir normalerweise tolerieren würden. Auf diese Weise wird unser Verlangen nach hochverarbeiteten Lebensmitteln sehr viel größer, als es das nach Hausmannskost je sein könnte. Durch die Missverhältnisse zwischen den Wahrnehmungen im Mund und den Nährstoffen im Magen sind die Hersteller (möglicherweise auch zufällig) auf einen Mechanismus gestoßen, mit dem sich der Konsum steigern lässt. Ob all die anderen Zusatzstoffe in HVL-Produkten Auswirkungen auf die Gesundheit haben, wird im nächsten Kapitel geklärt.

Kapitel 14

Zusatzstoff-Angst

Alle meine Kollegen im Krankenhaus essen regelmäßig bei der Sandwichkette Pret a Manger. Vom Gebäude aus kann man drei Filialen sehen, zwei weitere sind keine fünf Minuten Fußweg entfernt. Und das ist doch toll, oder etwa nicht? Schließlich ist Pret durch und durch natürlich, gesund, fair, ethisch einwandfrei.

Genau darum ging ich in der letzten Woche meiner 80-Prozent-HVL-Kost-Phase dorthin – ich brauchte eine Pause. Ich entschied mich für eine rote Thai-Suppe, bemerkte aber schon beim ersten Löffel einen wohlvertrauten Geschmack in dem Gericht. Ich las mir die 49 (!) Zutaten durch und entdeckte dort Maltodextrin und Gewürzextrakte. Dann sah ich mir die Zutatenliste vom Brot meines Sandwiches an, was ich als langjähriger Pret-Kunde noch nie zuvor getan hatte: Monoacetyl- und Diacetylweinsäureester von Mono- und Diglyceriden von Speisefettsäuren.

Diese Zutaten passten ganz und gar nicht zu der Marke, die ich so gut zu kennen glaubte. In einem Statement aus dem Jahr 2016 versicherte Pret auf seiner Internetseite: »Pret wurde 1986 in London eröffnet … [und] bot richtige Sandwiches an, ohne die obskuren chemischen Verbindungen, Zusatzstoffe und Konservierungsmittel, die bei so vielen ›verzehrfertigen‹ und ›schnellen‹ Nahrungsmitteln üblich sind.«

Auf der Website, von der dieses Zitat stammte, fand sich sechs weitere Male das Wort »natürlich«.

Die Real Bread Campaign wandte sich schriftlich an das Unternehmen, um diese Statements zu überprüfen, und stellte dabei fest, dass die Produkte von Pret einen wahren »Cocktail an Zusatzstoffen« enthielten. Neben den bereits genannten Stoffen verwendete Pret: E 920 (L-Cysteinhydrochlorid), E 472e (Diacetylweinsäureester von Mono- und Diglyceriden), E 471 (Mono- und Diglyceride von Speisefettsäuren), E 422 (Glycerin), E 330 (Zitronensäure) und E 300 (Ascorbinsäure). Die Real Bread Campaign verlangte von Clive Schlee, dem damaligen CEO von Pret, entweder keine Zusatzstoffe in den Produkten des Unternehmens mehr zu verwenden oder im Marketing von Pret nicht mehr von »natürlichen« oder »frischen« Produkten zu sprechen. Schlee lehnte beides ab. Also schrieb die Kampagne an die Advertising Standards Agency (ASA), eine nichtstaatliche Organisation der britischen Werbebranche, die Aufgaben der freiwilligen Selbstverpflichtung übernimmt. Die ASA forderte von Pret, Behauptungen der Art »von Mutter Natur gemacht« in seinem Marketing zu unterlassen. Eine Sprecherin des Unternehmens versuchte die Story unter Kontrolle zu bekommen: »Wir geben uns große Mühe, eine Lösung in dieser Angelegenheit zu finden. Unsere Mitarbeiter probieren unter Hochdruck Rezepte aus, für die keine Emulgatoren nötig sind. Bislang haben unsere Experten jedoch noch keine Zubereitungsart entdeckt, die auch die Qualitätserwartungen unserer Kunden erfüllt.«[1, 2]

Es ist gut möglich, dass unsere Erwartungen andere wären, wenn es emulgator- und zusatzstofffreies Brot an jeder Ecke gäbe. So lohnt es, die Perspektive der Besitzer von Pret zu betrachten. Pret gehört der JAB Holding Company, einem in Luxemburg ansässigen Konglomerat in Familienbesitz mit einem Gesamtunternehmenswert von mehr als 120 Mrd. US-Dollar (Stand 2020).[3, 4, 5, 6, 7] Für die JAB Holding Company wäre die Brotherstellung ohne diese Zusatzstoffe natürlich sehr viel teurer, und wie es scheint, sind sich die Kunden des Unternehmens nicht mal bewusst, dass Pret diese Stoffe einsetzt.

Warum aber sollte uns dieses Thema Sorgen bereiten? Immerhin mussten diese Zusatzstoffe einen bürokratischen Regulierungsprozess mit jeder Menge Sicherheitstests durchlaufen, der am Ende ihre Unbedenklichkeit festgestellt hat. Oder etwa nicht? Anfänglich war ich der Meinung, dass »Zusatzstoffe« – also all die Verbindungen, die Lebensmitteln zur Erzielung chemischer, physikalischer oder auch physiologischer Effekte zugegeben werden – einfach nur ein Indikator für HVL sind, ein Hinweis auf die Menge schädlicher Verarbeitungsprozesse, dass diese Stoffe selbst aber unbedenklich und notwendig sind. Ich wollte mich nicht von der »Zusatzstoff-Angst« vereinnahmen lassen, die nur allzu oft mit einer allgemein wissenschaftsfeindlichen Agenda einhergeht.

Die Zusatzstoff-Angst kam erstmals im Kalifornien der 1970er-Jahre auf, als ein Kinderarzt namens Ben Feingold nahelegte, dass künstliche Farb- und Aromastoffe für Aufmerksamkeitsdefizit-/Hyperaktivitätsstörungen (ADHS) verantwortlich sein könnten. Dafür wurde er von seinen Berufskollegen verunglimpft, und vermutlich hätte auch ich seine Ansichten damals abgelehnt. Unterm Strich besteht Nahrung aus chemischen Verbindungen. Wir bestehen aus chemischen Verbindungen. Synthetisch hergestellte chemische Verbindungen können giftig sein, sicher – aber das gilt auch für natürlich produzierte.

In meinen Gesprächen mit HVL-Fachleuten wurde mir klar, dass diese Zusatzstoffe signifikantere Auswirkungen auf den menschlichen Körper haben, als ich anfänglich angenommen hatte. Ich dachte darüber nach, wie Süßstoffe und Aromaverstärker dieses Missverhältnis zwischen Geschmack und Nährstoffgehalt kreieren, das für uns so schädlich sein kann. Und dabei stieß ich auf eine Studie, die im Jahr 2007, also 25 Jahre nach Feingolds Tod, veröffentlicht wurde.

Finanziert von der britischen Behörde für Lebensmittelstandards (FSA), hatten circa dreihundert Kinder an der Untersuchung teilgenommen.[8] Alle Kinder bekamen entweder Getränke mit einer Kombination aus sechs Farbstoffen (alles E-Nummern) und einem Konservierungsstoff oder aber ein Placebo. Die Kinder, deren Getränke Zusatzstoffe enthielten, zeigten höhere Hyperaktivitätslevel als die Kinder, die Placebos bekommen hatten. Die Studie wurde in *The Lancet*, einer der ältesten und renommiertesten medizinischen Fachzeitschriften der Welt, veröffentlicht. Nahrungsmittel und Getränke, die einen dieser sechs künstlichen Farbstoffe enthalten, müssen mittlerweile in Großbritannien mit einem Warnhinweis auf der Verpackung versehen werden: »Kann Aktivität und Aufmerksamkeit bei Kindern beeinträchtigen.«* Wenn das für Farbstoffe gilt, sollten wir dann nicht auch ernsthaft besorgt wegen anderer Lebensmittelzusatzstoffe sein?

Es ist nicht klar, welche Mengen an Zusatzstoffen wir zu uns nehmen. Auch nicht, wie viele Zusatzstoffe genau es sind. In der Europäischen Union sind mehr als 2000 Zusatzstoffe zugelassen. In den USA ist diese Zahl (erschreckenderweise) nicht bekannt, wird aber auf mehr als 10000 geschätzt.[9] Da die Produktion inzwischen vollständig automatisiert ist – computergesteuerte Roboter schneiden Gemüse, zerkleinern Fleisch, mischen und extrudieren Teig und verpacken das Endprodukt –, werden viele Zusatzstoffe benötigt, damit die Lebensmittel die Verarbeitungsprozesse überhaupt überstehen. Wenn den Lebensmitteln durch diese teils groben Verfahren Farben oder Aromen verloren gehen, können diese, wie wir gesehen haben, einfach durch bestimmte chemische Verbindungen ersetzt werden.

---

* Die Studie war nicht brillant. Sowohl die Lebensmittelüberwachungs- und Arzneimittelbehörde der Vereinigten Staaten (FDA) als auch die Europäische Behörde für Lebensmittelsicherheit (EFSA) nahmen unabhängige Prüfungen vor und kamen zu dem Schluss, dass die Studie keine Verbindung zwischen Zusatzstoffen und Verhaltensauswirkungen belege. Trotzdem öffnete diese Untersuchung die Türen für ernsthafte Erwägungen hinsichtlich einiger nachteiliger Auswirkungen von Zusatzstoffen.

Es gibt derart viele Zusatzstoffe, dass ich nicht einmal die übergeordneten Kategorien in Gänze abarbeiten kann. Es gibt Aromastoffe, Aromaverstärker, Farbstoffe, Emulgatoren, künstliche Süßstoffe, Verdickungsmittel, Feuchthaltemittel, Stabilisatoren, Säureregulatoren, Konservierungsmittel, Antioxidantien, Schaummittel, Schaumverhinderer, Füllstoffe, Kohlensäurebildner, Geliermittel, Überzugsmittel, Komplexbildner, Bleichmittel, Backtriebmittel, Klärmittel und so weiter und so fort. Ich werde mich nur mit einer Handvoll dieser Zusatzstoffkategorien beschäftigen, um ein grundlegendes Verständnis für die Auswirkungen auf unsere Körper und die Frage, wie diese Stoffe reguliert (oder auch nicht reguliert) werden, zu vermitteln.

Eine große Gruppe von Zusatzstoffen ist die der Emulgatoren in Brot. Genau genommen sind sie in nahezu allen hochverarbeiteten Lebensmitteln zu finden.

So wie die DNA der Bauplan des Lebens ist, sind die Emulgatoren die Moleküle des Lebens.* Sie bestehen aus einem hydrophilen (»wasserliebenden«) Ende und einem hydrophoben (»ölliebenden«) Ende, sodass sie eine Vermischung dieser normalerweise nicht mischbaren Substanzen ermöglichen. Der menschliche Körper ist voll von Emulgatoren; sie sind in der Natur ebenso zu finden wie in traditioneller Nahrung. Das Eigelb in der Mayonnaise oder der Senf im Salatdressing dienen zum Teil als Emulgatoren, damit sich wässriger Essig und fettige Öle vermischen können.

Einer der gebräuchlichsten Emulgatoren auf den Zutatenlisten dieser Welt ist Lecithin, das aus Ei, Soja oder anderen Quellen ge-

---

* Alle lebenden Zellen sind auf Fettmembrane angewiesen, die Wassertröpfchen umgeben, um diese voneinander zu trennen. Diese Membrane bestehen aus Molekülen mit einem wasserliebenden Kopf und einem wasserhassenden, aber fettliebenden Schwanz. Damit sind es Emulgatoren. Sie ordnen sich so an, dass sie eine Membran ergeben, die einen Wassertropfen einschließt – eine Zelle. Die Membran trennt das Leben von der Außenwelt. Sie ist die Grenze zwischen mir und dem Rest – der buchstäbliche Rand des Lebens.

wonnen werden kann. Lecithine werden als natürlich eingestuft, doch sie bestehen oft aus eher wenig natürlichen Mischungen von natürlich vorkommenden Stoffen, die zusätzlich chemisch verändert werden. Sicher werden Ihnen auch bereits Emulgatoren wie Polysorbat 80, Carboxymethylcellulose und das in so vielen Broten Großbritanniens zu findende E 472e (Mono- und Diacetylweinsäureester von Mono- und Diglyceriden von Speisefettsäuren oder kurz Diacetylweinsäureester (DAWE)) aufgefallen sein.

DAWE wird durch Verarbeitung von tierischen oder pflanzlichen Fetten (Triglyceriden) hergestellt. Dieser Stoff tritt nicht in der Natur auf, weist aber – wie die Lecithine – Ähnlichkeiten mit biologischen Molekülen auf, und diese Ähnlichkeit kann gefährlich sein. In Laborexperimenten wurde gezeigt, dass DAWE in der Lage zu sein scheint, sich in Zellmembrane zu integrieren. Das könnte einige der nachstehend erläuterten Untersuchungsergebnisse erklären und die Frage beantworten, wie diese Stoffe den Verdauungstrakt schädigen.[10, 11] Die genaue Wirkungsweise von DAWE in Lebensmitteln ist nicht vollständig geklärt. Er verfestigt und erweicht und kann die Wechselwirkungen zwischen Eiweiß, Wasser und Kohlenhydraten im Brot beeinflussen und zu der feuchten Elastizität sowie langen Haltbarkeit vieler hochverarbeiteter Brote beitragen.

Der US-amerikanische Chemiekonzern DuPont stellt eine Reihe von Emulgatoren her. Der DAWE dieses Unternehmens trägt den Markennamen Panodan.[12] Des Weiteren vertreibt DuPont einen Emulgator, der fettarmen Produkten eine zusätzliche Cremigkeit verleiht; einen, der häufig in Kaugummi und PVC verwendet wird; und einen weiteren, der zur Verbesserung von Kuchenteig und Krumenstruktur beiträgt – und der als Bestandteil von Kunststoffen auch das Beschlagen verhindert.

Die berühmteste emulgatorähnliche Substanz, die von DuPont eingesetzt wird, ist Perfluoroctansäure (PFOA). Sie wird unter anderem verwendet, damit Teflon-Beschichtungen während der Produktion nicht verklumpen. Es handelt sich um eine sogenannte

»Ewigkeitschemikalie«, die sich in allen Organismen anhäuft und nicht abbaut. Laut einem Bericht der US-amerikanischen Umweltschutzbehörde Environmental Protection Agency aus dem Jahr 2016 wird PFOA mit hohem Cholesterinspiegel, erhöhten Leberenzymen, verminderter Impfantwort, Geburtsfehlern, schwangerschaftsbedingtem Bluthochdruck sowie Hoden- und Nierenkrebs in Verbindung gebracht.[13]

DuPont begann in den 1950er-Jahren mit der Verwendung von PFOA und entsorgte anschließend über mehrere Jahrzehnte hinweg Tonnen dieser Substanz im Ohio River und in sogenannten »Gärungsbecken«. Von dort aus gelangte die Chemikalie ins örtliche Grundwasser und damit in das Trinkwasser von mehr als 100 000 Menschen in der Nähe des DuPont-Werks Washington Works in West Virginia.[14] Parallel zur Entsorgung führte das Unternehmen medizinische Studien zu den potenziellen Gefahren von PFOA durch. Ergebnis: Bei Tieren rief die Substanz verschiedene Arten von Krebs und Geburtsfehler hervor. Irgendwann traten dann bei den Kindern von DuPont-Mitarbeitern vermehrt Fehlbildungen auf. Laut Rob Bilott, dem für die folgende Sammelklage verantwortlichen Umweltanwalt, »hatte DuPont jahrzehntelang aktiv versucht, seine Aktivitäten geheim zu halten. Das Unternehmen wusste, dass dieser Stoff gesundheitsschädigend war, und hat ihn trotzdem ins Wasser geleitet. Unglaublich.«[15]

Das war es in der Tat. Den unternehmensinternen Standards von DuPont zufolge liegt die unbedenkliche Obergrenze im Trinkwasser bei einem Teilchen pro Milliarde (PPB). Das Trinkwasser vor Ort wies dreimal so hohe Werte auf, doch DuPont machte diese Ergebnisse nicht öffentlich. Die bisherigen Klagen gegen DuPont wurden vor Beginn der eigentlichen Gerichtsverfahren beigelegt; das Unternehmen verpflichtete sich zur Zahlung von 400 Millionen US-Dollar.[16] Die Fälle werden immer noch verhandelt, aber das Unternehmen DuPont, das sich zu den Zahlungen verpflichtet hat, existiert möglicherweise nicht mehr.

2020 berichtete NBC News, dass DuPont seine Sanierungs- und Entschädigungsverpflichtungen auf kleinere Unternehmen übertragen habe und dass diese nicht über die Mittel zu deren Bezahlung verfügen würden. DuPont bestreitet, Spin-off-Unternehmen gegründet zu haben, um Verpflichtungen und Verbindlichkeiten auszulagern. Eins dieser Unternehmen, die DuPont zufolge nicht zu diesem Zweck gegründet worden seien, verklagt mittlerweile die Mutterfirma und behauptet, DuPont habe den Umfang der Verpflichtungen im Vorfeld der Auslagerung absichtlich verschwiegen.[17]

PFOA ist kein Lebensmittelemulgator. Sowohl die von diesem Stoff verursachten Schäden als auch die für diese Schäden erforderlichen Dosen unterscheiden sich sehr stark von denen, die bei einigen der in HVL eingesetzten Emulgatoren diskutiert werden. Ich denke aber, dass diese Geschichte aus zwei Gründen lehrreich ist.

Erstens sind diese Informationen sicherlich für Menschen interessant, die bewusst einkaufen und Unternehmen meiden möchten, die möglicherweise erhebliche Umweltschäden verursacht haben. Aufgrund der verworrenen Lieferketten von hochverarbeiteten Lebensmitteln ist es jedoch fast unmöglich, die Namen oder gar die Anzahl der verschiedenen Unternehmen in Erfahrung zu bringen, die an der Herstellung eines einzelnen Produkts beteiligt sind. Welches Unternehmen genau den DAWE in Ihrem Brot hergestellt hat, werden Sie nicht herausfinden.

Zweitens erwartet das gegenwärtige System, wie wir in einem späteren Kapitel zur Regulierung von Lebensmittelzusatzstoffen noch erfahren werden, dass Sie Unternehmen wie DuPont und deren Mechanismen zur Selbstzertifizierung und Selbstregulierung vertrauen. Vielleicht beeinflusst die Geschichte über DuPonts Umgang mit Perfluoroctansäure ja das Maß an Vertrauen, das Sie derartigen Firmen entgegenbringen.

Jetzt werden Sie möglicherweise sagen: »Gut, in hochverarbeiteten Lebensmitteln eingesetzte Emulgatoren werden von Unternehmen mit kontroverser Vergangenheit hergestellt. Gibt es darüber hinaus Belege, dass Emulgatoren in HVL schädlich sind?« Ja, die gibt es. Und wie es aussieht, sind die meisten Probleme durch die von Emulgatoren verursachten Veränderungen an unserem Mikrobiom bedingt.

***

Im Grunde gleicht der menschliche Körper in seinem Aufbau einem Donut: Wir alle sind doppelwandige Zylinder. Die Röhre in der Mitte ist unser Verdauungstrakt, von dem Leitungen zu unseren Ohren, Lungen und einigen anderen Orten führen. Diese Leitungen sind allesamt mit Schleim überzogen, einer komplexen Mischung aus Wasser, Proteinen und Glykoproteinen. Diese Schleimschicht ist weder fettig noch gallertartig, sondern verblüffend zäh und äußerst variabel. Es handelt sich um eine lebende Schicht voller Antikörper und Immunzellen, die dazu beitragen, den Frieden mit den anderen Bewohnern des Darms zu bewahren: dem Mikrobiom.

Über das Mikrobiom wurde viel geschrieben, dennoch ist unser diesbezügliches Wissen immer noch relativ gering. Stück für Stück erarbeiten wir uns einige der wissenschaftlichen Grundlagen, aber über deren Auswirkungen herrscht weiterhin wenig Gewissheit.

Während der Geburt sowie in den ersten Lebenstagen und -wochen wird ein Säugling von 10 bis 100 Billionen Mikroorganismen besiedelt.* In den darauffolgenden Monaten kommt es zu komplexen Wechselwirkungen zwischen dem Immunsystem und

---

* Die Initialkolonisierung ist teils fäkal, entstammt aber hauptsächlich der Vaginalflora – das sind die Pionierspezies. Diese Besiedlung hat einen wichtigen Hintergrund: Eine dänische Untersuchung von zwei Millionen Kindern (Jahrgänge 1977 bis 2012) ergab, dass per Kaiserschnitt geborene Kinder ein deutlich erhöhtes Risiko für Asthma, systemische Bindegewebserkrankungen, juvenile Arthritis, entzündliche Darmerkrankungen, Immunschwächen und Leukämie haben.[18]

dem neuen Mikrobiom des Kindes; ein gegenseitiges Testen und Formen, das bislang noch wenig verstanden wird. Gestillte Babys erhalten über die Muttermilch ihr Mikrobiom zusammen mit speziellen Antikörpern, die die Entwicklung nützlicher Bakterien fördern. In den ersten Lebensjahren herrscht ein wildes Treiben, bis das Kind und einige Hundert Arten irgendwann beschließen, gemeinsam zur Ruhe zu kommen, und das Mikrobiom sich zu einem der größten Immunorgane des Körpers entwickelt. Wir bieten den Mikroorganismen mit der Schleimschicht ein warmes, feuchtes, nährstoffreiches Zuhause; sie bilden sogenannte Biofilme, also zusätzliche Schleimschichten, mit denen Krankheitserreger daran gehindert werden, ihnen selbst oder uns zu schaden. Diese Mikroorganismen stellen ein Konsortium dar, eine Allianz, ein Bollwerk gegen Möchtegern-Invasoren und -Kolonisten.

Auf jede Ihrer Zellen kommen schätzungsweise 100 andere Organismen, die auf oder in Ihnen leben: Viren, Phagen, Bakterien, Protozoen, Archaeen, Pilze und sogar ein paar Tiere wie Würmer und Milben. Sie haben 20 000 menschliche Gene, aber viele Millionen bakterielle Gene.* Die meisten Organismen befinden sich im Magen-Darm-Trakt, genauer gesagt am Ende des Dünndarms, dem Ort der Verdauung, und im gesamten Dickdarm, wo Wasser absorbiert und Ballaststoffe fermentiert werden. Gemeinsam mit dem Boden des tropischen Regenwaldes gehört der menschliche Dickdarm zu den am dichtesten mit Bakterien besiedelten Umgebungen unseres Planeten. Bemerkenswerter als die Anzahl der Mikroorganismen ist ihre Diversität: In und auf dem menschlichen Körper leben 500 bis 1000 Bakterienarten. Jeder Mensch verfügt über eine einzigartige und sich mit der Zeit verändernde Kombination dieser Spezies. Warum das so ist, weiß man noch nicht so

* Das sind tatsächlich Ihre Gene. Ihr Mikrobiom gehört genauso zu Ihrem Körper wie jedes andere Organ auch. Es verfügt über eine kontinuierliche Kette an Vorfahren, die bis lange vor die Zeit zurückreicht, als die unsrigen noch primitive Fische waren.

genau. Klar ist aber, dass die Pflege der Gemeinschaft an Lebewesen, die unseren Körper ausmacht, eng mit guter Gesundheit verknüpft ist. Eine gute Ernährung ist in dieser Hinsicht essenziell.*

Die Mikroorganismen in unserem Darm sind anpassungsfähige Verdauungsmotoren. Sie produzieren Vitamine und verwandeln unverdauliche Nahrungsbestandteile in Moleküle mit nützlichen Effekten für Herz und Gehirn. Aus diesem Grund sind auch Ballaststoffe gut für uns. Allgemein gesagt sind Ballaststoffe alle Kohlenhydrate, zu deren Verdauung uns die Enzyme fehlen. In unserem Genom ist eine sehr kleine Anzahl von Kohlenhydrate verdauenden Enzymen enthalten, aber unsere Bakterien erweitern unsere diesbezüglichen Möglichkeiten. Die Bakterien in unserem Darm fermentieren Ballaststoffe zur Energiegewinnung. Die dabei entstehenden Abfallprodukte sind kurzkettige Fettsäuren, auch flüchtige Fettsäuren genannt. Diese Fettsäuren wiederum nutzen wir zur Energiegewinnung und für eine Reihe anderer Zwecke – sie wirken gegen Entzündungsprozesse, regulieren das Immunsystem und gelten als Spezialkraftstoffe für Herz und Gehirn. Kurz gefasst verhält es sich wie bei den Kühen von Eddie Rixon: Zum Teil leben wir von den Abfallprodukten der Bakterien in unserem Darm.

Die Beziehung mit unserem Mikrobiom benötigt allerdings streng gesicherte Grenzen. Die Mikroorganismen müssen im Darm bleiben. Landen freundliche Organismen am falschen Ort, können sie sehr schnell unfreundlich werden. Die meisten Harnwegsinfektionen zum Beispiel werden von Fäkalbakterien hervorgerufen, die das Harnsystem nicht bewältigen kann.

Wenn die Darmschleimhaut durch Lebensmittel, Antibiotika oder Eindringlinge geschädigt wird, verändert sich die Population des Mikrobioms: Wir werden von neuen Arten besiedelt, mit

---

* Meiner Ansicht nach liegt aus wissenschaftlicher Sicht kein Grund für den Verzehr großer Mengen anderer Bakterien in Form von Probiotika vor.

denen wir keinen Friedensvertrag geschlossen haben. Diese Mikroorganismen haben kein eigennütziges Interesse entwickelt, sich um unser Wohlergehen zu kümmern. Für sie sind wir nur ein Wirt, den es auszunutzen gilt. Wie alle neuen Kolonisten zerstören sie die lokale Kultur und das vorhandene Ökosystem, sowohl absichtlich als auch zufällig. Das nennt man Dysbiose. Forscher sind zunehmend sicher, dass die Dysbiose mit entzündlichen Darmerkrankungen (Morbus Crohn und Colitis ulcerosa) zusammenhängt. Ebenso mit nekrotisierender Enterokolitis bei Frühgeborenen (einer häufig tödlich verlaufenden Erkrankung, bei der der Darm abstirbt), schweren Entzündungen (wie rheumatoider Arthritis), Autoimmunerkrankungen (wie Multipler Sklerose und Typ-1-Diabetes), allergischen Erkrankungen (atopischer Dermatitis und Asthma) sowie Stoffwechselerkrankungen (Adipositas und Typ-2-Diabetes) als auch Krebs und schweren psychischen Erkrankungen.[19, 20, 21, 22, *] Die Kommunikation zwischen Darm

---

* Versuche mit Mäusen zeigten, dass das Mikrobiom tiefgreifende Auswirkungen auf das Verhalten hat. Keimfreie Mäuse sind im Vergleich zu ihren von Mikroorganismen besiedelten Artgenossen weniger sozial und weisen eine dramatisch veränderte Risikobereitschaft auf. Gibt man jungen Mäusen Antibiotika, sind auch bei ihnen Veränderungen im Sozialverhalten und hinsichtlich ihrer Angst bzw. Risikobereitschaft zu beobachten. Entwickeln in einer sterilen Umgebung aufgewachsene Mäuse um den Zeitpunkt des Abstillens herum ein Mikrobiom, können normale Verhaltensweisen, möglicherweise auch ein für den Selbstschutz ausreichendes Angstniveau wiederhergestellt werden. Die Wirkung von Emulgatoren wurde in einer Studie aus dem Jahr 2019 eindrücklich nachgewiesen.[23] Dabei wurde das Trinkwasser der Mäuse mit Carboxymethylcellulose oder Polysorbat 80 angereichert, woraufhin die Tiere Entzündungen bekamen und zunahmen. Was jedoch noch bemerkenswerter war: Sie zeigten ein sehr viel ängstlicheres Verhalten. Falls Sie sich jetzt fragen sollten, wie man Angst bei Mäusen misst, dann lautet die Antwort: mit einem Open-Field-Test. Dabei handelt es sich um einen der am weitesten verbreiteten Tests in der Verhaltensforschung bei Tieren. Weder die Maus noch der für die Durchführung verantwortliche Mensch

und Gehirn ist noch nicht sonderlich gut erforscht. Sicher ist jedoch, dass die vielfältige Gemeinschaft von Protozoen, Pilzen, Archaeen und Bakterien nicht einfach nur aus Lust und Langeweile in unserem Darm herumsitzt – viel eher scheint sie ein Mitspracherecht zu haben, etwa bei der Frage, was wir essen und wie wir unser Leben führen. Auch dass sie Einfluss auf unsere Gedanken, Emotionen und Entscheidungen nimmt, scheint zunehmend gesichert.

Es ist nicht klar, ob die Dysbiose die angeführten und viele andere Erkrankungen verursacht oder durch sie verursacht wird. Doch möglicherweise sind diese Erkrankungen auf eine gesteigerte Reaktivität des Immunsystems gegenüber dem Mikrobiom zurückzuführen.

Das kann passieren, wenn sich durch unsere Ernährung die Population der unseren Verdauungstrakt besiedelnden Mikroorganismen verändert, sodass unsere Darmbarriere geschädigt wird. Diese Barriere besteht aus den engen Wechselwirkungen zwischen Zellen, Mucus (Schleim) und Immunzellen, deren Zusammenarbeit das Mikrobiom an der kurzen Leine hält. Ist diese Barriere beschädigt, sickern über den Darm Mikroorganismen und ihre Abfallprodukte in den Körper ein. In unserer Nahrung gibt es viele Stoffe, die zu Veränderungen der Mikrobiompopulation und der

---

braucht ein spezielles Training, um bei dieser Untersuchung valide Ergebnisse zu erhalten. Dieser Test wurde bei Kühen, Schweinen, Hasen, Primaten, Bienen und Hummern angewendet. Der Versuchsaufbau ist denkbar einfach und besteht lediglich aus einer weißen Kiste, die keinen Deckel, aber hohe Seitenwände hat. Im Allgemeinen vermeidet das Tier das Zentrum der Kiste, da es dort weniger geschützt ist, und hält sich bevorzugt an den Seitenwänden auf. Im Laufe des Versuchs können verschiedene Verhaltensweisen beobachtet und gemessen werden. Zum Beispiel, wie lange sich das Tier in die ungeschützte Mitte wagt. Bei besagter Studie kam heraus, dass die Emulgatoren die Mäuse sehr viel ängstlicher machten.

Integrität der Darmwand führen können – so zum Beispiel Fett, Ballaststoffe und auch Emulgatoren.

Zwei der am häufigsten verwendeten und daher auch am intensivsten untersuchten Emulgatoren sind Polysorbat 80 und Carboxymethylcellulose. Polysorbat 80, auch bekannt als Polyoxyethylensorbitanmonooleat oder E 433, ist ein komplett synthetischer Emulgator. Er ist in vielen koscheren Essiggurken, Eiscremesorten, Sprühschlagsahnen, Zahnpasten, Feuchtigkeitscremes, Shampoos und Haarfärbemitteln enthalten. Carboxymethylcellulose – für Sie und mich auch Cellulosegummi oder E 466 – wurde während des Ersten Weltkriegs erfunden. Es handelt sich um ein Polymer, das aus alkalisierten Pflanzenzuckern in einem chemischen Verfahren unter Verwendung von Chloressigsäure hergestellt wird. Sie finden es in vielen dickflüssigen und viskosen HVL-Produkten, in denen es die einzelnen Komponenten zusammenhält. Beispiele: die Milch mit Brownie-Geschmack von Tesco, der Caramel Latte von Costa oder der Milchshake mit Cookie-Dough-Geschmack von Müller. Zudem ist E 466 enthalten in der Deodorant-Marke Rexona, in verschiedenen Augentropfen und sogar in dem Miniklistier Norgalax. Fans von Molekulargastronomie und/oder Diarrhö können den Stoff online in großen Säcken kaufen.

Hier kommt eine weitere Regel zum Erkennen hochverarbeiteter Lebensmittel: Wenn mindestens eine der Zutaten des fraglichen Produkts auch in Ihrem Deo oder Klistier verwendet wird, dann können Sie sicher sein, dass es sich um ein hochverarbeitetes Lebensmittel handelt.

2015 veröffentlichte eine Forschergruppe aus den USA und Israel die Ergebnisse einer hervorragenden Versuchsreihe zu Carboxymethylcellulose und Polysorbat 80 in der renommierten Fachzeitschrift *Nature*.[24] (Das soll nicht heißen, dass in *Nature* veröffentlichte Artikel nie falschliegen. Dieser jedoch war der erste in einer wachsenden Zahl von Beiträgen, die alle zu demselben Ergebnis kamen.) Die Forscher testeten in Tierversuchen mit Mäusen die Substanzen Polysorbat 80 und CMC und verwendeten dabei Konzentrationen, die unter dem liegen, was wir alle ziemlich regelmäßig zu uns nehmen.*

In nur zwölf Wochen kam es zu dramatischen Veränderungen. Die Mucus-Barriere war schwer beschädigt. Bei gesunden Mäusen werden Darmbakterien normalerweise in einer Mucus-Schicht gelöst und von den Darmwandzellen ferngehalten. Bei den mit Emulgatoren behandelten Mäusen berührten die Bakterien jedoch quasi diese Zellen. Irgendwann war der Darm so undicht, dass im Blut der Mäuse Bestandteile der Bakterien festgestellt werden konnten. Auch die Arten der im Mikrobiom vorhandenen Bakterien veränderten sich: Es gab weniger *Bacteroidales* – Bakterien, die normalerweise mit guter Gesundheit in Verbindung gebracht werden – und dafür mehr Bakterien, die Mucus abbauen und Entzündungen verursachen. Bakterien wie *Helicobacter pylori*, die beim Menschen Magengeschwüre und Krebs verursachen können, begannen sich auszubreiten. Insgesamt kam es zu einer Verminderung der Diversität innerhalb des Mikrobioms, die ein wichtiges Merkmal für einen guten Gesundheitszustand ist.

Unter dem Mikroskop betrachtet wirkten die Darmwände dieser Mäuse derart entzündet, als litten die Tiere an Kolitis. Die Entzündung breitete sich im Rest des Körpers aus, in der Folge fraßen die Tiere mehr und nahmen zu. Da die Emulgatoren die Verarbeitung von Glucose störten, entwickelten einige Mäuse einen ernährungsbedingten Typ-2-Diabetes.

Um zu überprüfen, ob diese Probleme tatsächlich durch die Veränderung des Mikrobioms verursacht wurden, wiederholte

---

* Man arbeitete mit einer Konzentration von einem Prozent, was geringer ist als die Konservierungsstoffkonzentration in vielen Nahrungsmittelprodukten. Um die minimal erforderliche Dosis herauszufinden, reduzierten die Forscher die Konzentration auf 0,5 Prozent und 0,1 Prozent; die Effekte blieben gleich. Bei Polysorbat 80 waren bereits bei einer Konzentration von 0,1 Prozent leichte Entzündungen und eine erhöhte Adipositas nachweisbar.

das Forscherteam die Experimente mit sterilen Mäusen (die ohne Darmbakterien geboren und aufgewachsen waren) und konnte keinen der genannten Effekte beobachten. Anschließend übertrugen sie Fäkalien von den mit Emulgatoren behandelten Mäusen in den Darm von sterilen Versuchstieren, die daraufhin dieselben Probleme entwickelten. Zusammenfassend hat diese Studie also belastbare Beweise dafür geliefert, dass die nachteiligen Effekte im Fall dieser beiden sehr verbreiteten Emulgatoren durch eine Schädigung des Mikrobioms verursacht werden.*

Die Schlussfolgerungen des *Nature*-Artikels führten aus, dass Emulgatoren in Lebensmitteln »möglicherweise zu dem ab Mitte des 20. Jahrhunderts beobachteten Anstieg des Auftretens entzündlicher Darmerkrankungen, des Metabolischen Syndroms und eventuell auch anderer chronischer Entzündungskrankheiten beigetragen haben«.

Übermäßiges Essen ist möglicherweise auf Lebensmittelzusatzstoffe zurückzuführen, die das Mikrobiom verändern und Darmentzündungen verursachen. Natürlich sind Mäuse keine Menschen, aber die Auswirkungen verschiedener Inhaltsstoffe von HVL-Produkten auf die sensible Darmflora und die damit einhergehende Wirkung auf unser Gehirn werden zunehmend deutlich.

***

Emulgatoren sind jedoch nicht die einzigen Zusatzstoffe in hochverarbeiteten Lebensmitteln, die sich auf unser Mikrobiom auswirken. Ein weiteres Beispiel sind Maltodextrine**, synthetisch er-

---

* Um diese Resultate auf den Menschen zu übertragen, müsste man von einer durchschnittlichen Konzentration von 0,1 Prozent in der aufgenommenen Nahrung ausgehen, was für einige, vielleicht sogar für die meisten Menschen typisch ist.

** Maltodextrin wurde 1812 erfunden, geriet dann in Vergessenheit und wurde wiederentdeckt von einem Industriechemiker namens Fred C.

zeugte Ketten aus Zuckermolekülen, die häufig in HVL-Produkten zu finden sind. Sie verbessern Textur und Haltbarkeit der Nahrungsmittel und scheinen die Belohnungssignale zu verstärken, die beim Verzehr von Lebensmitteln ausgesendet werden, auch wenn sie fast keinen Geschmack haben. (Denken Sie nur an das Experiment von Dana Small, mit dem ergründet werden sollte, wie sich ein Verlangen nach bestimmten Nahrungsmitteln einstellt.)

Auf den ersten Blick wirken Maltodextrine relativ harmlos, aber Experimente haben ergeben, dass sie für zellulären Stress, Schäden an empfindlichen Schleimhäuten, Darmentzündungen und eine verminderte Immunantwort auf Bakterien verantwortlich zu sein scheinen. Zudem stehen sie möglicherweise mit dem Anstieg chronisch-entzündlicher Erkrankungen wie Morbus Crohn und Typ-2-Diabetes in Zusammenhang. Studien an Mäusen haben gezeigt, dass Maltodextrine *Salmonella* und *E. coli* dazu anregen, Schleimschichten zu bilden und in körpereigene Mucus-Schichten einzudringen.[25, 26, 27, 28] Die Ergebnisse dieser Studien legen nicht nahe, dass Emulgatoren bei allen Menschen Entzündungen hervorrufen, sondern vielmehr, dass Maltodextrine oder Emulgatoren bei einem vorhandenen genetischen Risiko für entzündliche Darmerkrankungen (das der betroffenen Person möglicherweise nicht mal bekannt ist) den Ausbruch befördern können.

Dann gibt es noch all diese Gummis. Zum Beispiel Xanthan, den wir ständig zu uns nehmen. Dabei handelt es sich um ein Exopolysaccharid: ein zuckerhaltiger Schleim, ausgeschieden von den Bakterien *Xanthomonas campestris*, die an Kulturpflanzen Schwarzfäule auslösen können.

Xanthangummi wird als Verdickungsmittel verwendet, hat aber eine bemerkenswerte Eigenschaft: Beim Schütteln oder Spritzen wird er vorübergehend dünner und flüssiger. In Ruhe wird er wie-

---

Armbruster, der sich in seiner Freizeit mit Pelztierfang beschäftigte und nebenberuflich ein Unternehmen zur Schädlingsbekämpfung namens Fred's Wildlife Nuisance Control betrieb.

der dicker und zäher. Xanthan verwendet man in Zahnpasta, in Getränken für Menschen mit Schluckbeschwerden und zur Verdickung von Bohrschlamm in der Ölförderindustrie, da er für die Suspension der Feststoffe im Schlamm (und im Salatdressing) sorgt, sodass sie leichter aus einer Ölquelle gepumpt werden können.

Lange Zeit war ich der Meinung, Xanthan sei ekelhaft, aber harmlos. Dann las ich die Arbeiten eines Forschers von der Abteilung für Mikrobiologie und Immunologie an der University of Michigan namens Matthew Ostrowski, der sich mit den Auswirkungen von Xanthan im menschlichen Körper beschäftigt.[29] Ostrowski entdeckte, dass der Pflanzengummi einer neuen Bakterienspezies als Nahrung dient. Auf Grundlage von Bevölkerungsdaten scheint es so, als habe Xanthan bei Milliarden von Menschen die Kolonisation mit diesem Bakterium vorangetrieben. In Populationen, die ihn nicht mit der Nahrung aufnehmen (ausschließlich indigene Gemeinschaften in entlegenen Gebieten), war das Bakterium nicht zu finden. Hinzu kommt: Wer von diesen Bakterien besiedelt ist, trägt möglicherweise auch eine weitere Spezies in sich, die sich von den Stoffwechselendprodukten der ersteren ernährt. Die Wirkungsweisen dieser Bakterien werden bislang nur ansatzweise verstanden. Als sicher gilt aber, dass Xanthan im menschlichen Darm eine Nahrungskette aufbaut. Da die von diesem Stoff ernährten Organismen schon Kleinkinder besiedeln können, haben die Bakterien möglicherweise tiefgreifende Auswirkungen auf die Entwicklung des Immunsystems.

Es erscheinen permanent Fachartikel über die Wirkung verschiedener Zusatzstoffe auf das Mikrobiom. Der Zuckeraustauschstoff Trehalose zum Beispiel wurde in den USA im Jahr 2000 als unbedenklich eingestuft, steht wahrscheinlich aber im Zusammenhang mit Ausbrüchen des Superbakteriums *Clostridium difficile*. Für viele der üblicherweise verwendeten Emulgatoren, darunter Glycerinstearat, Sorbitanmonostearat und Carrageen, wurde in Humanstudien gezeigt, dass sie die Gesamtzahl nützlicher Bakterien in der Darmflora verändern.[30, 31, 32, 33, 34, 35, 36, 37]

Angesichts derartiger Forschungsergebnisse sollte man erwarten, dass die Lebensmittelindustrie diese Stoffe nicht verwenden würde. Wenn sie tatsächlich so schlimm sind: Wie konnten sie überhaupt in unsere Nahrung gelangen?

Teil 4

Aber das habe ich doch schon bezahlt!

Kapitel 15

Deregulierte Körper

Im Juni 2017 informierte das in Iowa ansässige Unternehmen Corn Oil ONE (damals noch CoPack Strategies) die FDA über seine Pläne, ein Produkt namens »COZ Corn Oil« auf den Markt zu bringen.[1]

Die FDA (U.S. Food and Drug Administration) ist die Lebensmittelüberwachungs- und Arzneimittelbehörde der Vereinigten Staaten und zuständig für Zusatzstoffe in Lebensmitteln und Medikamenten. Insofern war das Unternehmen also an der richtigen Adresse. Jedes Arzneimittel, das Sie in Ihrem Leben geschluckt haben, wurde von zumindest einer (mutmaßlich »stringent arbeitenden«) Regulierungsbehörde im Arzneimittelsektor wie der FDA überprüft und zugelassen. Um eine Arzneimittelzulassung zu erhalten, müssen nicht nur umfangreiche Datenmengen zu Produkttests an Mensch und Tier vorgelegt werden; auch die Forschungs- und Herstellungsstätten sind der zuständigen Behörde zugänglich zu machen. Deshalb sind Arzneimittelzulassungen auch so kostspielig – die erforderlichen Tests können Hunderte von Millionen verschlingen.*

* Der Grund für dieses hohe Maß an Kontrolle und Bürokratie ist einfach: Als man die Pharmaindustrie noch nicht so strikt überwachte, erwies

Anfänglich ging ich davon aus, dass Lebensmittelzusatzstoffe in den USA einen ähnlichen Prozess durchlaufen würden, weil sie durch dieselbe Bundesbehörde reguliert werden. Außerdem nahm ich an, dass ich in der Lage wäre, den praktischen Ablauf des Verfahrens problemlos zu verstehen, da ich sein beruhigenderweise sehr komplexes Wesen schon aus dem Arzneimittelbereich kannte. Als ich mich dann jedoch auf der FDA-Website informieren wollte, musste ich jäh feststellen, dass ich nichts von dem begriff, was dort über die Anforderungen an die Tests oder die Einreichung von Daten stand. Noch nicht einmal die FDA-Definition von Zusatzstoff kapierte ich. Auf den ersten Blick war das ein Zeichen dafür, dass die Behörde einen sehr differenzierten und detaillierten Ansatz verfolgte. Trotzdem wollte ich mir die Angelegenheit von ein paar Experten in puncto Regulierung von Lebensmittelzusatzstoffen erklären lassen. Nur um sicherzugehen.

Maricel Maffini und Tom Neltner sind die Autoren einer 27-seitigen Abhandlung mit dem Titel »Navigating the US food additive regulatory program« (»Orientierungshilfe für das US-amerikanische Regulierungsprogramm für Lebensmittelzusatzstoffe«) aus dem Jahr 2011.[3] Die Namen der zwei waren immer wieder in prestigereichen Fachjournalen zu finden, meist unter Artikeln über (Achtung, Spoiler!) die signifikanten Lücken im US-amerikanischen System der Lebensmittelregulierung.[4, 5] Ich interviewte die beiden einzeln, aber im Grunde sind sie ein dynamisches Duo. Maffini ist Biochemiker und Physiologe, Neltner ist Chemieingenieur und Anwalt.

Am Beispiel des Produkts COZ Corn Oil erklärten sie mir den Prozess bei der Regulierung von Lebensmittelzusatzstoffen.

Nun mag man sich fragen, warum das Unternehmen die FDA wegen so etwas Harmlosem wie Maiskeimöl kontaktiert hatte. In

---

sie sich als äußerst geschickt und einfallsreich bei der Manipulation von Daten, um offensichtliche Gefahren zu minimieren und den offensichtlichen Nutzen zu maximieren.[2]

den Vereinigten Staaten ist es ein beliebtes Öl zum Kochen, das aus dem Maiskeim gepresst wird. Das fragliche Maisöl jedoch wurde auf neuartige Weise hergestellt.

Das Unternehmen extrahierte es aus der Maismaische, die bei der Herstellung von Bioethanol (Biokraftstoff) verwendet wird. Nicht nur enthielt die Maische Antibiotika und andere Zusatzstoffe – nein, das auf diese Weise gewonnene »Destillations-Maisöl« war zuvor nur für die Verwendung in Viehfutter zugelassen. Das Unternehmen wollte dieses Öl weiterverarbeiten, um es als Lebensmittel für Menschen zu vermarkten und seine Gewinnmarge zu steigern.

Die zusätzlichen Verarbeitungsschritte und die geplante Verwendung des Öls in menschlicher Nahrung machten eine Zulassung als neuartiger Lebensmittelzusatzstoff erforderlich. Das Unternehmen hatte drei Optionen, um das Öl auf den Markt zu bringen.

Die rigoroseste Methode bestand darin, bei der FDA eine umfassende Begutachtung des neuen Maisöls zu beantragen, um es offiziell als Lebensmittelzusatzstoff listen zu lassen. Bei einer derartigen Untersuchung wäre man sicherlich nicht so streng vorgegangen wie bei der Prüfung eines neuen Medikaments, trotzdem hätten große Datenmengen und Testergebnisse bei der FDA eingereicht werden müssen. Ein möglicherweise mehrere Jahre dauernder Prozess.

Die Anforderungen für die formelle Zulassung als Lebensmittelzusatzstoff wurden in den 1950er-Jahren definiert, als man sich im US-Kongress Sorgen über die Sicherheit der vielen neuartigen und industriell gefertigten chemischen Verbindungen zu machen begann, die nachhaltig veränderten, wie man in den USA Lebensmittel anbaute, verpackte, verarbeitete und transportierte. Ein Bericht aus dieser Zeit schätzte, dass von den mehr als 700 in Nahrungsmitteln verwendeten chemischen Verbindungen nur 400 nachweislich als sicher gelten konnten. In dem Dokument hieß es: »Bedeutende Pharmakologen, Toxikologen, Physiologen und Ernährungswissenschaftler brachten die Befürchtung zum Ausdruck, dass viele der heute in Nahrungsmitteln verwendeten chemischen Verbindungen nicht ausreichend in Hinblick auf ihre Ungiftigkeit und ihre Eignung für den Einsatz in der menschlichen Nahrung getestet wurden.«[6]

Dieser Satz hätte gut und gern auch gestern zu Papier gebracht werden können. Die Wissenschaftler der 1950er-Jahre waren nicht so sehr um die unmittelbare Toxizität der Inhaltsstoffe besorgt, da sich diese durch Tests leicht ermitteln ließ. Ihre Bedenken galten »Stoffen, die erst nach monate- oder jahrelangem Konsum eine gesundheitsschädliche Wirkung entfalten«.

Wir verfügen über verhältnismäßig gute Tests, um festzustellen, ob bestimmte Moleküle Krebs oder Geburtsfehler verursachen oder unmittelbar toxisch wirken. Die subtileren Langzeitschäden waren – und sind immer noch – sehr viel schwieriger zu ermitteln. Ob ein Zusatzstoff zu Problemen führt, die erst Jahre nach dem Konsum diagnostizierbar sind – Depression, erhöhte Suizidalität bei Teenagern, Gewichtszunahme bei jungen Erwachsenen, verminderte Fruchtbarkeit, entzündliche Erkrankungen oder Stoffwechselkrankheiten wie Typ-2-Diabetes –, ist nur schwer feststellbar.

In den 1950er-Jahren erkannte der US-Kongress sowohl die möglichen Verbindungen zwischen Lebensmittelzusatzstoffen und diesen Erkrankungen als auch die Schwierigkeit, selbige nachzuweisen. Folglich hielt er die FDA dazu an, »die kumulative Wirkung« dieser chemischen Stoffe zu berücksichtigen. »Kumulativ«, also »sich anhäufend«, ist das Schlüsselwort an dieser Stelle.

Nehmen wir die Schilddrüsenfunktion als Beispiel. Wir wissen, dass bereits kleine Mengen vieler chemischer Verbindungen, die Nahrungsmitteln zugesetzt werden oder über Pestizide und Verpackungen in unser Essen gelangen, die Schilddrüse schädigen können. Polybromierte Diphenylether (PBDE), Perchlorate, Organophosphat-Pestizide, per- und polyfluorierte Alkylverbindungen (PFAS), Bisphenol A, Nitrate und Ortho-Phthalate können allesamt verschiedene Aspekte des Schilddrüsenhormonsystems stören. Geringe Einzelkonzentrationen dieser Stoffe sind möglicherweise harmlos. Aber was geschieht, wenn sie alle zusammen in kleinen Dosen und über einen längeren Zeitraum mit der Nahrung aufgenommen werden?

Diese Bedenken führten 1958 zum Food Additives Amendment, einer Richtlinie zur Regulierung von Lebensmittelzusatzstoffen, mit der die FDA ein leistungsstarkes Instrumentarium an die Hand bekam, um umfangreiche Tests verlangen und auf diese Weise die Unbedenklichkeit der Zusatzstoffe sicherstellen zu können. Diese Richtlinie sollte die vulnerablen Gruppen der Bevölkerung schützen. Im Grunde sind das alle Menschen, die je in den USA Nahrungsmittel konsumiert haben und noch konsumieren – in erster Linie aber die Kinder, die besonders anfällig für gesundheitsschädliche Stoffe in der Nahrung sind. Dies liegt zum einen daran, dass sie sich noch entwickeln, zum anderen aber auch an der Tatsache, dass sie diesen Stoffen sehr viel länger ausgesetzt sein werden als Erwachsene, die beim Erstkonsum bereits in der Mitte des Lebens stehen. Natürlich spielt auch die Verhältnismäßigkeit eine Rolle: Im Verhältnis zu ihrer Körpergröße essen und trinken Kinder mehr als Erwachsene.

Aber diese Richtlinie – und dieses »Aber« ist sehr bedeutsam – enthielt auch eine Ausnahme in Bezug auf den Begriff »Lebensmittelzusatzstoff«. Einige Stoffe konnten fortan als »allgemein als sicher anerkannt« (»Generally Recognized As Safe«, kurz: GRAS) eingestuft werden, um Herstellern von weitverbreiteten Zutaten die Möglichkeit zu geben, das langwierige FDA-Prüfverfahren zur Unbedenklichkeit eines Stoffes als Lebensmittelzusatzstoff zu umgehen, wenn die fraglichen Produkte in anderen Nahrungsmitteln verwendet wurden.

Es dauerte jedoch nicht lange, und viele Unternehmen nutzten dieses Schlupfloch als Möglichkeit, um die Regularien der FDA komplett zu umgehen. Im Handumdrehen wurden Hunderte von chemischen Verbindungen auf die GRAS-Liste gesetzt. Wie genau bestimmte Stoffe in diese Liste aufgenommen werden konnten, lässt sich nicht mehr genau nachvollziehen: Ein Großteil der entsprechenden Dokumentation liegt bei den antragstellenden Unternehmen, und die bei der Regulierungsbehörde eingereichten Unterlagen und Daten wurden nie veröffentlicht.

Die zweite Option, COZ Corn Oil gemäß der FDA-Spielregeln auf den Markt zu bringen, bestand in der Registrierung eines neuen Zusatzstoffs auf der GRAS-Liste – also als »allgemein als sicher anerkannt«. Wer innovationshemmende Scherereien mit komplexen Anforderungen an beizubringende Daten und Tests vermeiden will, kann auf freiwilliger Basis einen Antrag auf GRAS-Einstufung stellen und der FDA *ein paar* Daten schicken ... und wird dann (hoffentlich) zeitnah von der Behörde benachrichtigt, dass es keine weiteren Fragen gibt. Glück muss man haben!

Neltner schickte mir den achtzigseitigen Antrag[7] von Corn Oil ONE auf GRAS-Einstufung seines Maisöls, in dem zwei unveröffentlichte Studien und die Ausführungen von vier durch das Unternehmen selbst beauftragten Experten für die Unbedenklichkeit des Produkts bürgten. Bei der Durchsicht der Unterlagen fiel mir eine Abbildung zur Molekularstruktur von Maisöl auf, bei der mir nicht aufgehen wollte, was sie in einem derartigen Antrag zu suchen hatte. Zum einen besitzt Maisöl keine einzelne Molekularstruktur, da es aus mehreren Molekülen aufgebaut ist, zum anderen kam mir die Abbildung sehr bekannt vor. Ich kramte ein Pharmakologie-Lehrbuch hervor und wurde fündig: Das Unternehmen hatte nicht die Molekularstruktur eines Öls abgebildet, sondern die von Lopinavir, einem Arzneistoff zur Behandlung von HIV-Infektionen. Aus Versehen, vermeintlich. Ein solcher Fehler ist ein ernst zu nehmender Hinweis darauf, dass das verantwortliche Unternehmen möglicherweise nicht das Maß an Sorgfalt und Genauigkeit an den Tag legt, das man sich erwarten würde, wenn es um den Nachweis der Unbedenklichkeit von Zusatzstoffen in unseren Nahrungsmitteln geht.

Die FDA zeigte sich besorgt und identifizierte weitere Mängel im Antragsschreiben auf GRAS-Einstufung. So verwendete Corn

Oil ONE einen von DuPont hergestellten Verarbeitungshilfsstoff namens FermaSure XL (Chlordioxid), der einem Blogeintrag von Tom Neltner und einer Online-Präsentation des Unternehmens zufolge von DuPont als GRAS-zertifiziert vermarktet wurde, obwohl die FDA im Jahr 2011 einen entsprechenden Antrag auf GRAS-Einstufung abgelehnt hatte.[8, 9, *]

Man möchte meinen, die FDA habe an diesem Punkt das Recht, eine Inspektion des Herstellungsbetriebs vorzunehmen, wie es bei Arzneimittelproduzenten der Fall ist. De facto ist dies jedoch nicht möglich, wenn das betreffende Unternehmen sich für die dritte angebotene Option entscheidet und die FDA bittet, die Prüfung des Zusatzstoffs abzubrechen. Genau das tat Corn Oil ONE auch, als die Behörde die mit dem Antrag eingereichten Studien anzweifelte. Obwohl die FDA die Produktprüfung auf Wunsch des Unternehmens abgebrochen hatte, hieß das nicht, dass man die Pläne für eine Verwendung des Öls in Nahrungsmitteln beerdigen musste. Dank einer Neuinterpretation der ursprünglichen GRAS-Richtlinie durch eine Reihe von Unternehmen war Corn Oil ONE weiterhin im Rennen.

Durch den Überhang nicht bearbeiteter Anträge auf GRAS-Einstufung in den Sechziger-, Siebziger- und Achtzigerjahren des letzten Jahrhunderts entschieden diese Unternehmen, eigene Sicherheitsrichtlinien zu konzipieren und anzuwenden – heimlich und ohne Absprache mit der FDA. 1997 verkündete die FDA, diese Interpretation der ursprünglichen Richtlinie gehe in Ordnung. 2016 wurden diese Regelungen finalisiert und gelten seither als rechtmäßig.[10, 11, 12] Das nennt man Selbstzertifizierung. Klingt wunderbar ermächtigend und positiv, oder? Man kann im Grunde

* Das Unternehmen reichte drei Anträge auf GRAS-Einstufung ein. Das hier erwähnte Problem stammte aus dem zweiten Antrag und warf zusätzliche Fragen seitens der FDA auf, worauf der Hersteller den Abbruch der Prüfung seines Produkts beantragte.

also selbst entscheiden, ob das eigene Produkt unbedenklich ist, und es auf dieser Grundlage in Nahrungsmitteln verwenden.

Da dieser Ansatz sich so stark von dem Regulierungsverfahren bei Arzneimitteln unterscheidet, musste ich mir das System mehrere Male von Maffini und Neltner erklären lassen. Wenn das Unternehmen hinter dem Zusatzstoff die Bedenken der FDA nicht teilt und sein Produkt für »allgemein als sicher anerkannt« hält, kann es den Antrag auf GRAS-Einstufung zurückziehen und den Stoff trotzdem in Nahrungsmitteln verwenden.

Es ist nicht klar, ob COZ Corn Oil letztendlich in Nahrungsmitteln eingesetzt wurde oder nicht. Tatsache ist allerdings, dass nichts und niemand den Hersteller Corn Oil ONE davon abhalten kann, sein Maisöl als sicher und unbedenklich zu vermarkten, solange nur die unternehmenseigenen Wissenschaftler (dieselben Herren, die die Molekülstruktur von Maisöl mit der eines HIV-Medikaments verwechselt haben) es für sicher und unbedenklich halten. Neltner zufolge könnte die FDA die Fertigungsanlagen oder auch den Hauptsitz des Unternehmens aufsuchen, um in der Sache zu ermitteln, aber nichts deutet darauf hin, dass die Behörde diesbezüglich aktiv ist. Gut möglich also, dass das Maisöl auf Ihrem Tisch, in Ihrer Küche oder in Ihrem Mittagessen mit einem Verfahren hergestellt wurde, das für eine Reihe nicht zugelassener Zusatzstoffe und Antibiotika im Endprodukt sorgt. Auf dem Etikett wird trotzdem nur stehen: »Maisöl«.

Nun mag man sich fragen, ob das nicht nur ein sehr extremes Beispiel ist. Anfänglich dachte auch ich das und fragte Neltner, wie oft dieses Schlupfloch von Unternehmen in der Praxis genutzt wird. Wie viele Stoffe selbstbestimmt als GRAS eingestuft wurden, ist nicht bekannt, weil die betreffenden Hersteller die FDA nicht über diese Praxis informieren müssen. Seit dem Jahr 2000 sind bei der FDA nur zehn Anträge auf vollständige GRAS-Einstufung einer neuen Substanz eingegangen. Da im selben Zeitraum insgesamt 766 neue chemische Verbindungen im Bereich der Nahrungsmittelherstellung hinzukamen, wurden die anderen 756 Zusatzstoffe (98,7 %) von den Herstellerfirmen in selbstbestimmten Verfahren als unbedenklich eingestuft.[13]

Maffini und Neltner untersuchten diese Fälle, bei denen die Hersteller die FDA lediglich über die GRAS-Selbsteinstufung benachrichtigten, und kamen zu dem Ergebnis, dass nur in einem von ihnen die kumulative Wirkung von Zusatzstoffen auf angemessene Weise berücksichtigt wurde. Die empfohlene einmonatige Fütterungsstudie bei Tieren wurde bei nicht mal einem Viertel dieser Selbsteinstufungen durchgeführt; weniger als sieben Prozent der Hersteller testeten auf mögliche Probleme in den Bereichen Entwicklung und Fortpflanzung.[14] In Anbetracht der Tatsache, dass in Ländern mit hohem Einkommen, in denen auch der Zusatzstoffkonsum am höchsten ist, die Fruchtbarkeit immer weiter sinkt, erstaunt dieser Mangel an entsprechenden Untersuchungen und Tests doch sehr.*

Neltner schätzt, dass es in den USA rund 10 000 Stoffe gibt, die Nahrungsmitteln zugesetzt werden. Da die Unternehmen diese jedoch selbst als unbedenklich einstufen dürfen, hat nicht mal die FDA eine vollständige Liste. Bei rund 1000 dieser Stoffe ist davon auszugehen, dass sie heimlich selbsteingestuft wurden.

Was Maffini und Neltner mir erzählten – nämlich dass es in den USA keine funktionierenden Regulierungsmechanismen zur Feststellung der Unbedenklichkeit von Lebensmittelzusatzstoffen

---

* An diesem Punkt werden bei Ihnen gewiss eine Reihe plausibler Fragen aufgelaufen sein. Zum Beispiel: »Unternehmen, die den Weg der selbstbestimmten GRAS-Einstufung gehen, müssen doch ganz gewiss auch bestimmte Tests durchführen, nicht wahr?« Ich befragte Neltner dazu, der mir wie folgt antwortete: »Es gibt keine Anforderung, dass die betreffenden Unternehmen bestimmte Tests durchführen müssen.« Neltner nannte das »annahmebasierte« Toxikologie. Das Unternehmen könne seine eigenen Wissenschaftler mit der Begutachtung und der GRAS-Einstufung beauftragen. »Sollte es später Probleme geben«, so Neltner, »lässt sich unter Umständen nicht nachweisen, dass es an diesem einen Zusatzstoff lag, da nicht alle auf dem Etikett aufgeführt werden. Denken wir an Maisöl: Woher soll man da wissen, wie es produziert wurde?«

gibt –, schien so bizarr, dass ich anfänglich glaubte, sie würden übertreiben. Ich rief Emily Broad Leib an, eine Harvard-Professorin und Gründungsdirektorin der Food Law and Policy Clinic an der Harvard Law School, um ganz sicherzugehen. Sie bestätigte, dass das gesamte Verfahren im Grunde freiwillig sei.

Als Juraprofessorin sieht Broad Leib in diesem Schlupfloch »eine Hintertreibung des Willens des US-Kongresses«, der immerhin festgelegt hatte, dass die FDA diese Produkte reguliert. Broad Leib benutzt das Beispiel der Transfette, um zu veranschaulichen, warum diese Art der Selbsteinstufung ein Problem darstellt. Transfette bzw. Transfettsäuren entstehen etwa bei der industriellen Härtung von Pflanzenfetten (der sogenannten Hydrierung). Bei der Fetthärtung verändert sich die Struktur des Fettes von flüssig zu streichfähig zu fest. Die FDA erkannte, dass diese Fette für Hunderttausende Herzinfarkte und damit für Zehntausende Todesfälle pro Jahr verantwortlich waren. Trotzdem dauerte es Jahrzehnte, um sie in den USA aus den Lieferketten der Nahrungsmittelindustrie zu verbannen (obwohl die ersten Bedenken bereits in den 1950er-Jahren veröffentlicht wurden). Immerhin wusste man in diesem Fall von dem Problem. Broad Leib dazu: »Hätte es bei den Transfetten eine selbstbestimmte Zulassung gegeben*, wären sie niemandem aufgefallen. Eine Verbindung zu der steigenden Anzahl von Herzinfarkten und Todesfällen hätte nicht gezogen werden können.«**

***

* Die FDA ließ zwei Arten von Transfetten zu, aber andere Verwendungsarten und Varianten wurden ohne Prüfung per Selbsteinstufung als »allgemein als sicher anerkannt« bewertet. Aus diesem Grund musste die Behörde die Transfette erst als nicht »allgemein als sicher anerkannt« einstufen (es war von Tausenden von Toten pro Jahr auszugehen), um dann die Industrie zu zwingen, einen Antrag auf Zulassung als Lebensmittelzusatzstoff einzureichen, den die FDA dann ablehnte.

** Es lohnt sich, all das mal von der Warte der FDA-Stelle für die Sicherheit von Lebensmittelzusatzstoffen (FDA Office of Food Additive Sa-

Aromastoffe sind noch mal ein ganz anderer Fall. Die US-amerikanische Vereinigung der Aromen- und Extrakthersteller FEMA (Flavor and Extract Manufacturers Association) ist eine Handelsorganisation mit rund 120 Mitgliedsunternehmen und verfügt über einen eigenen und von der FDA unabhängigen Prozess zur GRAS-Einstufung. Dafür reichen die Unternehmen einfach Anträge auf GRAS-Einstufung bei dem Expertengremium der Organisation ein. Auf diese Weise wurden bereits mehr als 2600 Aromastoffe als »allgemein als sicher anerkannt« eingestuft. Die Aromastoffindustrie reguliert sich im Grunde also selbst. Das ist ein Problem.

Nehmen wir zum Beispiel Isoeugenol, das sich aus Nelken, Basilikum und Gardenien extrahieren lässt und oftmals in Getränken, Kaugummi und Backwaren als Aromastoff zugesetzt wird. Laut FEMA gilt dieser Stoff generell als sicher (GRAS). Das Nationale Toxikologie-Programm (NTP) der Vereinigten Staaten führte eine Studie zu Isoeugenol durch, da dessen Struktur Ähnlichkeiten zu anderen krebserregenden Substanzen aufweist.[15] In dieser Studie

---

fety) zu betrachten, die zumindest theoretisch dafür verantwortlich ist, 10000 chemische Verbindungen und eine äußerst umsatzstarke Branche zu regulieren. Dieser Stelle stehen nur 100 Vollzeit-Mitarbeiter und ein Jahresbudget von rund einer Milliarde US-Dollar zur Verfügung – Peanuts im Vergleich zum tatsächlichen Bedarf. Diese Instanz ertrinkt regelrecht in Benachrichtigungen über erfolgte GRAS-Selbstzertifizierungen. Das Ergebnis: Wer in der FDA sitzt, hat den Eindruck, es handele sich um ein funktionierendes Regulierungssystem – schließlich werden dort pausenlos Daten und Studien begutachtet –, aber dennoch bedeutet das alles nur wenig bis gar nichts, weil es de facto keinen vernünftigen und unabhängigen Regulierungsprozess gibt. In Bezug auf die Zusatzstoffregulierung macht es möglicherweise keinen Unterschied, ob die FDA noch heute die gesamte Belegschaft nach Hause schickt und den Laden dichtmacht. Ein ehrlicheres System wäre es, wenn die Behörde genau das täte und einfach sagen würde, dass diese Branche fortan auf sich selbst aufpasst und wir alle mit dem Risiko einer selbstregulierten Zusatzstoffindustrie leben müssen. Bis zu einem gewissen Grad war das der Ansatz der Trump-Regierung.

wurden »klare« Belege dafür gefunden, dass Isoeugenol bei Mäusen Leberkrebs verursacht – 80 Prozent der männlichen Mäuse wiesen Lebertumore auf.

Die FEMA stufte Isoeugenol trotzdem per GRAS-Label als unbedenklich ein. Begründung: Bei der NTP-Studie handele es sich um ein »Phänomen bei hoher Dosierung ohne Relevanz für die Bewertung des potenziellen Krebsrisikos bei der Verwendung von Isoeugenol als Lebensmittel-Aromastoff«. Die FEMA schätzte die tägliche Pro-Kopf-Aufnahme von Isoeugenol-Aromen in den USA auf zweitausendmal niedriger ein als die von der Weltgesundheitsorganisation geschätzte Konsummenge (weniger als die bei den Mäusen untersuchte Menge, aber die Versuche mit den Mäusen belegten einen dosisabhängigen Effekt).[16]

Wer sich als Verbraucher oder einfacher Bürger über dieses Thema Sorgen macht, hat nur sehr begrenzte Optionen. Sicher könnte man einen Zusatzstoffhersteller verklagen, aber der Nachweis eines direkten Zusammenhangs dürfte sehr schwierig sein, zumal man nie sicher wissen kann, ob ein bestimmter Stoff in einem bestimmten Produkt enthalten ist. Neltner war in dieser Hinsicht wenig hoffnungsvoll: »Ohne eine unmittelbare und offensichtliche Verletzung oder Schädigung vorweisen zu können, gibt es nahezu kein Szenario, bei dem ein Konsument einen Hersteller zur Verantwortung ziehen könnte. Und das sage ich, obwohl ich Anwalt bin.«

Maffini und Neltner legten Studien vor, aus denen hervorging, dass für die meisten Zusatzstoffe weder Daten zu Grenzwerten für unbedenkliche Aufnahmemengen noch zur Reproduktionstoxizität vorlagen. John Endres, Chief Scientific Officer bei AIBMR Life Sciences, das andere Unternehmen bei der Interaktion mit der FDA unterstützt, sagte, dass diese Studien keine Beweise für Schäden liefern konnten. »Wo sind denn die Leichen?«, fragte er.[17]

Nun, möglicherweise befinden sich die Leichen und Opfer mitten unter uns. Plausibel scheint, dass der Cocktail aus den 10 000 in US-Lebensmitteln eingesetzten chemischen Verbindungen negative Auswirkungen hat und dass sich diese Auswirkungen indirekt und über eine Zeitspanne von vielen Jahren hinweg manifestieren, indem sie zum Beispiel zu verminderter Fruchtbarkeit, Gewichtszunahme, Angstzuständen, Depressionen oder Stoffwechselerkrankungen führen. All diese Probleme haben mit unserem Konsum dieser chemischen Verbindungen zugenommen. Trotzdem ist es nahezu unmöglich, einen kausalen Zusammenhang nachzuweisen oder zu widerlegen. Dafür sind die vorhandenen Daten zu begrenzt, der Konsum zu verbreitet.

Dennoch bliebe festzuhalten, so erklärte Broad Leib, dass nicht alle Menschen im gleichen Maße betroffen sind. Zusatzstoffe verschärfen die Ungleichheiten. Wenn die finanziellen Ressourcen für den Einkauf von Lebensmitteln begrenzt sind, greift man für gewöhnlich zu den preiswertesten Marken: Produkte von kleineren Unternehmen, in denen zu einem größeren Anteil selbst zugelassene Zusatzstoffe verwendet werden. Hochverarbeitete Lebensmittel voller Zusatzstoffe sind oftmals die einzige Option für viele Menschen, die zwar um den Stellenwert guter Ernährung wissen und diese auch anstreben, aber nicht über das nötige Geld verfügen.

»Das ist eine ungeheure Ungerechtigkeit«, sagte Broad Leib. »Vor allem, wenn man bedenkt, wer vom Lebensmittelsystem profitiert: eine kleine Zahl sehr wohlhabender Personen und zwar auf Kosten einer großen Zahl stark marginalisierter Menschen – einkommensschwache Bevölkerungsgruppen, indigene Gemeinschaften, PoCs.«

In Europa ist die Situation etwas besser. Die EU geht nach dem Vorsorgeprinzip vor, unterhält eine Datenbank und publiziert alles. Zudem führt sie in regelmäßigen Abständen proaktiv Prüfungen von Zusatzstoffen durch. Leider gibt es bei diesen Tests immer noch viele Lücken. Da es sehr kompliziert ist, durch Veränderungen des Mikrobioms bedingte chronische Auswirkungen nachzuweisen, werden derartige Tests nicht durchgeführt. Interessanterweise kommen Begriffe wie »Fettleibigkeit«, »Dysbiose« und »Mikrobiom« in den Berichten der Europäischen Behörde für Lebensmittelsicherheit so gut wie nicht vor.

Bei diesem Thema stellt sich allerdings auch eine ethische Frage. Weltweit geben wir jedes Jahr rund zwei Milliarden US-Dollar für toxikologische Studien aus und töten 100 Millionen Versuchstiere.[18] Für einen einfachen Zwei-Generationen-Test zum Ausschluss einer Beeinträchtigung der Reproduktionsfähigkeit können mehr als 1000 Tiere notwendig sein. Ich nehme an, dass nur wenige Menschen Lebensmittelfarbstoffe für so wichtig halten, um derart viele Tiere zu töten. Leider steht auf der Verpackung nicht, wie viele Tiere sterben mussten, um die vermeintliche Unbedenklichkeit der enthaltenen Zusatzstoffe nachzuweisen.

Außerdem sind wir keine 70-Kilo-Ratten: Wir absorbieren und metabolisieren die Stoffe in unserer Nahrung komplett anders. Des Weiteren belegen zahlreiche Studien, dass die Ergebnisse von Tierversuchen nur begrenzt auf Menschen übertragbar sind.

Ich gebe zu, dass ich bei meinen Argumentationen bereitwillig auf Daten von Studien mit Mäusen und Ratten zurückgreife, aber da gibt es einen grundsätzlichen Unterschied: Ich versuche die Risiken für Leib und Leben der Allgemeinbevölkerung zu reduzieren, während die Hersteller von Lebensmittelfarbstoffen versuchen, Lebensmittelfarbstoffe zu verkaufen. Man kann mit Fug und Recht behaupten, dass ein Problem bei einer Maus auf ein mögliches Problem bei einem Menschen hinweisen kann. Das Nichtauftreten eines Problems bei einer Maus bedeutet im Umkehrschluss jedoch nicht, dass der betreffende Zusatzstoff unbedenklich wäre.

Es ist schon ziemlich unlogisch, dass wir die Zusatzstoffe, deren Unbedenklichkeit uns allerorten versichert wird, nicht in größerem Umfang auch an Menschen testen. Projekte dieser Art werden in der Regel von Ethikkommissionen abgelehnt oder gar nicht erst finanziert. Vielleicht liegt es auch daran, dass sich nicht genug Probanden finden, die freiwillig ein Jahr lang eine einprozentige Polysorbat-Lösung trinken. Möglicherweise besteht das weitaus signifikantere Problem jedoch darin, Menschen zu identifizieren, die genau das noch nicht im Rahmen ihrer alltäglichen Ernährung tun.

Momentan nimmt sich jedenfalls eine winzige Gruppe von Akademikern und Aktivisten einer Aufgabe an, die eigentlich in der Verantwortung der Regierung liegt, und versucht die gefährdetsten Mitglieder unserer Gesellschaft zu schützen. Eine Anwältin wie Emily Broad Leib könnte in jedem Fall sehr viel mehr Geld verdienen, wenn sie für die Lebensmittelindustrie arbeiten würde. Ich fragte Broad Leib, ob sie nicht manchmal darüber nachdenke, die Seiten zu wechseln. »Ich könnte mir nicht vorstellen, mit meiner Arbeit einfach nur eine Menge Geld verdienen zu wollen und die Lage dabei wissentlich zu verschlimmern …«, erklärte sie und verzog das Gesicht, als sei das ein völlig abwegiger Gedanke. »Das ist für mich wirklich nicht vorstellbar. Wie lässt sich denn ein Juraabschluss besser nutzen, als diese Ungerechtigkeiten aufzuspüren und dann an deren Beseitigung zu arbeiten?«

Auch Neltner stellte ich diese Frage. Er denke nicht viel über nicht verdientes Geld nach, erklärte er mir. »Wir sind diesem Anliegen verbunden. Maffini und ich arbeiten seit zwölf Jahren als Team an diesem Thema – und wir werden nicht lockerlassen. Wir sind wie Bulldoggen. Nein! Wir sind eher wie Schnappschildkröten. Die lassen wirklich niemals locker!«

Mir scheint es offensichtlich, dass wir sowohl in Europa als auch in den USA einen sehr viel verantwortungsbewussteren Ansatz verfolgen sollten, wenn es um die Substanzen geht, die wir unserer Nahrung zusetzen. Die Beweislast zum Nachweis einer langfristigen Unbedenklichkeit sollte bei den Unternehmen liegen, die diese Zusatzstoffe herstellen und einsetzen. Zudem brauchen wir mehr unabhängige Forschung zu der Frage, welche Auswirkungen genau diese Stoffe langfristig auf unsere Gesundheit haben.

Warum müssen zivilgesellschaftliche Gruppen, Aktivisten und Akademiker belegen, dass es gesundheitsschädlich sein kann, wenn wir unserer Nahrung Tausende neuartiger Moleküle vollkommen synthetischen Ursprungs hinzufügen? Die Beweispflicht sollte auf der anderen Seite liegen. Der Umstand, dass Aktivisten Unmengen an Zeit und Geld investieren, um dieses Problem zu lösen, zeigt nur einmal mehr, warum und wie uns hochverarbeitete Lebensmittel teuer zu stehen kommen. Eine Reise nach Brasilien sollte diesen Eindruck bestätigen.

Kapitel 16

Das Ende traditioneller Ernährungsformen

Anfang 2020 reiste ich nach Brasilien. Ich arbeitete damals an einer immer noch laufenden Untersuchung der Babynahrungsindustrie für das *British Medical Journal* und die BBC. Ein Teil dieses Projekts befasste sich mit den Auswirkungen einer der historisch gesehen wahrscheinlich ehrgeizigsten Strategien zur Vermarktung industriell hergestellter Nahrungsmittel – ersonnen und umgesetzt von Nestlé.

Nestlé ist ein Schweizer Multi und der weltweit größte Nahrungsmittelkonzern. Im Jahr 2021 betrug sein Umsatz etwas mehr als 95 Mrd. US-Dollar und war damit höher als das Bruttoinlandsprodukt der meisten Staaten. Der Konzern besitzt über 2 000 Marken – von internationalen Schwergewichten bis hin zu lokalen Lieblingen ist alles dabei – und vertreibt seine Produkte in 186 Ländern. Im Jahr 2016 verkaufte Nestlé mehr als 40 Prozent seiner Waren in Schwellenmärkten wie Brasilien. Nestlé-CEO Mark Schneider sagte gegenüber Investoren in diesem Jahr: »In einer Zeit, in der das Wachstum in Industrieländern eher verhalten ist, glaube ich, dass man mit einer starken Aufstellung in den Schwellenmärkten auf der Siegerstraße sein wird.«[1]

Beim Großteil der Produktpalette von Nestlé handelt es sich um hochverarbeitete Lebensmittel. Der Konzern produziert aber auch Tiernahrung (auch eine Art HVL), diverse medizinische Nahrungsmittel (ebenfalls HVL) und Mineralwasser, von dem meine Frau Dinah behauptet, es sei das ultimative HVL schlechthin. Es enthält zwar keine exotischen Zusatzstoffe, besteht aber aus der preiswertesten Zutat weltweit und wird aus purem Gewinnstreben hochaggressiv vermarktet.

Für moderne Konzerne wie Nestlé stellt eine starke traditionelle Esskultur ein Hindernis dar, das es zu überwinden gilt.

Durch die gesättigte Marktlage in Europa und Nordamerika und den zunehmenden Gegenwind aus dem öffentlichen Gesundheitssektor dieser Regionen ist Brasilien in den vergangenen zehn Jahren zunehmend in den Fokus von Nestlé gerückt. Um auch die marginalisierten Bevölkerungsgruppen zu erreichen, führte Nestlé neuartige Marketingmethoden ein, insbesondere das System des »Direktverkaufs«. Dabei ziehen mit unternehmenseigenen Uniformen bekleidete Verkaufsteams in den Slums, in denen es an traditionellen Vertriebsstrukturen mangelt, von Tür zu Tür und bieten von kleinen Wägen aus Pudding, Kekse und andere verpackte Waren an.

Nachdem die *New York Times* im Jahr 2017 über diese Methoden berichtet hatte[2], löschte der Konzern seinen Internetauftritt zu diesem Thema. Auf einer archivierten Version* dieser Webseiten ist nachzulesen, dass Nestlé im Zusammenhang mit diesem Ansatz – bei dem rund 200 Mikrovertriebe und 7 000 Verkäuferinnen angereicherte Nestlé-Produkte an monatlich rund 700 000 Verbraucher mit niedrigem Einkommen verkauften – von einem »nützlichen Dienst für die Gesellschaft«[3] sprach. Aus Konzernsicht hieß das: »Diese Bevölkerungsgruppen profitieren sowohl von einer neuen

---

* Das Internetarchiv Wayback Machine ist eine unglaublich wertvolle Ressource, für deren Erhalt ich monatlich einen festen Betrag spende. Sie durchpflügt das Internet und speichert regelmäßig komplette Webseiten ab. Selbst wenn ein Unternehmen Inhalte löschen sollte, bleiben diese für immer erhalten.

Einkommensquelle als auch von Produkten, die mit Vitamin A, Eisen und Zink angereichert sind und damit die drei schwersten Mängel in Brasilien angehen.«

Nestlé hatte sogar Pläne für eine Ausweitung dieses Ansatzes. Laut Aussage von Felipe Barbosa, einem der Leiter des Projekts, »besteht der zentrale Aspekt des Programms darin, die Armen zu erreichen. Diese Herangehensweise funktioniert vor allem aufgrund der persönlichen Beziehungen zwischen Verkäufern und Verbrauchern.«

Das ist die Vertriebsseite eines Systems, das ganz Brasilien betrifft. Während die Bauern ermutigt werden, anstatt ihrer Subsistenzkulturen eher die Rohmaterialien für die HVL-Produktion anzubauen – sprich Mais, Soja und Zucker –, arbeitet zeitgleich eine starke Lobby daran, die Interessen der HVL-Hersteller durchzusetzen.

Nestlé argumentiert, dass einige der per Haustürverkauf angebotenen Produkte tatsächlich gesund seien. Aber selbst wenn wir uns auf die Nestlé-Definition von »gesunder Nahrung« einlassen, waren die Kunden laut Aussage der Händler nur an den besonders süßen Artikeln interessiert: KitKat-Schokoriegel oder Joghurtprodukte, bei denen eine einzelne Portion schon fast die maximal empfohlene Menge Zucker pro Tag enthält.

Als ich in Brasilien war, hörte ich ein Gerücht, das mich sehr neugierig machte. Es ging dabei um eine spektakuläre Marketingmaßnahme, die von Nestlé im Jahr 2010 angekündigt worden war. Ich hatte Glück und konnte eine alte Pressemitteilung auftreiben, in der die Initiative beschrieben wurde.[4]

Unter dem Titel »Nestlé Até Você a Bordo« (»Nestlé holt dich an Bord«) schipperte ein schwimmender Supermarkt mit elf Angestellten Hunderte von Kilometern flussaufwärts zu den entlegensten Gemeinden von Amazonien und versorgte dort rund 800 000 Menschen mit Nestlé-Produkten. Ausgangspunkt war Belém, die Großstadt, in der ich arbeitete. Der Pressemitteilung zufolge wollte »Nestlé auf diese Weise einen neuen Vertriebskanal entwickeln, der auch den entlegenen Gemeinden im Norden des Landes Zugang zu Nahrung, Gesundheit und Wohlbefinden ermöglicht«.

Am Tag der Veröffentlichung dieser Presseerklärung hieß es auf der Nestlé-Website: »Unser Hauptziel ist es, die Lebensqualität der Verbraucher jeden Tag und überall zu verbessern, indem wir noch schmackhaftere und gesündere Lebensmittel und Getränke anbieten und einen gesunden Lebensstil fördern.«

***

Die Stadt Belém wurde 1616 auf einem der letzten Landstriche gegründet, die die Portugiesen den Franzosen entrissen hatten. Heute ist sie die zweitgrößte Metropole in Nordbrasilien. Sie befindet sich an der Bucht von Marajó, am Rande des unermesslich großen Deltas des Amazonas. Ursprünglich wollte man sie als Stützpunkt für Handelsexkursionen direkt am Hauptstrom des Amazonas errichten. Einer lokalen Legende zufolge war der Fluss an dieser Stelle aber so unüberschaubar breit, dass man sich für den falschen Standort entschied. Und so befindet sich Belém heute an einem der kleineren Flüsse, wobei das Wort »klein« in diesem Kontext eher relativ zu verstehen ist: Der Pará wirkt von beiden Ufern aus eher wie ein großer brauner See als wie ein Fluss.

Belém ist die Heimat des Ver-o-peso, eines der größten Freiluftmärkte der Welt.* Carlos Monteiro hatte mir empfohlen, diese letzte Oase der traditionellen Esskultur Brasiliens zu besuchen. Direkt am Flussufer aufgebaut, erstrecken sich die verwitterten Pla-

---

* Während der Kolonialphase wurde im 17. Jahrhundert von der portugiesischen Krone ein Zoll auf alle aus dem Amazonasgebiet exportierten Waren und Rohstoffe erhoben. Aus dem Namen der Kontrollstelle für den Zoll, »Casa do Haver-o-peso«, leitete sich im Laufe von drei Jahrhunderten durch sprachliche Komprimierung die Bezeichnung des eben dort ansässigen Marktes ab.

nendächer der Marktstände über einen ganzen Quadratkilometer. Angeboten werden dort fettige lilafarbene Acai-Beeren, Cupuaçu-Früchte, getrocknete Garnelen, kleine Pupunha-Früchte, eingesalzener Bacalhau, Maniokwurzeln, Baumnüsse mit Schalen – allesamt Produkte des Amazonasgebiets. Auf der anderen Seite des Wassers ist nur ein grüner Streifen ursprünglicher Natur zu sehen.

An einem meiner freien Tage machte ich mich mit Unterstützung eines ortskundigen Helfers im Hafengebiet südlich der Stadt auf die Suche nach Nestlés schwimmendem Supermarkt. Am Ende eines unbefestigten Pfads, der uns erst zwischen zwei großen Lagerhallen hindurch und anschließend auf einen wenig vertrauenserweckenden Bootssteg aus Holz führte, entdeckten wir sie schließlich: die *Terra Grande*. Tatsächlich hatte sie mehr von einer Barge als von einem Boot; am zweistöckigen Heck thronte die Brücke über einem weißen Kasten mit Wellblechdach, dem »Supermarkt«. Eingerahmt wurden Brücke und Markt von einem weißen, offenbar frisch gestrichenen Deck.

Es machte den Eindruck, als könnte man einfach an Bord gehen. Warum auch nicht? Wir kletterten über morsche Bohlen, defekte Stegplanken und halb versunkene Boote, um dann in ein herrenloses Ruderboot zu steigen und zur *Terra Grande* überzusetzen. Kaum hatten wir den schwimmenden Supermarkt erreicht, heulten Alarmsirenen los, und Hunde begannen wild zu bellen. Leicht geschockt und doch irgendwie amüsiert sprangen wir ins Ruderboot zurück und paddelten Richtung Ufer. Ein kleines Abenteuer, das viele Fragen aufwarf. Wer bewachte das Nestlé-Boot? Warum war es mit einer Alarmanlage ausgestattet und wurde von Hunden gehütet? Bis heute konnte mir niemand Antworten auf diese Fragen liefern.

Am folgenden Tag ging ich an Bord eines anderen Schiffes, das mich stromaufwärts bringen sollte, wo ich einige der ersten Haltestellen des schwimmenden Supermarkts von vor zehn Jahren aufsuchen wollte. Unter sengender Sonne brachen wir vormittags von Belém aus auf. Der Fluss war ockerfarben, die Bäume an seinen

Ufern üppig grün. Es dauerte ein paar Stunden, bis wir die Bucht verlassen und unseren Weg zwischen den grünen Inseln hindurch auf den Hauptstrom des Pará gefunden hatten.

Auf dem Rio Pará fanden wir uns rasch inmitten von Containerschiffen und Tankern wieder, die Richtung Ozean unterwegs waren. Diese Schiffe zählen zu den größten ihrer Art weltweit. Sie sind so riesig, dass man es kaum beschreiben kann. Die Brücken an den Hecks glichen Kathedralen mit Türmen und Erkern, waren acht Stockwerke hoch und von Antennen und Masten übersät. Die Rümpfe wirkten wie auf die Seite gekippte Wolkenkratzer, fensterlos und von Rost überzogen. Auf Höhe der Stadt Barcarena sahen wir, wie 20 oder mehr dieser Ozeanriesen am Getreideterminal Ponta da Montanha über gigantische Förderbänder beladen wurden. An diesem Ort befindet sich einer der wichtigsten Häfen für den Export von Sojabohnen aus dem Amazonasgebiet.

Barcarena hat große Bedeutung für die HVL-Produktion weltweit. Im Februar 2022 stellte Archer-Daniels-Midland, ein US-amerikanischer Multi für Lebensmittelverarbeitung und Rohstoffhandel, in Barcarena den Rekord für die größte Schiffsladung Sojabohnen der Geschichte auf: 84 802 Tonnen in einem einzigen Schiff, der 237 Meter langen und 40 Meter breiten MV *Harvest Frost*, die ihre Fracht von Brasilien ins niederländische Rotterdam transportierte.[5] Das entspricht 50 Olympiaschwimmbecken voller Sojabohnen.[6]

Brasilien ist einer der größten Soja-Exporteure der Welt und führt das Gros seiner Bohnen als Viehfutter nach China, Europa und Nordamerika aus. In Großbritannien wird ein Großteil des Geflügels mit brasilianischem Soja gefüttert. Die unfassbaren Größenordnungen beim Anbau sorgen für einen billigen Preis. Aus diesem Grund ist Soja eine großartige Basis für die HVL-Produktion. Schätzungen zufolge enthalten 60 Prozent aller hochverarbeiteten Lebensmittel in Großbritannien Soja[7] – von Frühstückscerealien und Müsliriegeln bis hin zu Keksen, Streichkäse, Süßwaren, Kuchen, Pudding, Soßen, Nudeln, Gebäck, Suppen, Gewürzen und vielem mehr. Ganze Sojabohnen bekommt man eigentlich nur in Form von Edamame zu Gesicht; als unreif geerntete Sojabohnen, die in ihren Schalen gegart werden. Durch ihren relativ hohen Gehalt an Zucker und freien Aminosäuren haben Edamame ein süßliches Umami-Aroma.

Wenn es sich nicht gerade um Edamame oder Tofu handelt, sind die von uns verzehrten Sojabohnen in der Regel mittels mehrerer physikalischer und chemischer Verfahrensstufen hochverarbeitet worden. Zerkleinert, gemahlen und raffiniert, kann die Sojabohne auf Zutatenlisten als Sojamehl, hydrolisiertes pflanzliches Protein, Sojaproteinisolat, Proteinkonzentrat, texturiertes Pflanzenprotein, Pflanzenöl (einfach, vollständig oder teilweise hydriert), Pflanzensterine oder Emulgator Lecithin auftauchen. Ihre mannigfaltige Gestalt weist auf den großen Wert verarbeiteter Sojabohnen für Lebensmittelproduzenten hin.

Ein Großteil des in Barcarena verladenen Sojas stammt von den Farmen im Hunderte Kilometer weiter südlich liegenden Bundesstaat Mato Grosso.[8] Selbst wenn der Name Ihnen nichts sagt, haben Sie sicherlich schon mal die beeindruckenden Bilder von den Rodungen in Mato Grosso gesehen: üppiger Regenwald links, eine wie mit dem Lineal gezogene Trennlinie in der Mitte und dann gigantisches Sojafeld rechts. In einem Statement zum rekordträchtigen Soja-Großtransport von Archer-Daniels-Midland sagte der südamerikanische Logistikchef des Unternehmens, Vitor Vinuesa, enthusiastisch: »Das werden wir jetzt definitiv öfter machen.«

Während wir den Pará überquerten, kamen Gewitterwolken auf und senkten sich nach und nach so weit ab, dass Fluss und Himmel irgendwann wie zusammengeschweißt schienen. Auf der anderen Uferseite wurde es immer düsterer, und als wir in Muaná ankamen, war der Regen so dicht, dass die Luft eher flüssig als gasförmig schien. Der Himmel öffnete seine Pforten und durchnässte alles. Wir hatten fünf Stunden bis nach Muaná gebraucht, der sechsten Haltestelle auf der üblicherweise dreiwöchigen Tour des schwimmenden Nestlé-Supermarkts.

Als wir anlegten, kam ich nicht umhin, über die verschiedenen Formen von Ausbeutung und Fortschritt nachzudenken, die der Fluss für die an seinen Ufern lebenden Gemeinden gebracht hatte. Muaná ist ein buntes Potpourri aus einfachen Hütten, Palmen, Funkmasten und Backsteingebäuden. In der Stadt selbst leben ein paar Tausend Menschen, im gleichnamigen Município noch einmal 40 000. Vor Ort führte ich Interviews mit mehreren Kindern und Erwachsenen. Aus den Gesprächen stachen zwei wegen der eindrücklichen Schilderung der von Nestlé ausgelösten Probleme heraus.

Paula Costa Ferreira ist Direktorin einer der Schulen der Region und strahlt dieses Maß an Energie und Autorität aus, das allen tollen Lehrern gemein ist. Sie erinnerte sich noch gut an das Nestlé-Boot: »Es kam einmal die Woche und hatte was von einer Einkaufsmeile. Es war neu und abends lange geöffnet. Die Jugendlichen trafen sich an dem Boot. Gleich zu Anfang wurden in dem schwimmenden Supermarkt alle Preise unter die der örtlichen Läden gesenkt.«

In dem komplexen Geflecht unterschiedlicher Behauptungen über den angeblichen wirtschaftlichen Nutzen des Nestlé-Boots fand dieser Effekt keine Erwähnung. Sicherlich hatte Nestlé einige Menschen in Lohn und Brot gebracht, aber niemanden aus Muaná. Ganz im Gegenteil: Die niedrigen Preise machten den ortsansässigen Händlern das Leben schwer. Mit der Zeit entwickelte sich der Laden auf dem Boot von einem Luxus zu einem essenziellen Angebot.

In unserem Gespräch berichtete mir Costa Ferreira von mehreren Kindern aus der Gegend, die an Typ-2-Diabetes, der ernährungsbedingten Diabetesform, litten. Anfänglich dachte ich, der Dolmetscher hätte sich geirrt; bereits ein einziger Fall unter den Kindern einer so kleinen Gemeinde wäre sehr erstaunlich gewesen. Eigentlich hätte man von keinen Typ-2-Diabetes-Erkrankungen ausgehen können und müssen. Vor nicht allzu langer Zeit war das auch noch der Fall gewesen. Das ist ein Aspekt, der bei den Statistiken zu Fettleibigkeit bei Kindern oft übersehen wird. Der Anteil der Kinder, die laut offizieller Kriterien als adipös gelten, hat vielerorts um Hunderte Prozent zugenommen – in den am schwersten betroffenen Gegenden jedoch ist eine noch weitaus stärkere Steigerung zu beobachten. Ich konnte keine Belege dafür finden, dass es vor Initiativen wie dem Nestlé-Boot in diesen Teilen Brasiliens ernährungsbedingte Diabetes-Fälle bei Kindern gegeben hat.

Tags darauf ging ich zu einem kleinen Supermarkt in der Stadt, Fruteira Pomar, der eine große Auswahl an traditionellen Lebensmitteln – Reis, Bohnen, Süßkartoffeln –, aber auch eine Menge HVL führte. Der Ladenbesitzer erklärte mir, er habe vor dem schwimmenden Supermarkt noch nie von Nestlé-Produkten gehört. Mittlerweile sieht er sich gezwungen, derartige Waren einzukaufen, da sie von seinen Kunden verlangt werden. Ganz gleich, ob das die Intention des Konzerns war, aus Sicht von Nestlé ist das eine prächtige Entwicklung: Selbst die kleinsten Läden in der Stadt bieten nun Unmengen an Produkten von Nestlé und anderen HVL-Herstellern an.

In der Zwischenzeit haben kirchliche Nichtregierungsorganisationen sich der Gesundheitskrise angenommen. Lizete Novaes von der katholischen NGO Pastoral da Criança fuhr mit mir zu einem Dorf am Rande von Muaná – eine lange Reihe kleiner Holzhäuser auf Stelzen in einem Sumpf. Aus hygienischer Sicht war es eine Katastrophe: Die Wege des Ortes bestanden aus Bohlengängen, die einige Meter über dem sumpfigen Boden und den ungeklärt in die Erde laufenden Abwässern verlegt waren. Die wenigsten Haushalte verfügten über fließendes Wasser. Die Dorfbewohner arbeiteten für ein Unternehmen, das Palmherzen produzierte, erklärte mir Novaes. »Sie leben hier, weil sie nirgendwo anders hin können.«

Später besuchten wir einen Jungen namens Leo, der mit seiner Mutter in einem kleinen Haus mit drei winzigen Zimmern lebte. Leo war zwölf Jahre alt und hatte ernsthafte Lernschwierigkeiten. Sein BMI lag um die 45, womit er in Großbritannien zum schwersten Prozent seiner Altersgenossen gehört hätte.

Wir liefen über die wackeligen Bohlen zum Lebensmittelladen des Ortes. Leo war gut gelaunt und lächelte. Wir brauchten nur zwei Minuten. Einer der größten Vorteile hochverarbeiteter Lebensmittel in derart warmen Gegenden sprang mir beim Betreten des Ladens ins Auge: Sie müssen nicht gekühlt werden. Viele der Produkte in dem Geschäft stammten von Nestlé. Leos Mutter erzählte uns, dass es nahezu unmöglich sei, den Jungen von dem Laden fernzuhalten: »Manchmal verbiete ich es ihm, aber dann trickst er mich aus und geht trotzdem hin. Er isst auch Gemüse und Obst, aber er mag es nicht. Ich weiß nicht, warum, aber er mag nur Junkfood.«

Leo stöberte im Laden herum und türmte anschließend seine Beute am Tresen auf: Schokoladenkekse, Erdbeertörtchen, Milchpulver, Chips. Ich bezahlte ihm alles.

Kolonisten, Missionare, Armeen: Sie alle haben in diesem Teil der Welt Entwicklungsziele als Rechtfertigung für Gewalt benutzt. Auch der Einfall von »Big Food«, den großen Lebensmittelkonzernen, in Gegenden wie dem Municipio Muaná geht mit Gewalt einher. Wie überall auf der Welt schädigt er die Körper der Menschen und die Umwelt. Zu Hause in London scheint mir diese Gewalt weniger vordergründig – wahrscheinlich, weil sie seit so langer Zeit schon so normal ist. In Brasilien konnte ich ihre unmittelbaren Auswirkungen sehen und die Veränderungen beobachten. Es war die praktische Seite dessen, was Monteiro in seinen Daten gesehen hatte – angefangen hatte es in dem Moment, als das Nestlé-Schiff erstmalig anlegte. Novaes dazu: »Die neuen Produkte vom schwimmenden Supermarkt waren sehr schmackhaft. Nach und nach aßen die Leute nur noch diese Mahlzeiten.«

Die Ladenbesitzer, Leos Mutter, die Lehrer und die NGO-Mitarbeiter – alle sind sich einig, dass es mit dem schwimmenden Nestlé-Supermarkt begann. Und fast alle meine Gesprächspartner in Muaná – Costa Ferreira, Novaes, Leos Mutter und Leo selbst – leben mit Adipositas.

***

Für gewöhnlich werden traditionelle Ernährungsformen von HVL-Herstellern verdrängt, wie es in Brasilien zu beobachten ist, oder aber von ihnen absorbiert und mit neuen Zutaten nachgeahmt. Diese Tendenz fiel mir schon früh in meiner HVL-Kost-Phase auf.

Einen Tag nachdem ich mit Emily Broad Leib, der Juraprofessorin aus Harvard, über die durch HVL verursachten Ungerechtigkeiten gesprochen hatte, machte ich es mir zu Hause mit einer Box KFC Hot Wings gemütlich. Es war eine der Mahlzeiten, auf die ich mich in meiner HVL-Kost-Phase am meisten gefreut hatte; ein absolutes Lieblingsgericht aus meiner Kindheit. Mittwochs gingen Xand und ich nach der Schule immer noch zum Sport und fuhren dann mit dem Bus nach Hause. Unserer Mutter erzählten wir, der Coach würde uns nach dem Training regelmäßig noch ein paar Extrarunden laufen lassen, sodass wir später als vorgesehen nach Hause kommen konnten, ohne ein elterliches Verhör befürchten zu müssen. Die so geschundene Zeit nutzten wir für unseren allwöchentlichen Abstecher zu KFC.

Schon damals war uns klar, dass diese Hot Wings ein ganz besonderes Produkt waren. Der Teigmantel, diese knochentrockene Kruste, war im Grunde wie eine Schale. Beim Hineinbeißen schossen einem die Säfte des zart-glitschigen Hühnchenfleisches in seinem Inneren in den Mund. Die verwendete Gewürzmischung war perfekt dosiert; nach jedem Bissen musste man tief Luft holen. Die KFC Hot Wings waren so verführerisch wie jede andere Droge auch. Und was vielleicht ebenso wichtig ist: Sie waren absolut verboten. Ich habe keine Ahnung, wie es sein kann, dass unsere Eltern uns nie auf die Schliche kamen. Immerhin trieften wir vor Fett und rührten beim Abendessen keinen Bissen an.

Hot Wings blieben für mich als junger Erwachsener einer meiner Lieblingssnacks. Meine Frau und ein wachsender Bauch sorgten mit Ende 30 dafür, dass ich sie von meinem Speiseplan verbannte. Es war keine Entscheidung aus mir selbst heraus, sondern eher eine, die mir durch die Umstände übergestülpt wurde: Mahnende Kampagnen, meine Tätigkeit als Arzt und Moderator von

Kinderprogrammen, die Bedenken in Sachen Umwelt und die leidenschaftliche Abneigung meiner besseren Hälfte gegenüber Hot Wings waren für meine Absage an diesen Snack verantwortlich.

Aber jetzt hatte ich freie Bahn. Ich *musste* Hot Wings essen, im Namen der Wissenschaft. Also kaufte ich mir eines Abends eine Box und setzte mich an den Tisch, um endlich ihre ganze Pracht in Ruhe genießen zu können. Sie waren genauso, wie ich sie in Erinnerung hatte, vielleicht sogar noch besser: würziger, mit noch knusprigerem Teigmantel und noch saftigerem, noch zarterem Hühnchenfleisch. Die Interpretation der von meinen Sinnesorganen gesendeten Informationen fiel allerdings verheerend aus: Hot Wings waren für mich, wie so viele andere Produkte auch, zu einer reichlich unangenehmen Angelegenheit geworden.

Die Zutaten für die britischen KFC Hot Wings sind nicht im Internet verfügbar, aber ich konnte die kanadischen ausfindig machen. Dazu gehörten MNG, modifizierte Maisstärke, teilweise hydriertes Sojabohnenöl und eine Substanz namens Dimethylpolysiloxan.

Dimethylpolysiloxan, oder Lebensmittelzusatzstoff E 900, wurde von der britischen Behörde für Lebensmittelstandards erstmals im Jahr 1969 evaluiert. Es wird zum Schutz vor dem Überkochen und zur Verhinderung von Schaumbildungen im Frittierfett benutzt, zur Sicherheit der KFC-Angestellten.[9] Ferner wird es als Mittel gegen Flöhe, als Haarfestiger und Gleitmittel für Kondome eingesetzt. Umfangreiche Experimente mit Ratten haben gezeigt, dass es beim Verzehr so gut wie nicht vom Körper absorbiert und unverändert über den Stuhl ausgeschieden wird. Dimethylpolysiloxan könnte also durchaus unbedenklich sein. Oder es könnte auf subtile Weise über einen langen Zeitraum und mittels eines noch nicht entdeckten Mechanismus unserer Gesundheit schaden. Fakt ist, dieser Stoff kommt nicht in der Natur vor. Was auch immer seine Wirkung auf den menschlichen Körper sein mag: Wir haben noch keinen Kontakt mit dieser Substanz gehabt, und auch die Evolution konnte sich noch nicht damit beschäftigen.

Was mir jedoch mehr als das Dimethylpolysiloxan im Essen aufstieß, waren die Grafiken auf der Verpackung der Hot Wings – Bilder, über die ich als Teenager nie nachgedacht hatte. Die Ermordung von George Floyd durch den Polizisten Derek Chauvin in Minneapolis war erst wenige Monate her, und jetzt saß ich daheim in Großbritannien und aß Essen von KFC. Überall auf der Welt diskutierten die Menschen die US-amerikanische und britische Geschichte der Sklavenhaltung und Rassentrennung, und auf meiner Hot-Wings-Box prangte das Konterfei eines Kerls, der wie ein Südstaatenoffizier aussah.[10, 11, 12]

Ich musste an einen Artikel im *Guardian* denken, der neues Leben in die Diskussion um Rassismus und Fried Chicken in Großbritannien gebracht hatte. Titel: »Ich liebe Fried Chicken, aber der dem Gericht anhaftende Rassismus beschämt mich.«[13] Er stammte von der Köchin, Journalistin und Ernährungshistorikerin Melissa Thompson. In ihrem jüngsten Buch *Motherland* untersucht sie die Geschichte des jamaikanischen Essens.

In ihrem *Guardian*-Artikel verflocht Thompson ihre eigenen Rassismus-Erfahrungen mit der Geschichte von Fried Chicken:

> *»Hühner besaßen historisch betrachtet eine besondere Bedeutung für versklavte Schwarze Amerikaner, da sie die einzigen Haustiere waren, die sie halten durften. Schwarze Hausangestellte bereiteten für ihre Sklavenhalter, und später ihre Arbeitgeber, oftmals Fried Chicken zu. Nach Abschaffung der Sklaverei verkauften als ›Waiter Carriers‹ bezeichnete Schwarze Frauen an Bahnhöfen Fried Chicken und Kekse an die Durchreisenden.*
>
> *Diese Schwarzen Köchinnen und Hausfrauen erfanden de facto die Cuisine, die später als Southern Food bekannt wurde, aber ihr Beitrag wurde aus den Geschichtsbüchern gelöscht. Am Ende wurden weiße Menschen für diese Erfindung gewürdigt, während man Schwarze als gierige Konsumenten parodierte und verspottete. Diese Geschichte ist eins der schockierendsten Beispiele von kultureller Aneignung.«*

Ich kontaktierte die Autorin und befragte sie zu der Verpackung von KFC. Sie hob hervor, dass die typische Küche des US-amerikanischen Südens – sprich: Southern Food und Soul Food – von Schwarzen Köchinnen in Haushaltsküchen geprägt wurde. »KFC ist ein Unternehmen, dessen Geschäftsmodell auf Schwarzem Einfallsreichtum basiert, und doch ist es so, dass der Konzern Schwarze Kultur weder thematisiert noch zelebriert.«

Auf der KFC-Website kann man die Geschichte des »Colonels« nachlesen. Er wurde 1890 geboren, verließ mit 13 Jahren sein Elternhaus, um sein Glück zu machen, und übernahm 1930 eine Tankstelle, an der er den Kunden Fried Chicken servierte, so wie er es aus seiner Kindheit kannte. Wer dem Colonel in Kindertagen das Gericht zubereitet hatte, ob seine Mutter oder eine Hausangestellte, ist nicht klar. So oder so ist davon auszugehen, dass der Mann nicht der tatsächliche Erfinder des Gerichts war, das vor mir auf dem Tisch stand: Es ist nämlich nur schwer vorstellbar, dass das Originalrezept teilweise hydriertes Pflanzenöl, modifizierte Maisstärke, Gewürzextrakte oder MNG enthielt.

Thompson sprach auch über die Beziehung zwischen Fast-Food-Ketten mit HVL-Produkten und der Schwarzen Community in Großbritannien. Zur Veranschaulichung sahen wir uns ein paar Werbespots an. Im Juli 2021 veröffentlichte McDonald's ein kurzes Video auf Twitter, in dem sechs Schwarze Jungs zu sehen sind, die im Park essen und Spaß haben. Ich war mir nicht sicher, wie ich darauf reagieren sollte. Das Video wirkte inklusiv und gleichzeitig auch problematisch. »Die Werbung für Fast-Food-Ketten hat in Großbritannien definitiv einen inklusiven Charakter«, erklärte Thompson, »und das sollte man eigentlich auch anerkennen und würdigen können. Aber *warum* ist diese Werbung inklusiv? Weil hier versucht wird, ohnehin schon marginalisierten Menschen Nahrung zu verkaufen, die nicht gesund für sie ist. Und in diesem Sinne ist diese Werbung eher als skrupellos zu bezeichnen.«

Ausgeklügelte Marketing-Kampagnen wenden sich gezielt an Minderheiten, sodass ethnische Identitäten untrennbar mit bestimmten Marken verbunden sind. Kritik an diesen Marken wird dann automatisch zur Kritik von Kultur, von Erziehungsstilen und von angeblich freien Entscheidungen. Andererseits wird Nahrung, die einst stolzer Bestandteil einer kulturellen Identität war, von transnationalen Konzernen vereinnahmt und gilt mittlerweile als Symbol schlechter Gesundheit. Trotzdem werden traditionelle und selbst zubereitete Fried-Chicken-Gerichte auch weiterhin eine ganz andere Wirkung auf den menschlichen Appetit ausüben als ihre an jeder zweiten Straßenecke Großbritanniens verkauften HVL-Pendants.

***

Der Trend ist global: KFC-Filialen gibt es in fast jedem Land der Welt. Allein in Subsahara-Afrika findet man 850 KFC-Restaurants, so in Angola, Tansania, Nigeria, Uganda, Kenia, Ghana etc. pp. Stimmen aus dem öffentlichen Gesundheitswesen Ghanas mahnen, dass Nahrung wie die von KFC den Anteil der mit Fettleibigkeit Lebenden im Land ansteigen lässt. Er ist von unter zwei Prozent im Jahr 1980 auf mittlerweile 13,6 Prozent geklettert.[14] Charles Agyemang, ein aus Ghana stammender Professor an der Universität von Amsterdam, berichtete in einem Interview mit der *New York Times* davon, dass man in einigen Teilen seines Heimatlandes die Nase über lokales Essen rümpft. »Die Menschen sehen europäisches Essen als zivilisiert an.«

Ashok Mohinani, dessen Unternehmen alle KFC-Franchises in Ghana betreibt, erklärte dem Blatt gegenüber: »Wir wollen das Geschäft so weit ausbauen, dass die Menschen jeden Tag unsere Marke konsumieren.« Auf die Frage, ob der tägliche Konsum von Fried Chicken nicht ungesund sei, antwortete eine KFC-Sprecherin: »Bei KFC sind wir stolz auf unsere weltberühmten, frisch im Laden zubereiteten Fried-Chicken-Gerichte und glauben, dass sie als Teil einer ausgewogenen Ernährung und eines gesunden Lebensstils genossen werden können.« In einem CNN-Interview ging

Greg Creed, der ehemalige Vorstandsvorsitzende von KFCs Muttergesellschaft YUM!, noch einen Schritt weiter und behauptete, dass es »ganz offensichtlich sehr viel sicherer ist, in einem KFC in Ghana zu essen, als irgendwo anders«.

Ghana ist nicht das einzige Land, das sich mit einem massiven Anstieg des Körpergewichts seiner Bewohner konfrontiert sieht. Im Jahr 2017 waren weltweit mehr Menschen adipös als untergewichtig. Die absoluten Zahlen von Menschen mit Adipositas in den USA, Australien und Großbritannien sind sicherlich schockierend, aber der diesbezügliche Anstieg in anderen Ländern ist noch sehr viel größer. In den USA und Großbritannien hat sich der Anteil der mit Fettleibigkeit lebenden Menschen an der Gesamtbevölkerung von 1980 bis 2015 mehr als verdoppelt. In China stieg der Anteil dieser Bevölkerungsgruppe um 800 Prozent, in Mali um 1550 Prozent.*

Die Daten aus Brasilien und anderen Ländern zeigen eindeutig, dass der zunehmende Verzehr von westlichem Fast Food (alles fast ausschließlich HVL-Produkte) das Risiko von Diabetes, Herzkrankheiten und vorzeitiger Sterblichkeit erhöht.[17] Vor allem in Ländern mit geringem oder mittlerem Pro-Kopf-Einkommen ist das Gesundheitswesen in sehr viel geringerem Umfang in der Lage, den wachsenden Bedarf an Medikamenten für Diabetes oder Bluthochdruck zu bedienen. Das gilt ganz besonders für entlegene oder ländliche Regionen wie das Amazonasgebiet. Für die HVL-

* Dieser Anstieg beim Körpergewicht spiegelt sich in den Verkaufszahlen von HVL-Produkten wider. Laut den vom Marktforschungsunternehmen Euromonitor erhobenen Daten haben sich in Lateinamerika die Verkaufszahlen im Bereich der kohlensäurehaltigen Getränke seit dem Jahr 2000 verdoppelt, sodass man dort sogar die USA als Markt überholt hat. Weltweit ist der Absatz von Fast-Food-Produkten zwischen 2011 und 2016 um 30 Prozent gestiegen. Das Unternehmen Domino's Pizza eröffnete allein im Jahr 2016 unglaubliche 1281 Filialen, also eine Niederlassung alle sieben Stunden, das Gros davon außerhalb der USA.[15] Allein in Indien gibt es mittlerweile 1500 Domino's-Restaurants.[16]

Produzenten scheint das jedoch kein Thema zu sein – schließlich gelten ihnen Entwicklungsländer als eine wichtige Quelle für Einnahmen und Wachstum. Überall auf der Welt werden im Rahmen einer globalen Verschiebung im Nahrungsmittelbereich traditionelle Ernährungsformen von hochverarbeiteten Produkten verdrängt. Wie man dabei am effektivsten vorgeht, wurde an Orten wie Muaná erprobt.

***

Als wir von unserem Besuch in Muaná nach Belém zurückkehrten, hatte unser Kontaktmann vor Ort den Manager von Nestlés schwimmendem Supermarkt ausfindig gemacht, einen Mann namens Graciliano Silva Ramo. In der Abenddämmerung meines letzten Tages in Belém spazierten wir gemeinsam zu der im Hafen liegenden *Terra Grande*. Ramo erzählte, wie er den Job bekommen hatte und wie »verzaubert« er von der Idee des einzigen schwimmenden Supermarkts der Welt gewesen sei.

»Dieser Fluss war sieben Jahre lang mein Zuhause«, sagte er mir. »Ich war sehr stolz auf meine Arbeit und das, was ich dabei für das Projekt und die Bevölkerung tat – eine bedürftige Bevölkerung, wohlgemerkt, die damals sehr viel Hilfe brauchte, insbesondere qualitativ hochwertige Nahrung.«

»Aber«, fuhr er fort, »nicht alle Produkte, die wir den Menschen brachten, waren auch nahrhaft.«

Das Boot verkaufte Hunderte verschiedener Artikel, doch Ramo (und allen anderen Gesprächspartnern in den Dörfern) zufolge war KitKat stets der absolute Bestseller. Von diesem Schokoriegel mussten Unmengen an Bord gebracht werden, um die Nachfrage der am Amazonas lebenden Ribeirinhos bedienen zu können.

Ramo war sehr traurig, als Nestlé beschloss, das Projekt des schwimmenden Supermarkts zu beenden. Kein Wunder, denn sein Leben bestand daraus, den Gemeinden am Fluss Produkte zu bringen, die mit Hochspannung erwartet wurden. Auf diesen Fahrten hatte er Dinge gesehen, die man als durchschnittlicher Brasilianer nie zu Gesicht bekommt. Den damit angerichteten Schaden hatte er damals nicht gesehen, weder die immer stärker zunehmenden Kinder noch die Teenager mit den Zahnabszessen. Mittlerweile beurteilte er die Sache jedoch anders: »Das war das große Problem, die schlechte Ernährung, und dieses Problem besteht weiterhin. Die Menschen ernährten sich schlecht, aßen wenig bis gar nichts Gesundes. Und so kamen die Zahnabszesse und die Verdauungskrankheiten auf.«

Am Ende unseres Gesprächs war es fast dunkel. Das Nestlé-Boot war ein Trojanisches Pferd. Es sollte keine Nahrungsmittel liefern, sondern einen Markt schaffen. Wer einmal die Eiscremes und die KitKats probiert hat, ist ihnen auf ewig verfallen.

Kapitel 17

Was uns Pringles wirklich kosten

Als wir mit Andrea Sella Pringles aßen, sagte Xand gegen Ende der Dose: »Sagt mal, gab es da nicht diesen Gerichtsprozess, bei dem jemand beweisen wollte, dass Pringles zu wenig Kartoffeln enthalten, um als Kartoffelchips bezeichnet werden zu können? Na ja, ist sehr wahrscheinlich nur ein urbaner Mythos.«

Wie sich herausstellte, handelte es sich nicht um einen urbanen Mythos. Wer sich durch die Rechts-Datenbanken des British and Irish Legal Information Institute gräbt (und wer tut das nicht hin und wieder gern?), wird herausfinden, dass der Fall sehr real ist. Der Aspekt, der ihn zum Mythos machte, hat möglicherweise damit zu tun, dass es der Pringles-Hersteller selbst war, also der Konzern Procter & Gamble (P&G), der zu beweisen versuchte, dass sein Produkt nicht genug Kartoffeln enthielt, um als Kartoffelchips durchzugehen.

Fast alle der oftmals bizarren Rechtsstreitigkeiten um Nahrungsmittel, die in den britischen Schlagzeilen landen, haben mit dem britischen Steuerrecht zu tun, einem der kompliziertesten der Welt. In Großbritannien wird auf viele Nahrungsmittel Umsatzsteuer erhoben; Ausnahme sind als »notwendig« erachtete Produkte.*

---

* Einer der Hauptkritikpunkte an der Mehrwertsteuer lautet, dass arme Menschen einen sehr viel höheren Anteil ihres Einkommens für die

Laut britischem Steuerrecht unterliegen »Nahrungsmittel« nicht der Mehrwertsteuer. Allerdings gibt es eine Liste mit Ausnahmen, die sehr wohl besteuert werden, und auf dieser Liste gibt es wieder Ausnahmen, die nicht besteuert werden.

Daraus resultieren nicht enden wollende Streitereien zwischen Lebensmittelkonzernen, die ihre Waren in der mehrwertsteuerbefreiten Produktkategorie sehen und den »Steuersatz« bei gleichbleibenden Preisen als Profit einstreichen möchten, und der britischen Steuer- und Zollbehörde (HMRC), der es um Steuereinnahmen geht. Der denkwürdigste Fall der jüngeren Vergangenheit drehte sich um die Frage, ob ein Produkt namens McVitie's Jaffa Cake eher Kuchen oder eher Keks ist.

Die Kuchen-oder-Keks-Frage lässt sich rechtlich wie folgt zusammenfassen: Mehrwertsteuer ist zu zahlen auf Süßwaren, außer auf Kuchen und Kekse, die als Grundnahrungsmittel gelten. Davon ausgenommen sind jedoch schokoüberzogene Kekse, die als Luxusgüter gelten. Davon ausgenommen sind schokoüberzogene Lebkuchenmännchen, sofern diese nur mit einem Paar Schokoaugen ausgestattet sind, da sie in diesem Fall als Grundnahrungsmittel gelten. Lebkuchenmännchen mit Knöpfen oder Gürteln aus Schokolade jedoch sind in den Augen des Gesetzes Luxusartikel. Befindet sich die Schokolade zwischen zwei Keksen, Modell Sandwich, wie bei der Marke Bourbon, dann fällt keine Mehrwertsteuer an. Dasselbe gilt für körbchenförmige Schokokekse.

Keiner der von mir konsultierten Steueranwälte konnte erklären, warum schokoladenüberzogene Kuchen keine Luxusgüter sind. Steuerrechtlich gesehen sind sie das nämlich nicht.

Steuer berappen müssen als wohlhabende Personen. Um dem entgegenzusteuern, sind eine Reihe von notwendigen Waren von der Mehrwertsteuer befreit (oder genauer gesagt erhalten sie einen Mehrwertsteuersatz von null Prozent, was aufs Gleiche hinausläuft, aber einen rechtlichen Kniff darstellt, den nur Steuerfachanwälte verstehen). Luxusgüter hingegen unterliegen alle der Mehrwertsteuer.

Daraus lassen sich zwei Schlüsse ziehen. Erstens, die Anwälte von Keksproduzenten nehmen es sehr genau, wenn es um Augenfarbe und Couture von Lebkuchenmännchen geht. Zweitens, wäre Jaffa Cake tatsächlich ein schokoüberzogener Keks, unterläge das Produkt der Mehrwertsteuer, als schokoüberzogener Kuchen jedoch ist es von dieser Steuer befreit. Am Ende wurde McVitie's die Steuer erspart.

Im Fall von Pringles besagt die entscheidende Gesetzespassage, dass Mehrwertsteuer zwar bei Kartoffelchips, aber nicht bei den meisten anderen Snacks gezahlt werden muss. Als diese Regelung im Jahr 1969 verfasst wurde, wollte der Gesetzgeber Nahrungsmittel besteuern, die nicht in erster Linie zu grundlegenden Ernährungszwecken konsumiert wurden: Kartoffelchips und Nüsse waren damals die einzigen schmackhaften Snacks. Als der Pringles-Fall im Jahr 2004 anrollte, enthielten viele der direkten Konkurrenzprodukte (wie Doritos) keine Kartoffeln und wurden deshalb von der Steuer befreit.

P&G war fest entschlossen, für sein Produkt irgendeine andere als die Einstufung »Kartoffelchips« zu erwirken, um damit nicht mehr der Mehrwertsteuer zu unterliegen. Die Strategie des Konzerns bestand darin, ein Schlupfloch im Gesetz zu nutzen: Wenn ein Produkt zum Verzehr weitergehend vor- oder zubereitet werden muss, ist es mehrwertsteuerbefreit – eine Ausnahme, die angeblich existiert, damit geschnittene Kartoffeln (kein Luxusartikel) nicht als mehrwertsteuerpflichtig eingestuft werden. Und so begann ein langwieriger Rechtsstreit.

Im Jahr 2004 brachte P&G ein neues Produkt namens Pringles Dippers auf den Markt.[1] Die neuen Pringles hatten die Form eines Löffels und waren etwas dicker als die Originale, sodass sie sich perfekt zum Löffeln eigens entwickelter Dipsorten eigneten. P&G stürzte sich mit seinem neuen Produkt sofort in einen Steuerrechtsstreit, in dem der Konzern argumentierte, der Prozess des Dippens stelle eine »weitergehende Vorbereitung« dar. Das Gericht stimmte zu und entschied im Sinne von P&G. In der Urteilsbegründung wurde ausgeführt, Pringles Dippers seien keine Kartoffelchips, weil sie »weder so aussehen noch den für diese Produktkategorie notwendigen Anteil an Kartoffeln aufweisen«. Diese Entscheidung war die Grundlage für die von 2007 bis 2009 dauernden Folgeprozesse von P&G.[2, 3, 4]

Der vom Konzern engagierte Anwalt war Kronanwalt Roderick Cordara, ein Mann mit einem First-Class Law Degree von Cambridge, der laut Lobpreisungen anderer Mandanten »hungrig aufs Gewinnen« war. Cordara argumentierte, dass die Kombination aus dem geringen Kartoffelanteil (circa 40 Prozent) und dem speziellen Herstellungsprozess Pringles eher zu einer Art Kuchen mache. Kuchen sind, rechtlich gesehen, ein »notwendiges« Nahrungsmittel und deshalb von der Umsatzsteuer befreit.

Es folgt eine Zusammenfassung von Cordaras Darstellung der »wesentlichen Eigenschaften« von Pringles aus der Urteilsbegründung – einer der sehr wahrscheinlich ehrlichsten Berichte industrieller Lebensmittelverarbeitung überhaupt: »Im Gegensatz zu Kartoffelchips werden Pringles nicht aus Kartoffeln hergestellt, die man in Scheiben schneidet und dann frittiert. Stattdessen werden sie, ganz ähnlich wie bei Kuchen oder Keksen, aus einem Teig gefertigt. Dieser Teig wird in standardisierte Metallformen gepresst und durchläuft dann auf einem Förderband den Zubereitungsprozess ... sodass identische Form, Farbe und Beschaffenheit der einzelnen Chips garantiert ist.«

In dem Urteil heißt es weiter: »Die Besonderheit der regulären Pringles besteht darin, dass während des Herstellungsverfahrens Öl in die Zwischenräume der gesamten Textur des Produkts eindringt und den beim Frittieren entzogenen Wassergehalt ersetzt. Das sorgt beim Verzehr des Produkts für den ›Schmelzeffekt im Mund‹. Im Vergleich mit Kartoffelchips bleibt der Großteil des Fetts auf der Oberfläche.«

P&G ging mit diesem Fall zweimal durch die Berufung. Das Urteil aus dem Jahr 2008 entschied, dass Pringles von der Mehrwertsteuer ausgenommen werden sollten – ein bedeutender Sieg für das Unternehmen. Aber die britische Steuer- und Zollbehörde focht die Entscheidung im Jahr 2009 an, und der Vorsitzende Richter, Lord Justice Jacob, entschied, dass diese Angelegenheit »nicht nach übermäßig ausführlichen rechtlichen Analysen mit hohem Monotoniefaktor verlange oder diese rechtfertige«.

Trotzdem ist das Urteil 15 Seiten lang und belegt eindrücklich, warum beide Parteien so energisch in diesen Rechtsstreit gingen. Die Urteilsschrift beginnt shakespeareesk: »Gleichen Pringles den Kartoffelchips und sind sie gemacht aus den Knollen dieser Pflanze? Das ist die Frage. Und bei dieser Frage (bzw. der entsprechenden Entscheidung) geht es um eine beträchtliche Menge Geld – Steuerzahlungen in Höhe von 100 Mio. GBP für vergangene Jahre und noch mal 20 Mio. GBP in jedem kommenden Jahr.«

P&G war der Meinung, das Produkt benötige einen gewissen Anteil an Kartoffeln, um ihm eine »Kartoffelhaftigkeit« zu verleihen. Jacob allerdings konnte sich nicht vorstellen, dass der Gesetzgeber bei der Formulierung der zugrunde liegenden Regelung daran gedacht hatte, dass irgendetwas eine derartige Eigenschaft haben müsse: »Es ist eine aristotelische Frage: Hat das Produkt etwas ›wesenhaft Kartoffeliges‹?«

Nachdem er aus Rechtstexten zitiert hatte, die teilweise aus dem Jahr 1921 stammten, verkündete Jacob, dass die Frage, ob Pringles aus Kartoffeln hergestellt werden oder nicht, eher von einem Kind als von Ernährungswissenschaftlern oder Kulinarikpedanten beantwortet werden könne: »Ich glaube, dass die meisten Kinder auf die Frage, ob eine Götterspeise mit Himbeergeschmack aus Gelatine ›gemacht wird‹, sehr wohl mit ›Ja‹ antworten würden – trotz des Himbeergeschmacks.«

Nach Jahren vor Gericht verlor Procter & Gamble schließlich in letzter Instanz. Pringles, so die Entscheidung des Gerichts, bestehen aus Kartoffeln. Sie unterliegen weiter der Mehrwertsteuer. Die Frage, ob das Eintauchen eines Chips in eine Dipsoße eine »weitergehende Vorbereitung« darstellt, wurde im Jahr 2005 geklärt: Im Fall United Biscuits vs. HMRC, bei dem es um ein Produkt namens McCoy's Dips ging, entschied das Gericht, es handele sich nicht um eine weitergehende Vorbereitung. Der Urteilsspruch war sehr eindeutig formuliert: »Der Konsument des Produkts (von United Biscuit's) muss lediglich eine Tüte Chips und ein Glas Dipsoße öffnen. Danach kann er die Chips in die Soße tauchen oder es bleiben lassen. Der Transport des Chips zum Mund – ganz gleich, ob mit oder ohne Zwischenstopp am Dipsoßenglas – wird allgemeiner- und korrekterweise als Essen bezeichnet und stellt unserer Ansicht nach keine weitergehende Vorbereitung dar.«

Pringles Dippers gibt es mittlerweile nicht mehr. Manchmal frage ich mich, ob die Strategie des Konzerns möglicherweise viel ausgeklügelter und langfristiger angelegt war, als es den Anschein machte. Ob man die gesamte Produktlinie nur deshalb eingeführt hatte, um einen Präzedenzfall für die folgenden P&G-Fälle zu schaffen. Die 3,5 Mio. GBP teuren Marketingausgaben für Pringles Dippers hätte man durch die Mehrwertsteuerbefreiung in jedem Fall schnell wieder wettmachen können. Natürlich kostet es die Steuer- und Zollbehörde weniger, diese Prozesse auszufechten, als einfach nachzugeben, aber insgesamt ist es schon bemerkenswert, dass die HMRC derart häufig prozessieren muss.

Ganz gleich, welchen Namen der zehn oder zwölf größten HVL-Hersteller man in die Suchmaske der Datenbank des British and Irish Legal Information Institute eingibt, es werden Hunderte von derartigen Fällen angezeigt, einer unterhaltsamer als der andere. Oftmals verliert die britische Steuer- und Zollbehörde (die ja eigentlich auch mich und alle Bürger unseres Landes repräsentiert): Doritos, Twiglets, Deltas, Skips, Cheeselets, Mignon Morceaux, Ripplins und Wheat Crunchies haben alle einen Mehrwertsteuersatz von null Prozent.

Im Grunde fühlt es sich an, als würden wir, also die britische Bevölkerung, diese Snacks subventionieren. Dummerweise ist das Geld auch futsch, denn billigere Produkte bekommen wir nicht dafür. Wer sich die Preise in der Kategorie Snacks genauer anschaut, wird keinen Unterschied zwischen besteuerten und nicht besteuerten Produkten finden. Wenn ein Unternehmen keine Mehrwertsteuer bezahlt, dann wird in gewisser Weise ein öffentliches Gut privatisiert.* Selbst Menschen, die diese Snacks nicht essen, scheinen zweimal dafür zu bezahlen: Sie bezahlen die Subventionierung mehrwertsteuerbefreiter Produkte, und sie bezahlen die Anwälte, die von der britischen Steuer- und Zollbehörde angeheuert werden müssen, um Kronanwälten wie Cordara Paroli bieten zu können.

Derartige Gerichtsprozesse werden die ganze Zeit über ausgetragen – ein wahres Wettrüsten, bei dem die Anwälte immer teurer und die Argumentationen immer komplexer werden.

Vor Kurzem verklagte Kellogg's die britische Regierung, um die Rechtmäßigkeit einer neuen Gesetzgebung anzufechten, die dazu führt, dass viele Produkte des Konzerns nicht mehr in den begehrtesten Regalen im Supermarkt angepriesen oder verkauft werden dürfen. Kellogg's argumentierte, dass Cerealien normalerweise mit Milch konsumiert werden und man deshalb den Zuckergehalt seiner Frühstücksflocken auf die Cerealien-Milch-Mischung in der Schüssel hochrechnen müsse. Durch das höhere Gewicht hätte das rein rechnerisch zu einem sehr viel geringeren Zuckeranteil geführt.[5, 6] Der Konzern verlor den Prozess, der alle Beteiligten eine Menge Geld kostete. Chris Silcock, der Geschäftsführer von Kellogg's UK, sagte, man sei enttäuscht über den Ausgang des Verfahrens und »erwäge Preiserhöhungen«.

Gut möglich also, dass wir bald schon mehr für Frühstückscerealien berappen und höhere Steuern zahlen werden – schließlich müssen Kellogg's und die britische Steuer- und Zollbehörde ihre Rechtsbeistände bezahlen.

Aus meiner Perspektive ist das Thema Steuervermeidung ein grundlegender Aspekt der Hochverarbeitung von Lebensmit-

---

* Für mich ist diese ganze Angelegenheit nur schwer mit dem online nachzulesenden Anspruch des Führungsteams von Procter & Gamble vereinbar, das »immer darum bemüht ist, unser Wissen und unsere Erfahrung dazu einzusetzen, das Leben unserer Kunden zu verbessern«.

teln, wie sie in der NOVA-Klassifizierung durch Monteiro definiert wird. Die Rechtsabteilungen der Hersteller, die sich mit der Senkung der Steuerlast zum Zwecke der Profiterhöhung befassen, sind ein essenzieller Teil der HVL-Produktion. Alle Lebensmittelkonzerne unterhalten derartige Ressorts. Im Zusammenhang mit hochverarbeiteten Lebensmitteln fallen allerdings noch eine Reihe anderer Kosten an, die mit Monteiros ursprünglicher Definition – der Zweck hochverarbeitender Prozesse bestehe in der Herstellung hochprofitabler Produkte – zusammenhängen. Bei diesen sogenannten externen Kosten werde ich mich auf die drei wichtigsten konzentrieren: Umweltzerstörung (inkl. Klimawandel und Landnutzung), Antibiotikaresistenz und Plastikmüll.

Beginnen wir mit dem Klima.

Der Mensch stellt seit sehr langer Zeit bereits eine signifikante Einflussgröße für das Klima dar, doch unser gegenwärtiges System der Lebensmittelproduktion – das geprägt ist von einem hohen Bedarf an HVL – zerstört das ökologische Kapital schneller, als es sich regenerieren kann.*

---

* In der »Neuen Welt« markiert das Jahr 1492 den Beginn des »Columbian Exchange«, der auf Deutsch auch als der Kolumbus-Effekt bezeichnet wird und reichlich euphemistisch eine Phase des aufblühenden Handels mit umfassenden Vorteilen für alle Beteiligten beschreibt, anstatt diese als das zu bezeichnen, was sie tatsächlich war: nämlich eine Periode, die auch als »Das große Sterben« bekannt ist, die noch treffender allerdings »Das große Morden« heißen sollte. Historiker mit Schwerpunkt prä-kolumbianisches Amerika beschreiben einen Kreislauf aus Mord, Gewalt und Sklaverei, in Gang gesetzt und beschleunigt von Kolumbus und später fortgeführt von anderen Europäern, denen es einzig um die Ausbeutung der Ressourcen des neuen Kontinents ging. Die Ankunft der Europäer ging mit verheerenden Epidemien einher: Masern, Pocken, Beulenpest und virale Atemwegserkrankungen wie Influenza.[7, 8, 9] Wissenschaftler verschiedener Fachrichtungen haben in einer gemeinschaftlichen Anstrengung eine grobe Schätzung der Bevölkerungszahl Amerikas kurz nach 1492 erarbeitet. Die Gesamtbevölkerung des Kontinents wurde schließlich von Kollegen des

Die Auswirkungen dieses Systems sind untragbar, sowohl hinsichtlich der kommenden Jahrzehnte und erst recht in Hinblick auf die kommenden Jahrtausende. Die gesamtgesellschaftlichen

---

UCL für das Jahr 1500 auf 60 Millionen Menschen berechnet. Es handelte sich um florierende Gesellschaften; mehr als 20 Millionen Menschen lebten allein im Amazonasgebiet, wo es komplexe Landwirtschaftssysteme mit Kulturen wie Süßkartoffeln, Reis, Maniok, Erdnüssen, Chilischoten und Mais gab. Archäologische Funde belegen die Existenz von Bergterrassen aus Stein, Drainagenetzen und Hochfeldern mit Kanalsystemen (Waru Waru) sowie umfassende Maßnahmen zur Veränderung der Landschaft mittels Feuer, der Rodung nicht nützlicher Pflanzen und des gezielten Ausbringens von Samen. Nur 100 Jahre nach der Ankunft von Kolumbus betrug die Bevölkerung des Kontinents gerade noch sechs Millionen. Eine Verringerung der Einwohnerzahl um 90 Prozent in nur einem Jahrhundert bedingte eine Rückwandlung landwirtschaftlich genutzter Flächen in Waldgebiete. Auf 56 Mio. Hektar Land wuchsen fortan wieder Bäume und sogen 7,4 Mrd. Tonnen Kohlendioxid aus der Atmosphäre. Das UCL-Forscherteam legte nahe, dass diese Aufforstung zu einem Phänomen namens »kleine Eiszeit« geführt habe, das sich auch in den vielen Winterdarstellungen auf den Gemälden des 17. Jahrhunderts widerspiegele.[10, 11] Ähnliches könnte sich in Australien abgespielt haben. Es wird angenommen, dass frühere Kulturen Waldflächen niederbrannten, um Steppenland zur Jagd zu gewinnen. Möglicherweise führte das in den früheren Feuchtgebieten Nordafrikas, die jetzt die Sahara bilden, zu einer Verschiebung des Sommermonsuns. Das alles sind zu Recht kontrovers geführte Debatten, aber es scheint so, als hätten auch frühzeitige Gesellschaften einen signifikanten Einfluss auf Wetter, Klima und Geografie unseres Planeten haben können. Diese Erkenntnisse sollten auf keinen Fall Bemühungen untergraben, indigenes Wissen in die Erarbeitung neuer Richtlinien im Bereich Ernährung und Umwelt einfließen zu lassen. Indigenes Wissen hat einen großen praktischen Wert, und indigenen Gemeinschaften stehen zweifelsohne Landnutzungsrechte zu. Schließlich handelt es sich um Gemeinschaften, die über Jahrtausende hinweg nachhaltig auf diesem Land lebten. Das heißt nicht, dass ihr Lebensstil keinerlei Auswirkungen gehabt hätte. Es heißt lediglich, dass sie nicht in einem knappen Jahrhundert das grundlegende ökologische Kapital dieses Systems ausgehöhlt haben.

Kosten dieser Umweltbelastungen sind immens: Selbst bei einem Stopp sämtlicher Emissionen aus fossilen Brennstoffen sorgen die Schadstoffe des globalen Nahrungsmittelsystems bis zum Jahr 2100 problemlos für einen Temperaturanstieg von mehr als 1,5 °C.[12] Natürlich werden die Produktion und die Verarbeitung von Lebensmitteln für acht Milliarden Menschen immer mit signifikanten Umweltauswirkungen einhergehen, aber die HVL-Produktion ist ein besonders großer Faktor in Sachen Kohlenstoffemissionen und Umweltzerstörung.

Wenn die gegenwärtigen Ernährungstrends sich so weiterentwickeln wie gehabt, werden die aus leeren Kalorien (das heißt aus Nahrungsmitteln, die außer Kohlenhydraten kaum weitere Nährstoffe enthalten) resultierenden Pro-Kopf-Emissionen an Treibhausgasen sich bis zum Jahr 2050 schätzungsweise fast verdoppeln. In Australien zum Beispiel geht man davon aus, dass der HVL-Konsum bereits jetzt für mehr als ein Drittel aller ernährungsbedingten Umweltauswirkungen verantwortlich ist.*

Um die Umweltauswirkungen von hochverarbeiteten Lebensmitteln besser zu verstehen, verabredete ich mich mit Rob Percival, dem Leiter des Ressorts Nahrungsmittelpolitik der britischen NGO Soil Association. Der Mann spricht wie ein Politikexperte mit einem Uniabschluss in Philosophie (genau genommen ist er das auch), strahlt aber mit seinem langen Haar, dem Goatee und dem übergroßen Strickpullover eher Surfervibes aus. Wir trafen uns auf ein veganes Curry-Gericht in einem Pub im Osten Londons. Ich wollte verstehen, wie groß der Umweltschaden bei der HVL-Herstellung ist, insbesondere im Vergleich zur Lebensmittelproduktion im Allgemeinen.

»Die zentrale Frage bei diesem Thema lautet nicht: ›Wie hoch ist die CO_2-Bilanz eines bestimmten Produkts?‹«, erklärte er mir.

---

* Genauer gesagt 35 Prozent des Wasserkonsums, 39 Prozent des Energieverbrauchs, 33 Prozent der Kohlendioxidäquivalente und 35 Prozent der Landnutzung.[13]

»Eher müssen wir fragen: ›Welche Nahrungsmittel sind Teil eines Nahrungsmittelsystems, das dazu beitragen würde, die gegenwärtigen Klima- und Umweltkrisen zu lösen?‹«

Percival zufolge werfen HVL ganz offensichtlich bestimmte Fragen in Bezug auf die Umwelt auf, aber das eigentliche Problem reicht viel tiefer. Die Dominanz von hochverarbeiteten Lebensmitteln in unserer Ernährung ist symptomatisch für ein krankendes Nahrungsmittelsystem: »Momentan ist das globale Nahrungsmittelsystem darauf fokussiert, so viel Nahrung wie möglich herzustellen.«

Angesichts der großen Weltbevölkerung, von der ein beachtlicher Anteil Hunger leidet, scheint das ein ausgesprochen vernünftiger Ansatz zu sein. Wie Percival mir weiter erklärte, hat aber genau dieser Ansatz zu äußerst problematischen Ergebnissen geführt. Um eine derartige Masse an Lebensmitteln produzieren zu können, haben die Agrarunternehmen in eine Handvoll ertragreicher Kulturen und Produkte investiert* – in der Regel angebaut oder produziert auf Flächen, die eigentlich Tropenwald sein sollten, und zwar unter Einsatz von Agrochemikalien wie Düngemitteln, Pestiziden, Herbiziden und natürlich jeder Menge fossiler Brennstoffe. Dieser durch Regierungssubventionen unterstützte Ansatz führte zu einer globalen Dominanz von Massenprodukten und einer Verringerung der Lebensmitteldiversität.

Damit die angebauten Massenkulturen profitabel sind, müssen sie in etwas anderes verwandelt werden. Dazu gibt es zwei Optionen – oder drei, wenn wir Biokraftstoffe mitrechnen: »Entweder presst man sie in die Nutztiere der Massentierhaltung, um Fleisch zu produzieren. Oder man verarbeitet sie weiter zu einem aggressiv vermarkteten HVL-Produkt.«

Spezielle Lebensmittel für besondere Gemeinschaften oder Kundengruppen anzubauen, ist ein großer Aufwand. Viel profitabler

---

* Dazu gehören Palmöl, Sojaprotein und Sojabohnenöl, Zucker, Weizen, Mais, Fleisch, Milch und Eier.

ist es, mit maximaler Effizienz eine kleine Anzahl von Kulturen anzubauen, diese dann mit Farb- und Aromastoffen vollzupumpen und in Form unterschiedlicher Nahrungsmittel zu vermarkten. Wie wir wissen, lässt sich aus ein und denselben Flüssigkeiten und Pulvern so ziemlich alles herstellen – von Chicken Nuggets bis hin zu Eiscreme.

»Massentierhaltung und HVL sind zwei Seiten ein und derselben Medaille namens industrielle Nahrungsmittel«, so Percival. »Und natürlich wird ein Großteil des Fleisches aus der Massentierhaltung (wenn auch nicht alles) anschließend für HVL-Produkte verwendet.«

Das Ergebnis: Von den Tausenden verschiedenen Pflanzen und Tieren, die seit Beginn der Landwirtschaft kultiviert wurden, sind im Kern nur noch zwölf verschiedene Pflanzen- und fünf verschiedene Tierarten übrig geblieben, die rund 75 Prozent aller Nahrungsmittel ausmachen, die weltweit gegessen oder weggeworfen werden.[14, 15, 16, 17]

Zucker bekommt zwar oftmals die Hauptschuld für ernährungsbedingte Gesundheitsprobleme, aber ein signifikanter Teil der Kalorienlast von HVL stammt eigentlich von raffinierten Pflanzenölen. Pflanzenöle waren einst eine eher unbedeutende Quelle für Kalorien, stellen aber mittlerweile den dominanten Kraftstoff in der globalen Ernährung dar. Palmöl, zunehmend berüchtigt für seine verheerenden Umweltauswirkungen, ist das meistkonsumierte Öl.

Seit 1970 hat man die Hälfte des indonesischen Regenwaldes abgeholzt, um Ölpalmen anbauen zu können.[18, 19] Allein zwischen 2015 und 2018 wurden in Indonesien 130 000 Hektar Wald für den Palmanbau gerodet.[20] Diese Fläche entspricht ungefähr dem Großraum London. Selbst vom Flugzeug aus betrachtet ist das Gebiet kaum zu überblicken und erstreckt sich von Horizont zu Horizont. Man müsste schon ins All fliegen, um das gesamte Ausmaß erkennen zu können. Wie das möglich war? Mit Kettensägen und Brandrodung; der Waldboden besteht aus brennbarem Torf. Die Massen der dadurch verursachten Kohlenstoffemissionen sind nur schwer vorstellbar. An einzelnen Tagen des Jahres 2015 bliesen die Feuer mehr Kohlenstoffdioxid in die Luft als die gesamte Wirtschaft der Vereinigten Staaten von Amerika.[21]

Rund drei Viertel des weltweit produzierten Palmöls wird für die Herstellung von hochverarbeiteten Lebensmitteln benutzt. Der Rest findet Verwendung in Seifen, Rasierschaum, Zahnpasta, Lippenstift sowie zahllosen anderen Haushalts- und Pflegeprodukten.[22] Meiner Ansicht nach ist jedes Produkt, das Palmöl enthält, ein HVL. Genauso ließe sich auch im Fall aller RBD-Öle argumentieren. (Wir erinnern uns: RBD steht für raffiniert, gebleicht, desodoriert). Das ist ein klarer Beleg dafür, wie korrumpiert unser Nahrungsmittelsystem mittlerweile ist, denn diese hochverarbeiteten Öle zählen immer noch zu den einfachen Haushaltsküchenzutaten, sprich zur NOVA-Gruppe 2. In die Debatte über die Gesundheitsauswirkungen dieser Öle werde ich an dieser Stelle nicht einsteigen.

Selbst wer dieses Argument als nicht valide ansieht, wird Schwierigkeiten haben, ein Produkt mit Palmöl zu finden, das kein HVL ist. Natives Palmöl wird zwar in vielen Ländern in der Hausmannskost verwendet, hat aber nur wenig mit der stark modifizierten Substanz zu tun, die zur Herstellung von Produkten wie Nutella verwendet wird.

Ein groß angelegter Boykott würde bedeuten, dass die Öle in HVL durch etwas anderes ersetzt werden müssen. Das würde den Herstellern die Möglichkeit eröffnen, mit dem Thema Effizienz zu argumentieren. Sie behaupten, Palmölplantagen seien die effizienteste Form der Kalorienproduktion, da die Gewinnung derselben Menge Öl aus zum Beispiel Kokospalmen zehnmal mehr Land beanspruchen würde. Ergo: Man müsste zehnmal so viel Regenwald abholzen.

Diese Art der Argumentation ist in mehrfacher Hinsicht fehlerhaft. So ließen sich in gemäßigten nicht-tropischen Klimazonen andere Fettquellen anbauen, zum Beispiel Sonnenblumen. Dafür würden zwar größere Flächen gebraucht, aber die Kohlenstoffemissionen wären sehr viel geringer. In gemäßigten Klimazonen wird pro Quadratmeter sehr viel weniger Kohlenstoff gespeichert als zum Beispiel in den Torfmoorwäldern von Borneo. Außerdem wird dieses Land schon seit Jahrhunderten, manchmal sogar Jahrtausenden landwirtschaftlich genutzt, sodass es kein sonderlich signifikanter Faktor in Sachen Klimawandel ist – ganz im Gegensatz zu der Praxis, unberührten Regenwald zu roden, um Ölpalmen anzubauen.

Ein anderes Argument der Industrie dreht sich um die Behauptung, es gebe so etwas wie nachhaltiges Palmöl. Tatsache ist allerdings, dass nichts an der Art, wie wir hochverarbeitete Lebensmittel produzieren, nachhaltig ist. Das Wort »nachhaltig« ist bei unabhängigen Stellen nicht formell definiert. Nachhaltigkeitskriterien werden größtenteils von der Industrie selbst formuliert. Im Allgemeinen bedeutet dieses Label im Kontext von Palmöl nur, dass eine Palmplantage keinen neuen Regenwald abholzen darf. Hat der Produzent allerdings ein Jahr vor Beantragung der Nachhaltigkeitszertifizierung Regenwald gerodet, geht das in Ordnung.

Warum landet Palmöl aus Indonesien überhaupt in unserer Nahrung? Viele HVL sind für unsere Ernährung nicht wirklich notwendig. Die benötigten Ausgangsstoffe auf diese Weise anzubauen, ist also größtenteils eine Verschwendung von Anbauflächen. HVL-Snacks sind ebenso wenig essenzieller Bestandteil der menschlichen Ernährung wie viele andere nicht zum Grundbedarf zählende Produkte, was bedeutet, dass sich eine große Zahl negativer Umweltauswirkungen vermeiden ließe.

Wie eine Gruppe aus Lebensmittelingenieuren von der niederländischen Universität Wageningen 2016 in einem Artikel[23] erläuterte, ist unser Nahrungsmittelsystem nicht effizient. Die Autoren beleuchten das Problem aus zwei interessanten Perspektiven. Zum einen legen sie dar, dass unsere Nahrung sehr viel weniger Energie enthält, als wir für ihre Produktion aufwenden. Die Menschen in der Jungsteinzeit hätten nicht überlebt, wären sie gezwungen gewesen, ihre Lebensmittel derart aufwendig und per Hand zu verarbeiten. Die Mechanisierung verheißt Energieeffizienz, aber das ist eine Illusion. Tatsächlich handelt es sich nur um eine durch Unmengen an billigen fossilen Rohstoffen möglich gemachte Kosteneffizienz. Öl und HVL sind aus demselben Grund billig: Weil wir es (so sagen es der Internationale Währungsfonds und viele andere Institutionen) subventionieren, indem wir sechs Billionen US-Dollar (ja, Billionen!) an externen Kosten zahlen – zum Beispiel die aufgrund von Luftverschmutzung gestiegenen Ausgaben für das Gesundheitswesen und die mit dem Klimawandel einhergehenden Kosten.[24]

Bei der zweiten großen Ineffizienz, die das Forscherteam beleuchtet, geht es um die Tatsache, dass Pflanzen riesige Mengen an potenziell nahrhaften Proteinen produzieren, die wir aber so gut wie nicht verzehren, sondern stattdessen an Nutztiere verfüttern.[25] Bis vor Kurzem war die Tierzucht eine Möglichkeit, um Pflanzenproteine niedriger Qualität (Gras, Laub, Essensreste und Grünfutter) in essbare Proteine hoher Qualität zu verwandeln. Aber in der modernen Massentierzucht müssen die Tiere möglichst schnell aufgezogen werden, um sie verwerten zu können. Deshalb füttert man ihnen vergleichsweise nährstoffreiche Pflanzen, die auch dem Menschen als Nahrung dienen könnten.

Es ist weithin bekannt, dass Fleisch im Vergleich zu pflanzlicher Nahrung sehr viel weniger kohlenstoffeffizient ist. Bei der Produktion von 100 g Eiweiß aus Rindfleisch fallen im Durchschnitt mindestens 25 kg Kohlendioxid an. Bei Hühnerfleisch sind es nur 4 bis 5 kg Kohlendioxid pro 100 g Eiweiß, allerdings essen wir sehr viel mehr Hühner- als Rindfleisch. Für 100 g Eiweiß auf Basis von Tofu fallen nur 1,6 kg Kohlendioxid an; im Fall von Bohnen sind es nur 0,65 kg, bei Erbsen gerade mal 0,36 kg Kohlendioxid. Einige Nüsse sind sogar – einschließlich Transport – kohlenstoffnegativ, weil Nussbäume Futterpflanzen ersetzen und Kohlendioxid aus der Luft aufnehmen.[26]

Es gibt Ansätze für die Produktion von Rind- und Hühnerfleisch, mit denen möglicherweise sogar Kohlenstoff gebunden werden kann. Viele agrarökologische Systeme setzen keinerlei Chemikalien ein und lassen die Tiere frei grasen, um die Bodengesundheit zu fördern, Naturkapital aufzubauen und das lokale sowie globale Ökosystem auf diese Weise zu unterstützen. Fraglich ist allerdings, ob mit derartigen Methoden genug Fleisch produziert werden kann, um unseren wachsenden Appetit zu stillen.* Je mehr Fleisch wir essen, desto mehr Regenwald muss zerstört werden, was eine Zunahme an Pandemien und eine Beschleunigung des Klimawandels zur Folge hat.

Hochverarbeitete Lebensmittel machen das Gros unserer Nahrung aus, deshalb ist auch das Gros des von uns verzehrten Fleisches Teil von HVL-Produkten. HVL-Fleisch (reformulierte Nuggets, Burger usw.) macht im Durchschnitt sieben Prozent der Nahrung in Großbritannien aus; frisches oder nur minimal verarbeitetes Fleisch hingegen nur fünf Prozent.[29]

Die HVL-Industrie ist so strukturiert, dass beim Herstellungsprozess in der Regel keine Rücksicht auf die Umwelt oder hohe Standards bei der Tierhaltung genommen werden kann. Exzessiver Konsum wird gefördert, das Wissen um die Herkunft der Nahrung verschwindet. Kauft man frisches Rind- oder Hühnerfleisch, steht oft »mit Gras gefüttert« oder »mit Mais gefüttert« auf der Verpackung. Oft wollen die Kunden wissen, von welchem Bauernhof bzw. Betrieb das Fleisch stammt. Nur sehr wenige Menschen fragen jedoch, was das Huhn gefressen hat, dessen Fleisch in ihrem plastikverpackten HVL-Sandwich steckt. Dabei ist das eine ziemlich wichtige Frage.

Nehmen wir die Sojabohne, eine der ältesten Kulturpflanzen der Welt. Soja wurde nie im großen Maß für die menschliche Ernäh-

---

* Gegenwärtig werden 80 Prozent der landwirtschaftlichen Nutzflächen als Weideland für Tiere oder für den Anbau von Tierfutter benutzt. Das Gesamtgewicht aller zum Zwecke der menschlichen Ernährung gehaltenen Tiere ist zehnmal so hoch wie das Gesamtgewicht aller wild lebenden Säuger und Vögel.[27, 28]

rung eingesetzt, da es schrecklich schmeckt und schwer verdaulich ist. Es lässt sich jedoch fermentieren, kann frühzeitig geerntet als Edamame verzehrt werden und ist in Form von Tofu eine gute Proteinquelle. Eine signifikante Kalorienquelle war es für die meisten Menschen bislang nicht.

Mit 42 Prozent Eiweißanteil ist Soja ein sehr effizientes Tierfutter, allerdings muss es dazu erst mal unter Verwendung von großen Mengen fossiler Brennstoffe mittels intensiver Verfahren aufbereitet werden. Zunächst werden die Schoten geschüttelt, um Stängel und Schmutz zu entfernen; anschließend dehydriert man sie in riesigen Trocknern; dann werden sie mechanisch geschält und mittels großer Walzen zerkleinert, bevor sie im letzten Schritt rehydriert und flockiert werden. Das Öl extrahiert man mit einem brennbaren Lösungsmittel und zwar Hexan. Die Flocken können entweder an Tiere verfüttert oder weiterverarbeitet werden – also erhitzt, abgekühlt, fein gemahlen, bei einem bestimmten pH-Wert aufgelöst und dann bei einem anderen pH-Wert ausgefällt –, um »Proteinisolat« herzustellen. Dieses kann nahezu jedem HVL zugesetzt werden, um die Masse zu erhöhen, das Mundgefühl zu verbessern oder das Produkt als proteinreich zu vermarkten. Soja ist ein gutes Beispiel für die wechselseitige Abhängigkeit von Massentierhaltung und HVL-Industrie. Rund 75 Prozent der Sojaproduktion ist für Viehfutter gedacht, aber auch der Sojaöl-Markt ist äußerst lukrativ – Sojaöl wird in allen erdenklichen HVL-Produkten verwendet.[30]

Das ist *keine* besonders effiziente Methode, um aus einer Pflanze ein Nahrungsmittel zu machen – verglichen mit dem direkten Verzehr dieser Pflanze –, aber dieser Ansatz ist billig. So billig sogar, dass ein Großteil des Proteins in Soja an Hühner (aber auch an Schweine und Milchkühe) verfüttert wird, die man dann in HVL-Produkten verwendet.[31]

Hühnchen ist das beliebteste Fleisch. In Großbritannien werden pro Jahr rund 1 Milliarde Hühner gezüchtet – 15 für jeden Erwachsenen und jedes Kind; doppelt so viele wie durchschnittlich im Rest der Welt. 95 Prozent dieser Hühner sind schnellwachsende Arten und entstammen der Intensivhaltung in Ställen. Fast keines dieser Tiere läuft auf einem Bauernhof herum. Wegen der Vogelgrippe gilt für die Hühner immer öfter Stallpflicht, sodass die »Freilandhaltung« möglicherweise der Vergangenheit angehört.

Mit einem Huhn verdient man am meisten Geld, wenn die Aufzuchtzeit so kurz wie möglich ist. Als Haustier gehalten, wird ein Huhn rund sechs Jahre alt. Für 95 Prozent der Hühner, die wir essen, dauert das Leben jedoch nur sechs Wochen lang – also gerade mal zwei Prozent der natürlichen Lebenszeit. Freilandhühner leben rund acht, Bio-Freilandhühner rund zwölf Wochen lang (deshalb ist ihr Fleisch teurer). Rein wirtschaftlich betrachtet hat sich die Käfighaltung als Erfolg erwiesen: Im Vergleich zu den 1960er-Jahren kostet Hühnerfleisch heutzutage nur noch knapp ein Drittel.[32]

Diese Hühner werden mit proteinreichem Futter aus Fischmehl und jeder Menge Soja gemästet.

Jedes Jahr werden drei Millionen Tonnen Soja nach Großbritannien eingeführt, dessen Produktion zu diesem Zeitpunkt größtenteils bereits Umweltschäden mit konkreten Auswirkungen auf das globale Klima verursacht hat.[33, 34, 35]

Soja ist als industrielles Tierfutter derart dominant, dass Briten und Europäer durchschnittlich etwa 61 kg Soja pro Jahr und Kopf konsumieren, hauptsächlich in Form von tierischen Produkten wie Hühner- und Schweinefleisch, Lachs, Käse, Milch und Eiern.[36] Nur 20 bis 30 Prozent des eingeführten Sojas ist »zertifiziert nachhaltig«, aber wie wir bereits wissen, hat diese Bezeichnung wenig bis nichts zu bedeuten. De facto gibt es für jeden britischen Verbraucher in den Tropen eine tennisplatzgroße Fläche mit Soja (meist in Ländern wie Brasilien und Argentinien, wo Ökosysteme mit großem Einfluss auf das globale Klima zerstört werden).*

---

* Seit den 1960er-Jahren ging die Hälfte der Cerrados, also der Savannen im Inland Südostbrasiliens, verloren und dient nun als Anbaufläche für Soja sowie als Weideland. Der »Soja-Fußabdruck« Großbritanniens in

Wenn wir so weitermachen wie bisher, wird sich die weltweite Fleischproduktion in den nächsten 30 Jahren fast verdoppeln. Das bedeutet, dass wir eine Fläche von der Größe Europas benötigen, um das Soja und den Mais für die Ernährung dieser Tiere anzubauen.

Es geht allerdings nicht nur um die Zerstörung von Lebensräumen. Der Einsatz von Pestiziden in Amerika wird mit Fehlbildungen bei der Geburt und gestiegenen Krebsraten bei der lokalen Bevölkerung in Zusammenhang gebracht. In Argentinien hat sich die Sojaproduktion seit 1990 vervierfacht, während der Herbizideinsatz in derselben Zeit um das Elffache gestiegen ist. Die Zahl von Fehlgeburten und Fehlbildungen hat in diesen Gegenden zugenommen. Ebenso die Rate der Krebstode, die in Argentinien durchschnittlich bei 20 Prozent liegt, in den betroffenen Gebieten allerdings bei über 30 Prozent.[38, 39, 40]

Diese Auswirkungen machen vielleicht den Anschein, als beträfen sie uns nicht und seien weit entfernt. Die Konsequenzen für das globale Klima sind es jedoch nicht. Die für so viele von uns selbstverständliche Nahrungsmittelsicherheit ist das Ergebnis eines Produktionssystems, das bislang niedrige Preise garantierte, indem es große Flächen unberührter Natur zerstörte und nicht für die Kosten atmosphärischen Kohlendioxids aufkam. Ironischerweise werden genau diese Ansätze zukünftig zu immensen Nahrungsmittelunsicherheiten führen. Diese Entwicklung ist bereits auf der

---

Übersee entspricht einem Gebiet von der Größe von Wales – also 1,7 Mio. Hektar ehemaliger Regenwald, der sowohl den Gürteltieren, Ameisenbären und Jaguaren als auch den Menschen, die dort seit Jahrtausenden lebten, als Heimat verloren ging.[37] Auf den einzelnen Bürger umgerechnet gelten diese Größenordnungen auch für die USA (deren Bevölkerung etwa fünfmal so hoch ist wie die Großbritanniens) sowie die meisten westlichen Volkswirtschaften.

gesamten Welt zu beobachten, aber nirgends so unmittelbar wie an den Orten im Amazonasgebiet, an denen man Regenwald gerodet hat, um Soja anzubauen.

Für Regen im Landesinneren braucht es Bäume. Regenwolken können nur 400 Kilometer vom Meer ins Land ziehen. Damit es im Zentrum eines Kontinents regnet – der Regen, der beispielsweise den zentralen Wald des Amazonasgebiets hervorbringt –, ist ein durchgehender Wald bis zur Küste erforderlich. Rund die Hälfte des Regens, der im Amazonasgebiet niedergeht, stammt von seinen Bäumen. Wie man in jedem Geografieunterricht lernt, verdunstet das Wasser über dem Meer und geht dann als Regen auf die küstennahen Wälder nieder. Diese Bäume »atmen Wasserdampf aus« und bilden so neue Wolken, die als sogenannte »fliegende Flüsse« weiter landeinwärts ziehen.

Auf diese Weise bekommen die Soja- und Maisfelder in Zentral- und Westbrasilien ihr Wasser. Wird jedoch der Wald zerstört, regnet es weniger. Eine Studie aus dem Jahr 2019 belegte, dass die Regenzeit im Bundesstaat Mato Grosso in nur einem Jahrzehnt um einen Monat kürzer geworden ist.[41, 42] Viele der großen Sojaplantagen Brasiliens leiden mittlerweile unter der Dürre, die sie selbst verursacht haben.

Die Umleitung von Flüssen ist keine Lösung, denn das Flusswasser stammt vom Regen.[43] Wärmere Temperaturen und Dürren haben das südöstliche Amazonasgebiet von einer Kohlenstoffsenke in eine Kohlenstoffquelle verwandelt. Einige Schätzungen gehen davon aus, dass das Amazonasgebiet mittlerweile mehr Kohlenstoff abgibt, als es speichert.[44, 45]

Die größte Bedrohung für die Agrarindustrie Brasiliens ist mittlerweile also … die Agrarindustrie Brasiliens.

Warum interessiert uns das nicht? Teilweise sicherlich, weil keine dieser apokalyptischen Informationen auf die Verpackung unserer Nahrung gedruckt ist. Vielleicht liegt es auch ganz einfach daran, dass sich niemand den Kopf über jede einzelne der 30 dort aufgelisteten Zutaten zerbrechen möchte oder kann. Verarbeitung und Verpackung schaffen eine Distanz zwischen Verbrauchern und Umwelt.*

Bei einem Chicken-Sandwich vertrauen wir darauf, dass der Hersteller den Hühnerzuchtbetrieb, aus dem er das Fleisch bezieht, mit Bedacht ausgewählt hat. Das ist die Macht der Marke. Wer nun aber glaubt, mehr Geld bei einer trendigen Marke auszugeben, garantiere mehr Sorgfalt bei der Frage, welche Art Hühnchen in dem HVL-Produkt der Wahl landet, der ist schief gewickelt.

Im Frühjahr 2022 wurden bei einer internen Routineinspektion im Lebensmittelwerk der britischen Firma Cranswick in Hull Salmonellen entdeckt. Cranswick rühmt sich damit, täglich 160 Tonnen gekochtes Hühnerfleisch in Spitzenqualität für Sandwiches und andere Gerichte zu produzieren. Als eine Gattung stäbchenförmiger Bakterien rühmt sich *Salmonella* damit, Durchfall, Fieber sowie Magenkrämpfe auslösen zu können und jedes Jahr rund 50 Todesfälle in Großbritannien zu verursachen.

Insgesamt riefen mehr als 100 Marken aus dem günstigeren Segment ihre Produkte zurück. Es gab jedoch auch Rückrufaktionen von Verkaufsstellen mit höheren Preisen. Das gesamte Spektrum des britischen Lebensmitteleinzelhandels war betroffen: Aldi, Tesco, Starbucks, Amazon, Waitrose, Sainsbury's, Jamie Oliver Deli by Shell, Co-op, M&S, Leon und Pret.

Ein Unternehmer, der mehr als das absolute Minimum für das Hühnerfleisch in den von ihm hergestellten Chicken-Sandwiches ausgibt, gilt im Allgemeinen als verrückt. Huhn ist Huhn. Nur die wenigsten Menschen denken über das Fleisch in ihren HVL-Produkten nach oder darüber, welche Umweltauswirkungen mit diesen Produkten einhergehen oder wie das Tier gehalten wurde.

Die Verarbeitung selbst ist sehr energieintensiv. Bei HVL-Produkten kann es viele Stufen des Erhitzens, Mahlens, Zerkleinerns und er-

* Diese Art der Entfremdung spiegelt sich möglicherweise auch in den Massen an weggeworfenem Essen wider. Großbritannien liegt diesbezüglich mit 25 Prozent im internationalen Mittelfeld.[46]

neuten Zusammenfügens geben, und meist findet zwischen all diesen Stufen ein Transport statt. Oft wird diskutiert, ob Kochvorgänge bei der Massenproduktion effizient sind. Es stimmt: Wenn eine Million Menschen je eine Kartoffel an ihrem Küchenherd kochen, ist das sehr viel ineffizienter als eine Fabrik, die auf einmal eine Million Kartoffeln kocht. Wenn die Fabrik diese Kartoffeln erst zerkleinern, dehydrieren und verpacken muss, nur damit eine Million Verbraucher zu Hause kochendes Wasser hinzugeben, um die gekaufte »Kartoffel« wieder zu hydrieren, ist das nicht mehr ganz so effizient.

Viele HVL-Produkte enthalten Zutaten aus vier oder fünf verschiedenen Kontinenten. Ihre Lasagne oder Ihr Speiseeis kann problemlos Palmöl aus Asien, Kakao aus Afrika, Soja aus Südamerika, Weizen aus den USA und Aromastoffe aus Europa enthalten. Nicht wenige dieser Zutaten werden mehr als einmal transportiert – von einer Plantage in Südamerika zu einem Verarbeitungsbetrieb in Europa, dann zu einem zweiten Verarbeitungs- und Verpackungsbetrieb in einem anderen Teil Europas und schließlich zu den Verbrauchern, die vielleicht wieder in Südamerika wohnen, direkt neben der Plantage.

Erinnern Sie sich an die in Barcarena beladenen Containerschiffe, die Richtung Europa ausliefen? Es ist sehr wahrscheinlich, dass ein Teil dieses Sojas in irgendeiner Form wieder in Muaná landete. Das lässt sich kaum als effizient bezeichnen.

Ein Lösungsansatz bestünde darin, über ein System nachzudenken, das auf agrarökologischer Landwirtschaft und dem Konsum einer großen Bandbreite an frischen und nur minimal verarbeiteten Lebensmitteln aufbaut.[47] Ein derartiges System würde nicht nur die Biodiversität fördern, sondern hätte zudem das Potenzial, genügend gesunde Nahrung für eine wachsende Bevölkerung zu produzieren – und das bei einem geringeren Land-Fußabdruck als heute und mit massiven Vorteilen für das Klima. Eine Voraussetzung wäre sicherlich, den Fleischkonsum stark einzuschränken, aber alle Berechnungen zum Thema belegen klar, dass es möglich wäre.[48, 49, 50, 51, 52, 53] Durch dieses neuartige Öko-Landbausystem wären frische und minimal verarbeitete Lebensmittel in größeren Mengen vorhanden und möglicherweise auch billiger. Die für die HVL-Produktion benötigten Monokulturen, die so viel Schaden anrichten, würde ein derartiger Ansatz nicht begünstigen. Durch eine Veränderung der Landwirtschaft im Sinne der Nachhaltigkeit würden die Produktionskosten für naturbelassene Lebensmittel sinken (da agrochemische Maßnahmen, zu deren Produktion fossile Brennstoffe notwendig sind, nicht erforderlich wären) – und die für HVL-Produkte steigen. Die Herstellung hochverarbeiteter Lebensmittel ist nur mittels der destruktiven Landwirtschaft möglich, die wir gegenwärtig erleben. Diese Art der Agrarwirtschaft lässt keine anderen Produkte zu. Mit agrarökologischen Ansätzen hingegen ließen sich einerseits Qualität und Diversität unserer Lebensmittel steigern und andererseits all die externen Kosten (Gesundheitsprobleme, Klimawandel etc.) reduzieren. Anzunehmen, auf diese Weise ließen sich alle Probleme lösen, ist eine Fantasie. Sicherlich müssten zuerst einmal eine Reihe neuartiger Herausforderungen gemeistert werden, allerdings wären diese nahezu nichtig im Vergleich mit den Konsequenzen einer Fortführung des bisherigen Systems.

Eine weitere existenzielle Bedrohung des menschlichen Lebens, die durch hochverarbeitete Lebensmittel bedingt wird und auf keiner Verpackung vermerkt ist, besteht in der zunehmenden Antibiotikaresistenz.

Suzi Shingler ist die treibende Kraft hinter der NGO Alliance to Save our Antibiotics, die dafür kämpft, dass niemand an einer Harnwegs- oder Hautinfektion sterben muss, weil eine Behandlung mit existierenden Antibiotika nicht möglich ist. Bei meiner alltäglichen Arbeit merke ich immer wieder, dass es mittlerweile in britischen Krankenhäusern zunehmend schwierig ist, sogar leichte Infektionen zu behandeln, weil es so viele Antibiotikaresistenzen gibt.*

* Die für die Resistenz gegen Antibiotika verantwortlichen Gene sind überall. Man kann sie in Bakterien finden, in tiefen Höhlen, die seit Tausenden oder gar Millionen von Jahren vom Rest der Welt isoliert

Der Grund: Antibiotika sind zur Routine bei der Nutztierhaltung geworden, und die Mikroorganismen im Verdauungstrakt der Tiere haben Resistenzen gegen diese Mittel entwickelt. Alle Welt macht sich Sorgen, dass Hausärzte »überflüssigerweise« Antibiotika gegen Virusinfektionen verschreiben, obwohl diese Medikamente nur für bakterielle Infektionen eingesetzt werden sollten. Aber diese Fälle machen nur einen winzig kleinen Teil des globalen Antibiotikaeinsatzes aus. Die größte Menge Antibiotika wird in der Massentierzucht eingesetzt, typischerweise um chronische Mängel bei der Tierhaltung auszugleichen.

Es gibt keine »biosichere« Methode für die Tierzucht, durch die sich die resistenten Bakterien in ihren Ausscheidungen eindämmen und von uns fernhalten ließen. Im Süden der USA legen die Betreiber industrieller Schweinemastbetriebe sogenannte »Güllelagunen« an, um die Exkremente der Tiere abzuleiten. Bei Tornados werden diese in der Luft verteilt; bei Gewittern kommt es häufig zum Überlaufen der Becken inklusive Kontamination der örtlichen Wasserversorgung. Zudem tragen Fliegen und andere Insekten* die Mikroorganismen in die Betriebe hinein bzw. aus diesen hinaus und verunreinigen auf diese Weise unser Fleisch.

Durch den weitverbreiteten Einsatz von Antibiotika in der Landwirtschaft droht die Rückkehr in eine Zeit, in der es keine

---

sind. Diese Gene existieren, weil zwischen den Mikroorganismen ein permanenter Konflikt tobt. Antibiotika sind chemische Verbindungen, die von Mikroorganismen genutzt werden, um andere Mikroorganismen zu töten. Auch in diesem Bereich findet eine Art Wettrüsten statt, bei dem die Konfliktparteien wirkungsvolle Abwehrmechanismen entwickelt haben, die zu einer Resistenz gegen Antibiotika führen.

* Wissenschaftler haben in industriellen Hühnerfarmen mit bis zu 250 000 Tieren die resistenten Gene von Bakterien an den Füßen von Fliegen untersucht. Die Fliegen konnten dort ungehindert in die Gebäude eindringen und dabei resistente Krankheitserreger weitertragen. Auf diese Weise gelangen resistente Bakterien in unsere Lungen, auf unsere Lebensmittel und in unser Trinkwasser.

wirksamen Antibiotika gab. Angenommen, Ihr Kind bricht sich auf dem Trampolin den Arm, und die Fraktur muss mit einer Schraube versorgt werden; das könnte nahezu unmöglich werden. Angenommen, Sie benötigen Chemotherapie, um den durch hochverarbeitete Lebensmittel verursachten Krebs zu behandeln; auch das könnte schwierig werden, weil eine Chemotherapie das Immunsystem unterdrückt und deshalb oftmals Antibiotika notwendig sind.[54, 55, 56] Auch eine einfache Harnwegsinfektion könnte sich auf diese Weise auf die Nieren ausweiten und dort zu bleibenden Schäden führen. Leider ist diese Entwicklung bereits in vollem Gange. Public Health England, eine Exekutivagentur des britischen Ministeriums für Gesundheit und Soziales, registrierte im Jahr 2018 rund 60 000 schwerwiegende Infektionen mit Antibiotikaresistenz.

Als Konsequenz wurde in Großbritannien und Europa eine Reihe von Richtlinien zur Einschränkung des Antibiotikaeinsatzes verabschiedet. Das scheint ein Schritt in die richtige Richtung. Leider gelten die durchaus lobenswerten Richtlinien zur Begrenzung der Antibiotikaverwendung in britischen Supermärkten größtenteils nur für die Eigenmarken aus einheimischer Produktion. Beim Kauf von Hühner- oder Rindfleisch in einem britischen Supermarkt kann davon ausgegangen werden, dass diese Tiere nur in sehr geringem Umfang Kontakt mit medizinisch relevanten Antibiotika hatten. Für importiertes und in HVL-Produkten verarbeitetes Fleisch gilt das nicht, da die Regelungen in diesem Bereich sehr viel laxer sind. Zum Zeitpunkt der Abfassung wenden nur die Supermarktketten M&S und Iceland ihre Antibiotika-Richtlinien auf alle Lieferanten an. Im Bereich der naturbelassenen Lebensmittel verlangen die Kunden nach einheitlichen Standards und erhalten diese bis zu einem gewissen Grad auch. HVL-Produkte sind auch in dieser Hinsicht wieder mal die große Ausnahme.

Bei der dritten Gruppe der externen Kosten hochverarbeiteter Lebensmittel geht es um die Umweltbelastungen, die diese Waren durch die Produktion und Verwendung von Plastik verursachen. Die Bewegung Break Free From Plastic hat im Jahr 2020 die Unternehmen Coca-Cola, PepsiCo und Nestlé zum dritten Mal in Folge zu den größten Plastikmüllverursachern weltweit ernannt. Grundlage war eine alljährlich von der Organisation durchgeführte Audit-Aktion, bei der 15 000 Freiwillige an unterschiedlichen Orten Plastikabfälle sammeln und nach Herstellermarken sortieren.[57] In 51 der 55 teilnehmenden Länder waren Coca-Cola-Flaschen die am häufigsten in Parks sowie an Stränden, Flüssen und anderen Orten eingesammelten Plastikverpackungen. Im Jahr 2021 stammten in 37 von 51 teilnehmenden Ländern die am häufigsten weggeworfenen Flaschen von Coca-Cola.[58, 59]

In einem Bericht der Organisation Tearfund aus dem Jahr 2020 wurde festgestellt, dass Coca-Cola, PepsiCo, Nestlé und Unilever in Entwicklungsländern weiterhin Milliarden von Produkten in Einwegflaschen, -beuteln und -verpackungen verkaufen, »obwohl sie wissen, dass der Abfall in diesen Staaten nicht ordnungsgemäß entsorgt wird und ihre Verpackungen daher zu einer Verschmutzung der Umwelt beitragen, die der Natur und der Gesundheit der Menschen schweren Schaden zufügt«. Tearfund untersuchte eine Stichprobe aus sechs Ländern (China, Indien, die Philippinen, Brasilien, Mexiko und Nigeria) und fand heraus, dass Coca-Cola allein in diesen Staaten jedes Jahr 200 000 Tonnen Plastikmüll (etwa 8 Milliarden Flaschen) erzeugt, der verbrannt oder auf Mülldeponien entsorgt wird – genug, um jeden Tag die Fläche von 33 Fußballfeldern damit zu bedecken. Jährlich produziert Coca-Cola weltweit drei Millionen Tonnen Plastikmüll, von dem, wie wir wissen, fast nichts recycelt wird.[60] Unfassbare 91 Prozent aller jemals produzierten Plastikabfälle wurden nicht recycelt, sondern entweder verbrannt, auf Mülldeponien geschafft oder in der Natur entsorgt.[61]

Fast alle Unternehmen bekräftigen in offiziellen Verlautbarungen ihr Engagement für Nachhaltigkeit und Umweltschutz.

Sieht man sich die entsprechenden Websites an, kann man leicht auf die Idee kommen, es handele sich um gemeinnützige Organisationen im Bereich Umweltschutz, nicht um Lebensmittelkonzerne. Folgender Text war im Juli 2022 auf der Website von Coca-Cola zu finden: »Eine Welt ohne Abfall: Die eng miteinander verknüpften globalen Herausforderungen von Verpackungsmüll und Klimawandel haben dieses Thema zu einem Schwerpunkt unseres Unternehmens gemacht. Wir setzen uns intensiv mit den von uns verwendeten Verpackungen auseinander und überlegen, wie wir den Wandel vorantreiben können.«

Teil 5

Und was zum Henker soll ich jetzt tun?

Kapitel 18

Übermaß ist ein Muss bei HVL

Willkommen zum letzten Teil des Buches. Hier ist eine kurze Zusammenfassung der wissenschaftlich belegten Auswirkungen hochverarbeiteter Lebensmittel auf den menschlichen Körper:

- Die Zerstörung der Nahrungsmatrix durch physikalische, chemische und thermische Verarbeitungsprozesse bedingt, dass hochverarbeitete Lebensmittel im Allgemeinen von weicher Konsistenz sind. Daraus folgt, dass wir sie schnell verzehren, sehr viel mehr Kalorien pro Minute aufnehmen und erst lange nach dem Verzehr ein Sättigungsgefühl verspüren. Des Weiteren bedingen HVL potenziell eine Verkleinerung der Gesichtsknochen und eine Verringerung der Knochendichte. Zahnprobleme sind die Folge.
- Typischerweise haben hochverarbeitete Lebensmittel eine hohe Kaloriendichte, weil sie meist trocken sind und über viel Fett und Zucker, aber wenig Ballaststoffe verfügen, sodass man mehr Kalorien pro Portion zu sich nimmt.
- Hochverarbeitete Lebensmittel ersetzen verschiedene naturbelassene Lebensmittel im Speiseplan, besonders bei Menschen mit geringem Einkommen. Zudem verfügen HVL oftmals über vergleichsweise wenig Mikronährstoffe, was zu einem übermäßigen Konsum beitragen kann.

- Das Missverhältnis zwischen den Geschmackssignalen aus dem Mund und dem tatsächlichen Nährstoffgehalt einiger HVL verändert Stoffwechsel und Appetit. Wie und in welche Richtung genau das geschieht, ist erst ansatzweise geklärt, aber es sieht nach einer Förderung übermäßigen Konsums aus.
- Hochverarbeitete Lebensmittel machen süchtig, sodass Exzesse für einige Personen unvermeidbar sind.
- Emulgatoren, Konservierungsstoffe, modifizierte Stärken und andere Zusatzstoffe schädigen das Mikrobiom und können zur Ausbreitung entzündlicher Bakterien und damit zu einer Durchlässigkeit der Darmwand führen.
- Komfort, Preis und Marketing von hochverarbeiteten Lebensmitteln verleiten uns dazu, ständig und ohne Überlegung zu essen, was zu häufigen Snack-Mahlzeiten, weniger Kauen, schnellerem Verzehr, erhöhtem Konsum und auf lange Sicht gesehen auch zu Zahnschäden führt.
- Durch die physikalische Verarbeitung und die Zusatzstoffe von hochverarbeiteten Lebensmitteln beeinflussen diese Produkte auf direktem Weg unser Hunger- und Sättigungssystem. Bestimmte Zusatzstoffe wirken sich möglicherweise auf die Funktion von Gehirn und Hormonsystem aus. Das in den Verpackungen enthaltene Plastik hat eventuell Auswirkungen auf die Reproduktionsfähigkeit.
- Die Produktionsmethoden zur HVL-Herstellung erfordern nicht nur umfangreiche Subventionen, sondern zerstören die Umwelt, erhöhen die Kohlenstoffemissionen und tragen zur Verschmutzung unseres Planeten durch Plastik bei – alles Probleme, die jeden Einzelnen von uns betreffen.

Diese wissenschaftlich fundierten Argumente sind wichtig und ermöglichen Personen, die sich für die öffentliche Gesundheit interessieren und/oder engagieren, überzeugend darzulegen, warum hochverarbeitete Lebensmittel ein Problem darstellen, mit dem wir uns eingehend befassen müssen. Ich habe allerdings die Sorge, dass sie keine greifbaren Veränderungen bewirken werden, weil die Industrie mit noch mehr Verarbeitung reagieren wird.

Genau genommen geschieht das bereits: Schädigt ein Emulgator das Mikrobiom, setzt man Probiotika zu. Ist das Produkt zu weich, erhöht man den Anteil an Pflanzengummi. Hat es eine zu hohe Energiedichte, werden synthetische Süßstoffe zugesetzt. Die Lösung der Industrie für die Probleme hochverarbeiteter Lebensmittel lautet Hyperverarbeitung, auch bekannt als Reformulierung.

Das mag aus Herstellerperspektive eine sehr sinnvolle Strategie sein, da auf diese Weise Debatten zu Warnhinweisen auf HVL-Produkten verhindert oder verzögert werden. Tatsache ist allerdings, dass der Ansatz der Reformulierung nicht funktionieren wird und zwar gleich aus zwei Gründen.

Zum einen wurden bereits viele der HVL-Produkte, die gegenwärtig für ernährungsbedingte Gesundheitsprobleme sorgen, reformuliert. Diese Reformulierungsprozesse laufen mittlerweile schon seit mehreren Jahrzehnten. Vor 40 Jahren fiel der Übergang vom Problem Fett zum Problem Zucker mit dem historisch gesehen schärfsten Anstieg in Sachen Fettleibigkeit zusammen. Vor 20 Jahren kam die Anti-Carb-Bewegung (kohlenhydratarme Kost) auf und konnte den steigenden Adipositas-Raten nichts entgegensetzen. Synthetische Süßstoffe sind ein Beispiel für Reformulierung. All diese Pflanzengummis, die Fett ersetzen sollen – das ist ebenfalls Reformulierung.

Fast all unsere modernen Nahrungsmittel wurden reformuliert, aber die diesbezüglichen Pläne gehen noch sehr viel weiter. Die Archer-Daniels-Midland Company (Umsatz ca. 85 Mrd. US-Dollar) produziert Zutaten, die mit einer Schädigung des Mikrobioms assoziiert werden (also Emulgatoren, Stabilisatoren und modifizierte Stärken), aber sie stellt auch Enzyme, Präbiotika, Probiotika und Postbiotika her und bietet individuell angepasste Dienstleistungen in Sachen Mikrobiom an. Schätzungen dieses Unternehmens zufolge wird der Markt für Nahrungsergänzungsprodukte zur Förderung der Mikrobiom-Gesundheit im Jahr 2026 rund 9,1 Mrd.

US-Dollar schwer sein. Warum sollten HVL-Hersteller die Emulgatoren aus ihren Produkten entfernen, wenn sie ein probiotisches Pulver *und* einen Emulgator hinzufügen könnten?

Der zweite und gewichtigere Grund für meine Aussage, dass wir HVL-Produkte nicht auf dem Weg der Reformulierung zu besseren Lebensmitteln machen können, lautet: Diese Waren sind dafür konzipiert, dass wir sie in größtmöglicher Menge kaufen und verzehren. Ein Nahrungsmittel, das weniger verzehrt wird, verkauft sich nicht so gut wie ein Nahrungsmittel, das in großem Umfang verzehrt wird.*

Es gibt eine Reihe von Experten im Bereich der öffentlichen Gesundheit, ebenso Kinderärzte und Ernährungswissenschaftler, die diese Meinung vertreten, aber sie alle sind keine Branchen-Insider. Also habe ich mir Gesprächspartner in den Lebensmittelkonzernen selbst gesucht.

Bei einem guten Teil der wissenschaftlichen Fachartikel auf meiner Lektüreliste war nicht die Rede von einer Lebensmittelversorgungskette, sondern von einer Wertschöpfungskette oder einer Lebensmittel-Wertschöpfungskette. Nach und nach verstand ich diese Sichtweise: Über eine Reihe von Stationen wird mir als Verbraucher Nahrung geliefert, das stimmt, aber in umgekehrter Richtung fließt mein Geld durch diese Stationen. Es fließt durch die Unternehmen, die Zutatenhersteller und die Verarbeiter, genauso wie die Elektronen von Protein zu Protein bis zu den Mitochondrien transportiert werden. Mit jedem Verarbeitungsschritt soll noch ein bisschen mehr Geld aus der Ausgangsmaterie, oftmals subventionierte Feldfrüchte von niedriger Qualität, herausgesogen werden.

---

* Da Menschen mit einem erhöhten Körperfettanteil im Allgemeinen mehr Nahrung zu sich nehmen, glauben einige, es läge im Interesse der Lebensmittelkonzerne, dass wir an Gewicht zunehmen. Ich bezweifle allerdings, dass dies ein Thema in diesen Unternehmen ist. Der Fokus liegt auf den nächsten Quartalszahlen, nicht auf dem Appetit der Zukunft.

Ein Beispiel: Der Markt für Mais als Nahrung für Menschen ist relativ klein. Mehr Geld lässt sich verdienen, indem man den Mais zu High Fructose Corn Syrup (HFCS) verarbeitet, die grundlegende Zutat für einen Großteil des Softdrink-Marktes und gern benutzter Zusatzstoff in allen möglichen anderen Produkten, von BBQ-Soße bis Tiefkühlapfelkuchen. In dieser Verarbeitungskette fließt der Mais in eine Richtung, das Geld der Verbraucher in genau die entgegengesetzte. Die einzelnen Verarbeitungsschritte erhöhen die Bandbreite an möglichen Endprodukten. Sie reformulieren, verlängern die Haltbarkeit, modifizieren Geschmacksprofile – alles, um ein größtmögliches Spektrum an Konsumenten anzusprechen, nicht nur den komischen Kauz, der beim Abendessen an einem Maiskolben nagt. Nach der Verarbeitung kann Mais zu jeder Tages- und Nachtzeit verzehrt werden – von Athleten, Kindern, Schwangeren, Pendlern ohne Zeit für Mittagessen und Menschen mit Lust auf einen kleinen Snack.

Der Mehrwert von Milch ist geringer als der von Babynahrung, Joghurt oder Eiscreme. Tomaten können wir roh nur in begrenztem Umfang essen, aber wenn man sie zu Ketchup, Pizza und Nudelsoße verarbeitet, ist der Markt riesig.

Das Konzept der Lebensmittelversorgungskette ist in gewisser Weise eine Illusion, denn tatsächlich handelt es sich um einen Geldfluss, der eine sich ständig steigernde Verarbeitungskomplexität bedingt.

Ich beschloss, diesem Geldfluss zu folgen, um die Anreize auf dem Weg zu verstehen. Produzieren die Lebensmittelhersteller tatsächlich Produkte, um einen übermäßigen Verzehr zu fördern? Und viel wichtiger: Haben sie die Möglichkeit, die Art und Weise ihrer Produktion aus eigenem Willen heraus zu ändern?

Ich begann mit der Person, die als letzte von allen Stationen Geld bekommt, wenn ein HVL-Produkt verkauft wird: dem Landwirt. Eddie Rixon fütterte gerade seine Kühe, als wir miteinander sprachen. Es war ein kalter, windiger Tag, über uns kreisten Rotmilane am Himmel. Ein Landwirt wie Rixon muss schwer arbeiten, um einigermaßen zu verdienen, dabei ist mein Gesprächspartner noch verhältnismäßig gut dran, da er das bewirtschaftete Land selbst besitzt. Wenn das Geld vom Konsumenten bei Rixon ankommt, ist nicht mehr allzu viel davon übrig. Im Durchschnitt erhalten Landwirte 27 Prozent der Verbraucherpreise für im eigenen Haushalt verzehrte Lebensmittel. Bei auswärts verzehrter Nahrung ist der Prozentsatz noch sehr viel geringer.[1]

Bei der Produktion von Rindfleisch handelt es sich nicht um die Herstellung eines Markenprodukts. Bei einer Marke legen sich viele Verbraucher auf ein bestimmtes Produkt fest, sodass der Hersteller problemlos mehr Geld dafür verlangen kann. Rixons Rindfleisch allerdings ist ein Massenprodukt, austauschbar mit dem eines anderen Landwirts. »Der Markt bestimmt den Preis«, erklärte er mir. »Wenn ich mehr Geld verlange, weil meine Kosten gestiegen sind, können die Supermärkte ihr Fleisch einfach bei einem anderen Landwirt einkaufen. Man wird also in jedem Fall ausgequetscht.«

Rixon weiß, wovon er spricht, denn er hat an vielen verschiedenen Stellen der Nahrungskette gearbeitet. Bevor er Landwirt wurde, war er Einkäufer bei der britischen Supermarktkette Waitrose. Zudem war er Handelsvertreter für Kellogg's, als die Firma gerade einen neuen Snack auf den Markt brachte, den Nutri-Grain-Riegel. Damals reiste Rixon durch den Süden Englands und stellte die neuen Riegel in den Supermärkten vor. Wenn er bestimmte Verkaufszahlen erreichte, bekam er einen Bonus.

Während mein Gesprächspartner damit beschäftigt war, Säcke mit Mineralstoffmischung in seinen Land Rover zu verladen, sah ich mir im Netz die Zutatenliste von Nutri-Grain an. Die Riegel enthalten Glucosesirup, Glycerin, Zitronensäure, Invertzuckersirup, Palmöl, Dextrose, Fructose, Methylcellulose (ein ähnliches Molekül wie die Carboxymethylcellulose, die in den Mikrobiom-Studien die Eingeweide von Nagetieren bluten ließ) und Sojalecithin. Ebenfalls aufgeführt waren Apfelpüree, Fruchtkonzentrat und Mehl.

Ob er die Riegel für gesund halte, wollte ich von Rixon wissen. »Man hatte uns erklärt, die Riegel seien gesünder als andere Frühstücksoptionen in Convenience-Shops, wie ein Mars-Riegel zum Beispiel. Das erzählten wir dann auch den Leuten in den Supermärkten, damit sie die Riegel kauften«, sagte er. »Meine persönliche Meinung dazu spielt keine Rolle.«

Und so verkaufte Rixon die Riegel. Je mehr Riegel die Supermärkte abnahmen, desto niedriger der Preis – es gab also den Anreiz, mehr zu kaufen und anschließend auch mehr zu verkaufen. Hatte der Supermarkt die Riegel erst mal erworben, mussten die Ausgaben natürlich wieder reingeholt werden, und der Riegel wurde intensiv beworben. Das vorrangige Interesse von Rixons Boss bestand darin, dass seine Handelsvertreter so viel verkauften wie möglich. Alle Teile dieser recht einfachen Wertschöpfungskette von Nutri-Grain hatten diesen einen Anreiz: die maximale Anzahl von Riegeln zu verkaufen. Für niemanden in diesem System – angefangen bei den Entwicklern des Riegels bis hin zu den Handelsvertretern – kam auch nur ansatzweise infrage, möglicherweise weniger Riegel zu verkaufen. Würde es eine Rolle spielen, wenn es so wäre? Kellogg's befindet sich in einem Wettrüsten mit anderen Unternehmen, die ähnlich neuartige Riegel mit ähnlich lautenden Versprechen in Bezug auf die gesundheitlichen Vorteile ihrer Produkte herstellen – und alle kämpfen um die besten Plätze in den Supermarktregalen, die Plätze, die für steigende Umsätze sorgen. Wenn Kellogg's sich entscheiden würde, Stellung zu beziehen und Dinge anders anzugehen, wäre der Regalplatz augenblicklich mit dem Produkt eines anderen Herstellers gefüllt.

Paul Hart berichtete von ähnlichen Erfahrungen während seiner Zeit bei Unilever, wo er im Bereich Eiscreme tätig war. Dort ging es logischerweise um den Verkauf von Eiscreme, nicht um die öffentliche Gesundheit. Die Aufgabe seines Teams bestand darin, das Sinnes- und Geschmackserlebnis zu verbessern und gleichzeitig unbedingt die Kosten zu reduzieren. Hart schilderte mir, wie er an der Seite einiger der größten Eiscreme-Innovatoren aller Zeiten arbeitete – Gary Binley zum Beispiel, ein Experte im Bereich Düsen und Belüftung, der ständig neue Methoden erfand, um gefrorene Schäume in unterschiedlichen Formen und Schichten zu extrudieren. »Eiscreme ist keine neue oder gar urheberrechtlich geschützte Erfindung«, erklärte Hart. »Um wettbewerbsfähig zu bleiben, bedarf es ständiger Evolution.«

Es war offensichtlich, dass Hart einige dieser Wissenschaftler verehrte, was bei einem Blick auf die Liste der von Binley angemeldeten Düsenpatente nicht verwunderlich ist.[2] Immerhin waren es diese Leute, die einige der ikonischsten Eiscreme-Produkte meiner Generation erfunden hatten, unter anderem Viennetta und Twister. »Beim Twister handelt es sich um eine besonders komplexe spiralförmige Extrusion«, erklärte Hart voller Bewunderung. »Das Team dachte pausenlos über neue Produkte nach.«* Ein weiterer Beleg dafür, dass das menschliche Genie viele Formen annehmen kann.

Dann berichtete mir Hart von den Tasting Panels, den Verkostungsrunden, mit deren Unterstützung die Produkte weiterentwickelt wurden. Es gab zwei verschiedene Panel-Typen. Zum einen waren da die Experten-Panels. Hart hatte viele Jahre lang einen Sitz im Experten-Panel für fettarme Brotaufstriche. Er kannte all die unterschiedlichen Produkte und deren Eigenschaften. Bei diesen Verkostungsrunden ging es nicht um persönliche Vorlieben, sondern um objektive Beschreibungen; der menschliche Mund als Instrument der Analyse für eine Vielzahl von Parametern. »Für diese Verkostungen entwickelten wir spezielle Diagramme, auf denen die relevanten Eigenschaften der Produkte erfasst und bewertet wur-

* Paul Hart zufolge wachte einer seiner Kollegen, ein Experte in Sachen Aromafreigabe namens Patrick Dunphy, eines Morgens mit der Frage auf, ob man die bei der Produktion von Margarine eingesetzte Technologie (Emulsion aus Fetten und Wasser) nicht auch für einen feuchtigkeitsspendenden Lippenstift anwenden könnte. »Das Ergebnis war LipSpa!«, erklärte Hart. »Acht Pfund pro Stift. Zur Befeuchtung der Lippen.«

den: Konsistenz, Salzigkeit, Knackigkeit, Malzigkeit, verbrannte Noten, Viskosität und so weiter und so fort«, sagte er. Anschließend wurden die Produkte von den sogenannten Verbraucher-Panels bewertet, bei denen es mehr um Genuss und die verzehrten Mengen ging. All diese Informationen flossen dann an das Labor zurück, wo man sie als Grundlage für die nächste Evolutionsstufe des Produkts nutzte.

Wenn man die Dinge aus der Perspektive von Menschen wie Rixon und Hart betrachtet, wirkt ein undifferenziertes Wettern gegen die »bösen« Lebensmittelhersteller ein wenig deplatziert.

Ich folgte dem Geld weiter flussaufwärts und traf auf einen Mann namens Robert Plowman, der für die US-amerikanische Investmentbank Citigroup arbeitet und der Abteilung Consumer Products Europe vorsteht. Er unterstützt Kunden aus der Wirtschaft bei der Umsetzung ihrer strategischen Ziele, zum Beispiel durch Kapitalbeschaffung und Kauf bzw. Verkauf von Unternehmensteilen oder ganzen Unternehmen. Sein »besonderes Interesse gilt der Lebensmittel- und Zutaten-Wertschöpfungskette«.

Sobald man die Hochverarbeitung von Lebensmitteln erst mal als einen Prozess der konstanten Wertschöpfung begreift, wird klar, dass es nicht nur um das Hinzufügen von Emulgatoren geht. Anwälte, Berater und Banker wie Plowman generieren auch Wert aus dem Geld, das wir für hochverarbeitete Lebensmittel bezahlen. Plowman redet so flüssig, dass er in unserem über einstündigen Gespräch kein einziges Mal »Ähm« sagte. Er kleidet sich auch wie jemand, der niemals »Ähm« sagt.

Ich bat ihn, mir die Lebensmittelindustrie zu erklären. »So etwas wie eine klar definierte Lebensmittelindustrie gibt es eigentlich nicht, wenn man diese Branche mit anderen vergleicht, zum Beispiel mit der Luftfahrtindustrie, in der nur eine kleine Anzahl großer Akteure existiert«, so Plowman. »Die Lebensmittelindustrie ist ein riesiges und komplexes Ökosystem mit Hunderttausenden von Produzenten aller vorstellbaren Größenordnungen. Einige Bereiche dieser Industrie, zum Beispiel Schokolade, sind konsolidierter, aber im Allgemeinen gibt es überall auf der Welt sehr viele sehr unterschiedliche Akteure in dieser Branche.«

Denkbar wäre eine Unterteilung der Lebensmittelindustrie in verschiedene Schichten. Die Landwirte – große Landwirtschaftsbetriebe ebenso wie Kleinbauern – verkaufen ihre Erträge und Tiere direkt an Lebensmittelproduzenten oder aber, und zwar öfter noch, an die auf Primärverarbeitung spezialisierten Unternehmen. In dieser Schicht gibt es große Agrarkonzerne, deren Namen den wenigsten bekannt sein dürften: die bereits genannte Archer-Daniels-Midland Company, Bunge Limited (43 Mrd. US-Dollar Umsatz), die Cargill Corporation (114 Mrd. US-Dollar Umsatz) und die Louis Dreyfus Company BV (36 Mrd. US-Dollar Umsatz). Diese vier Unternehmen (die ABCD-Gruppe) aus westlichen Ländern wickeln den Großteil des weltweiten Getreidehandels ab.

In Asien sitzen die anderen großen Akteure dieses Sektors: Olam International und Wilmar International Limited (beide jeweils 50 Mrd. US-Dollar Umsatz). Einige dieser Unternehmen sind auf sogenannte »Verticals« wie Weizen, Reis, pflanzliche Öle, Schokolade, Zucker, Kaffee und Fleisch spezialisiert. Andere produzieren (zum Beispiel modifizierte Stärke, Tiernahrung, Glucosesirup), handeln mit Rohstoffen, kaufen diese ein und vertreiben sie (zum Beispiel Palmöl), züchten selbst Vieh und bieten sogar Finanzdienstleistungen an. Das sind die Unternehmen, die aus den 17 Grundrohstoffen (wir erinnern uns: zwölf Pflanzen-, fünf Nutztierarten) die Pasten, Pulver und Öle herstellen, die später als Grundlage für die Produktion von hochverarbeiteten Lebensmitteln dienen.

Die nächsthöhere Schicht umfasst das Universum der Unternehmen, die mit weiteren Zutaten (Zusatzstoffe für Textur, Konsistenz, Aroma und so weiter) zur Wertschöpfung beitragen. Sie produzieren einen Großteil der Zusatzstoffe in hochverarbeiteten Lebensmitteln, die später Etikettierungen wie »kalorienarm«, »fettarm« oder »ohne Zucker« ermöglichen und dazu beitragen, dass diese Produkte länger haltbar, schmackhafter und leichter zu verzehren sind.

Aus Plowmans Perspektive gibt es sogenannte »Megatrends«, die seit mehreren Jahrzehnten die Triebfedern der Lebensmittelindustrie darstellen und im Grunde identisch mit den Bedürfnissen der Kunden sind: gut schmeckende Nahrungsmittel, die praktisch sind und ein gutes Preis-Leistungs-Verhältnis aufweisen. »Zudem wollen wir mittlerweile auch gesündere Produkte und solche, bei denen der Genuss im Vordergrund steht«, erläuterte er. »Natürlich spielt heutzutage auch die ethische und nachhaltige Rohstoffbeschaffung vermehrt eine Rolle für die Verbraucher. Die Industrie arbeitet mit Hochdruck daran, all diesen Anforderungen gerecht zu werden.«

Die Unternehmen in der darüber angesiedelten Schicht kaufen Rohstoffe von den Erstverarbeitern und den Zutatenherstellern und produzieren auf dieser Grundlage die eigentlichen HVL-Produkte. Es handelt sich um Multis, mittelgroße Unternehmen und auch Start-up-Firmen, die diese Waren dann an die uns allen bekannten Einzelhändler verkaufen.

Plowman sprach offen über die Anreize und Motivationen innerhalb der Branche: »Jedes Unternehmen versucht natürlich, sich in Sachen Umwelt und Nachhaltigkeit korrekt zu verhalten, aber sie wollen auch Geld verdienen. Die Finanzmärkte und die Großinvestoren sind an Wachstum, Profitmargen, Cashflow und Dividenden interessiert. Die Geschäftsführer börsennotierter Unternehmen werden an den von ihnen gelieferten Ergebnissen und am Aktienkurs gemessen.«

»Was ist mit den Ergebnissen in Bezug auf Umwelt- und Nachhaltigkeitsziele?«, fragte ich nach. »Die Investoren bewerten Firmen zunehmend auch nach ESG-Kriterien, also der Performance in den Bereichen Umwelt (Environment), gesellschaftliche Aspekte (Social) und verantwortungsvolle Unternehmensführung (Governance). Auch das Gehalt der Führungsetage ist vermehrt an die Umsetzung entsprechender Ziele geknüpft«, erklärte Plowman. Aber der Markt ist auf die finanziellen Ergebnisse fokussiert: »Dinge wie Umsatzsteigerung, Margenentwicklung, Ertragssteigerung. Das ist übrigens in jeder anderen Branche auch so.«

Ein korrektes Argument, das den Lebensmittelproduzenten zwei Optionen gibt. Sie können entweder auf Premiumisierung setzen und dieselbe Produktmenge für mehr Geld verkaufen oder aber versuchen, eine größere Zahl an Einheiten öfter an eine größere Zahl an Verbrauchern zu verkaufen. Im Wettlauf um maximale Profite versuchen die Unternehmen, beide Optionen umzusetzen, gleichzeitig und so schnell wie möglich.

Ich fragte Plowman, ob hochverarbeitete Lebensmittel seiner Meinung nach so konzipiert sind, dass sie in größtmöglichen Mengen gekauft und verzehrt werden. »Alle diese Unternehmen verbessern ständig ihre Produkte und bemühen sich um Innovationen, und natürlich geht es ihnen darum, mehr zu verkaufen«, antwortete er. Unternehmerisches Wachstum könne auf unterschiedlichen Wegen erzielt werden, zum Beispiel durch die Erschließung neuer Märkte, Bevölkerungswachstum, Übernahme von Marktanteilen der Konkurrenz. »Und ja, auch die Steigerung des Konsums bestehender Kunden spielt eine Rolle. Viele Leute in der Lebensmittelindustrie verdienen mehr, wenn sie bestimmte Absatzziele erreichen, wie in anderen Branchen auch.«

Plowman ist der Meinung, dass das Thema öffentliche Gesundheit nur sehr schwer von den Unternehmen allein angegangen oder gar gelöst werden kann. »Es ist eigentlich unvorstellbar, dass ein einzelnes Unternehmen sagt: ›Gut, wir nehmen uns der Sache an.‹ Dafür ist keiner der Marktteilnehmer groß genug. Die Kosten wären zu hoch, und am Ende würde das betreffende Unternehmen wahrscheinlich nichts erreichen. Die Regeln und Rahmenbedingungen für derartige Vorhaben müssen von den Regierungen vorgegeben werden. Die Industrie hat gezeigt, dass sie sehr gut darauf reagieren kann. Denken wir nur an die Zuckersteuer, die 2018 in Großbritannien eingeführt wurde und die Softdrink-Industrie zum Handeln zwang. Diese Maßnahme hat zu einer massiven Senkung des Zuckerkonsums in Erfrischungsgetränken geführt.«

Egal auf welcher Ebene in der Lebensmittelindustrie meine Gesprächspartner zu verorten waren, bei einer Frage waren sie sich alle einig: Regulierung muss von außen erfolgen. Und das muss keineswegs nachteilig für die Wirtschaft sein. Viele verwiesen darauf, dass die am stärksten regulierten Sektoren, zum Beispiel die Tabak- und die Pharmaindustrie, gleichzeitig auch die profitabelsten sind.

Plowman schickte mich zu einem auf die Lebensmittelbranche spezialisierten Unternehmensberater, der allerdings nicht namentlich genannt werden wollte, um seine persönliche Sicht der Dinge frei äußern zu können. Mein Gesprächspartner hatte eine humorvolle Art und konnte große Informationseinheiten perfekt organisieren und für meine Zwecke herunterbrechen.

Meine erste Frage lautete, ob Lebensmittelhersteller möglicherweise Produkte entwickeln, die einen übermäßigen Konsum generieren, um auf diese Weise mehr Geld zu verdienen. Beispiel: Ein Unternehmen hat zwei Rezepturen für Frühstückscerealien entwickelt und findet bei den Testläufen heraus, dass die Probanden fünf Prozent mehr von Produkt 1 verzehren als von Produkt 2. Kommt dann Produkt 1 auf den Markt? »Na ja …«, begann der Unternehmensberater zögerlich wie ein Lehrer, der seiner Klasse gerade versichert hatte, es gebe keine dummen Fragen, nur um dann eine sehr dumme Frage gestellt zu bekommen, » … für ein Unternehmen, das Frühstückscerealien verkauft, ist es natürlich gut, viele Frühstückscerealien zu verkaufen. Auf jeden Fall.«

Als Nächstes arrangierte Plowman für mich ein Treffen mit Ibrahim Najafi. Der Mann ist CEO des zweitgrößten britischen Eiscremeherstellers Froneri, einem Joint Venture von Nestlé und einem französischen Private-Equity-Unternehmen namens PAI. Ich näherte mich den Quellflüssen des Geldstroms, die sehr weit von den kargen Rinnsalen entfernt waren, die bei Menschen wie Eddie Rixon ankommen. Najafi hat einen Doktortitel in Ingenieurswissenschaften und wuchs im Irak auf. Es dürfte schwierig sein, einen Menschen mit einer noch größeren Leidenschaft für seinen Beruf zu finden: »In meinem Job geht es darum, den Menschen ein Lächeln ins Gesicht zu zaubern. Wir können uns glücklich schätzen: Wir produzieren Eiscreme, wir verkaufen Eiscreme, wir essen Eiscreme, und wir werden dafür bezahlt. Unglaublich, aber das ist unsere Arbeit.«

Seine Schilderung klang tatsächlich toll, aber ich wollte die zugrunde liegenden Anreize verstehen. »Natürlich haben die Besitzer des Unternehmens das Sagen«, erklärte er, »doch es gibt auch noch die anderen Shareholder, unsere Kunden. Die halten zwar nicht unbedingt Anteile, aber sie stimmen mit ihren Geldbeuteln ab. Das sind also die Leute, die wir zufriedenstellen müssen.« Die Kundenzufriedenheit wurde von all meinen Gesprächspartnern in der Industrie als eines ihrer wichtigsten Ziele hervorgehoben. Während die Stimmen aus dem Bereich der öffentlichen Gesundheit nahelegen, dass die Industrie den Menschen ihre Produkte aufzwänge, herrscht bei den Herstellern eher die Ansicht vor, dass man Wünsche und Vorlieben bediene.

Najafi erzählte mir von seiner Kindheit im Irak, wo seine Mutter die Eiscreme für die Familie noch selbst machte: »Sie benutzte Eier, Zucker, echte Schlagsahne, echte Vanille. Wir machen genau dasselbe, nur eben in viel größerem Maßstab.« Diese Behauptung ist der Kern der Definition von HVL und würde das Eis von Najafis Mutter eindeutig von fast allen im Handel erhältlichen Eissorten unterscheiden. Ich befragte ihn zu den Produkten mit einer großen Anzahl von Zusatzstoffen wie Emulgatoren, Stabilisatoren und Aromastoffen. Najafi wies darauf hin, dass Froneri eine ganze Reihe unterschiedlicher Produkte herstelle: »Wenn Sie sich zum Beispiel unsere Kelly's Eiscreme ansehen und mit hausgemachter Eiscreme vergleichen, werden Sie feststellen, dass sich beide sehr ähnlich sind.« Ich sah mir die Zutatenliste von Kelly's an. Sie begann mit »Vollmilch aus Cornwall, Streichrahm, Zucker«, führte dann aber auch Emulgatoren und Stabilisatoren auf. »Wir benutzen diese Zusatzstoffe wegen der Eier, deren Einsatz ziemlich kompliziert und teuer wäre. Wir müssen zu einem wettbewerbsfähigen Preis produzieren.« Ein valides Argument angesichts der erst kürzlich aufgetretenen Salmonellenvergiftungen in Großbritannien.

Wir sprachen über die zunehmende Ausbreitung hochverarbeiteter Lebensmittel. Beim Thema Speiseeis hat die Öffentlichkeit meiner Ansicht nach eine ziemlich genaue Vorstellung von den Auswirkungen des Konsums dieser Produkte. Bemerkenswerterweise war Najafi im Großen und Ganzen einverstanden mit meinen Überlegungen zu Regulierung und Kennzeichnung und vertrat fortschrittliche Ansichten zur Gesundheitserziehung, insbesondere für Menschen mit geringem Einkommen und mit Migrationshintergrund. »Wir brauchen Aufklärung und zwar schon bei den ganz Jungen, und eigentlich muss die Regierung die Verantwortung dafür übernehmen.«

Ich war überzeugt, dass Najafi ein aufrichtiges Interesse an seinen Kunden und der Qualität seiner Produkte hat. Doch unterscheidet sich der Zweck von Kelly's Eiscreme grundlegend von dem Zweck der Eiscreme seiner Mutter? Das ist schwer zu sagen. Beides sind zuckerhaltige Leckereien, die Freude bereiten sollen. Ich habe den Eindruck, dass es für Kelly's Eiscreme einen zusätzlichen, nämlich einen finanziellen Zweck gibt, vielleicht sogar eine Art Verpflichtung. Najafis Mutter könnte sich dafür entscheiden, das Angebot einzuschränken. Aber wenn es darum geht, weniger zu verkaufen, sind Najafi möglicherweise genauso die Hände gebunden wie Eddie Rixon, als dieser für Kellogg's arbeitete. Wollte Najafi auf die Bremse treten, müsste er seinem Vorstand Rede und Antwort stehen, der wiederum den Aktionären gegenüber rechenschaftspflichtig ist.

Mit diesem Problem sehen sich alle Unternehmen konfrontiert, die möglicherweise weniger HVL verkaufen möchten: Sie sind ihren Eigentümern gegenüber verpflichtet. Die meisten großen Lebensmittelkonzerne sind börsennotiert – jeder kann sich einen Teil davon kaufen. Daraus folgt, dass einige wenige sehr große Investmentgesellschaften (BlackRock, Vanguard, Fidelity etc.) einen signifikanten Brocken von jedem einzelnen dieser Konzerne besitzen. Zusammengenommen verwalten diese Gesellschaften mehr als 20 Billionen US-Dollar. Mein nächster Gesprächspartner war leitender Investor bei einem großen Vermögensverwalter. Ich sprach mit ihm über multinationale Lebensmittelkonzerne. »Diese Konzerne haben ihr Geschäftsmodell nicht mehr selbst in der Hand«, erklärte mir mein Gegenüber und führte dann Danone als Beispiel an.

Bei dem weltweit tätigen Lebensmittelkonzern halten institutionelle Anleger einen bedeutsamen Anteil am Unternehmen. »Wenn bei Danone jemand Maßnahmen zum Wohl der Umwelt und der öffentlichen Gesundheit vorschlägt, durch die weniger Produkte verkauft werden«, begann der Investor, »dann wird dieser Jemand damit nicht weit kommen. Ganz anders sieht es bei einer Person aus, die eine Methode entwickelt hat, um mehr Produkte zu verkaufen, was im weitesten Sinne gleichbedeutend mit mehr Profit ist.« Der Investor erklärte mir, dass es zwar Wege gibt, um weniger Produkte für mehr Geld zu verkaufen, aber dass die großen Konzerne diese Optionen bereits ausgereizt haben. Zum einen geben die wenigsten Märkte noch Preissteigerungen her, zum anderen lässt sich die Produktionseffizienz nicht weiter steigern. »Man muss enorme Mengen an sehr, sehr viele Kunden verkaufen«, erklärte mein Gesprächspartner. »Aus diesem Grund sind auch die Länder mit geringem und mittlerem Einkommen so wichtig. In den USA und Großbritannien ist der Markt mehr oder weniger gesättigt.«

Das mag für viele Menschen der logische Lauf der Dinge sein – für Emmanuel Faber, den ehemaligen Vorstandsvorsitzenden von Danone, war es das nicht. Faber war ein Vorzeige-CEO in Sachen ESG und wurde unter anderem von Mark Carney, dem ehemaligen Gouverneur der Bank of England, in dessen BBC-Reith-Lecture über die Schaffung nicht-monetärer Werte im Unternehmenskontext gelobt. Faber schob eine Revolution an und verwandelte Danone in das erste Unternehmen, das gesetzlich abgesichert das Primat der Teilhaber zugunsten anderer Ziele wie dem Schutz der Umwelt, der Angestellten und der Lieferanten zurückstellte. Faber erklärte, er habe »das Denkmal von Milton Friedman ins Wanken gebracht«. Der 2006 verstorbene Wirtschaftsnobelpreisgewinner

Friedman hatte 1970 in einem einflussreichen Artikel geschrieben: »Die soziale Verantwortung von Unternehmen ist es, den Gewinn zu steigern.«[3] Der Vorstand von Danone war mit Fabers Plänen nicht einverstanden. Danones Großaktionär, der britische Fonds Bluebell Capital Partners, ging in die Offensive, und Faber musste im März 2021 seinen Hut nehmen.

Nicht wenige Initiativen zur Beeinflussung der Unternehmensstrategie durch aktivistisches Investieren wurden zwar mit großem öffentlichen Enthusiasmus aufgenommen, kamen aber zum Erliegen, als klar wurde, dass sie den Investor selbst Geld kosten würden. BlackRock war eine Zeit lang offen für nachhaltiges Investieren eingetreten, machte dann jedoch einen Rückzieher und verlangte von den Unternehmen nicht mehr, ihre Klimapläne offenzulegen.[4, 5] Der Grund war einfach: Zu den Kunden von BlackRock zählen öffentliche und private Pensionspläne, Regierungen, Versicherungsgesellschaften, Stiftungen, Universitäten, Wohltätigkeitsorganisationen und am Ende auch Sie und ich, ob wir nun Privatanleger sind oder ein Teil unserer Rente in den Fonds des Verwalters steckt. BlackRock ist verpflichtet, auf lange Sicht eine stabile finanzielle Performance zu garantieren. So betrachtet ist ein Wachstum von Lebensmittelunternehmen und die damit einhergehende Abholzung des Regenwaldes in unser aller Sinne – zumindest im Sinne derjenigen von uns mit aktienbasierter Altersvorsorge, denn Pensionsfonds bauen auf Wachstum. Es gibt auch den Vorschlag, die Lebensmittelunternehmen mit Divestment unter Druck zu setzen, was sehr wahrscheinlich aber nicht funktionieren wird. Das Divestment, also die Veräußerung von Anteilen an unökologischen oder unethischen Unternehmen, hat für gewöhnlich keinen signifikanten Einfluss auf den Aktienpreis[6], da es immer jemanden gibt, der die dividendenträchtigen Anteile kaufen wird. Der einzige Weg, das Verhalten dieser Unternehmen zu beeinflussen, besteht darin, ihr Einkommen zu beschneiden.

Ich befragte auch den humorvollen Unternehmensberater zu diesem Thema. »Über 250 Jahre hat die Industrie bei der Bereitstellung von ausreichend Nahrungsmitteln großartige Arbeit geleistet, und hauptsächlich ist dies das Ergebnis von Profitstreben«, begann er. »Dieses System kann also Fantastisches leisten.« Allerdings glaubt mein Gesprächspartner, dass die damit einhergehende Masse an externen Kosten ein Problem darstellt: »Der grundlegende Anreiz in diesem System besteht ganz klar darin, mehr zu produzieren und mehr zu verkaufen. Damit liegt es an der Regierung, Initiative zu zeigen und Maßnahmen zur angemessenen Regulierung von Märkten einzuführen, die sich nicht selbst korrigieren. Selbstregulierung wird sehr wahrscheinlich keine große Wirkung zeigen. Diese Unternehmen sind nun mal in erster Linie kommerzielle Organisationen. Dort geht es vor allem um die nächsten sechs oder zwölf Monate.«

Das bedeutet, dass die Nachfrage nach HVL reduziert werden muss, unter anderem durch Maßnahmen wie die Einschränkung von Werbung für verarbeitete Lebensmittel und Junkfood. »Werbung und Promo-Aktionen fördern übermäßigen Konsum. Wenn das Ziel also darin besteht, die Adipositas-Raten zu senken, dann ist es aus meiner Sicht keine Frage, dass man in genau diesen Bereichen ansetzen muss.«

Nur wenige Tage nach diesem Gespräch ruderte die britische Regierung genau bei den Werbemaßnahmen zurück, die der Unternehmensberater angesprochen hatte: 2-for-1-Deals bei Produkten mit hohem Gehalt an Fett, Salz und Zucker.

All meine Gesprächspartner in der Lebensmittelindustrie fühlten sich wie gefangen zwischen konkurrierenden Kräften, die sehr viel mächtiger sind als sie selbst. Die Konsumenten sagen vielleicht, dass sie gesündere Lebensmittel möchten, kaufen aber trotzdem weiter HVL-Produkte. Die Supermärkte (und natürlich die Anteilseigner) bestimmen, was verkauft wird.

Die Auffassung, dass Unternehmen existieren, um Geld zu verdienen und nichts anderes, ist für viele Menschen so klar und offensichtlich, dass man es nicht noch einmal erwähnen muss. Innerhalb der Unternehmen herrschen diesbezüglich an vielen Stellen jedoch differenzierte Meinungen vor, und nicht wenige Menschen, unter ihnen auch Mark Carney, vertreten die Ansicht, dass Danone durchaus einen anderen Weg hätte gehen können.

Ahmet Bozer, der ehemalige Präsident der Coca-Cola Corporation, äußerte sich in einer Rede relativ eindeutig zu den Zielen seines Unternehmens. Er sprach über Möglichkeiten, wie eine Marke, die bereits die Welt erobert zu haben scheint, noch mehr Wachstum generieren kann: »Angesichts der Tatsache, dass die Hälfte der Weltbevölkerung in den letzten 30 Tagen keine Coca-Cola getrunken hat und da draußen 600 Millionen Teenager rumlaufen, die in den letzten sieben Tagen keine Coca-Cola getrunken haben, glauben wir fest an eine Unmenge prickelnder Chancen.«

Mir gefällt die beschwingte Unverblümtheit dieser Aussage. Bis nicht jeder Mensch auf der Welt mindestens eine Coca-Cola pro Tag trinkt, gibt es Raum für Wachstum – und selbst dann würde sich wahrscheinlich herausstellen, dass eine Cola am Tag nicht genug ist. Jedwede moralische Kritik an Bozer oder der Coca-Cola Company verkennt die grundlegende Aufgabe des Unternehmens: Dieser Konzern muss genau das tun, was er tut, und er wird es so lange tun, bis er gesetzlich verpflichtet wird, etwas anders zu machen.

Realistische Lösungen wird es nur auf Grundlage der Erkenntnis geben, dass jedes Unternehmen unabhängig von anderslautenden Aussagen nur einen einzigen Zweck hat – einen Zweck, der über allen anderen steht. All die großen Lebensmittelkonzerne stellen auf ihren Websites sehr ausführlich soziale Projekte und Umweltschutzinitiativen vor. Diese Projekte sind echt und real. Und gut für die Reputation. Aber keines dieser Projekte darf die Profitmargen der Shareholder schmälern.

Diese Fokussierung auf ein übergeordnetes Ziel erklärt viele der Widersprüche im Handeln von Unternehmen, die uns mittlerweile auch Lösungen für die von ihnen selbst verursachten Probleme verkaufen. Nestlé zum Beispiel stieg 2006 durch den Kauf einer aufs Abnehmen spezialisierten Marke namens Jenny Craig in den

Gewichtsmanagement-Markt ein.[7,] * (Ein Bereich, in dem man bei Nestlé bereits über reichlich Expertise verfügte – nachdem man den Menschen geholfen hatte, an Gewicht zuzulegen, wollte man ihnen nun helfen, genau dieses Gewicht wieder loszuwerden.) Peter Brabeck-Letmathe, der damalige CEO und Präsident des Verwaltungsrates des Konzerns, sagte, dies sei ein wichtiger Schritt in der Transformation von Nestlé zu »einem auf Ernährung, Gesundheit und Wohlbefinden fokussierten Unternehmen, das Gewichtsmanagement als eine Schlüsselkompetenz ansieht«.**

Im Rahmen dieser Transformation hat Nestlé unter dem Label Lean Cuisine eine Reihe von HVL-Produkten auf den Markt gebracht. Hier ist die Zutatenliste zu einem Lean-Cuisine-Gericht namens Grilled Chicken and Vegetables: »Gekochte Rigatoni-Nudeln (Wasser, Hartweizengrieß, Weizengluten), Wasser, gekochtes gewürztes Hühnerfleisch (weißes Hühnerfleisch, Wasser, Sojaproteinisolat, modifizierte Mais- und Tapiokastärke, Maltodextrin aus Mais, Salz, Natriumphosphat, Gewürze), Tomaten in Saft (enthalten Zitronensäure (Säuerungsmittel), Calciumchlorid), gelbe Zucchini, Brokkoli, Karotten, Parmesan und Romano-Käse (aus Milch), modifizierte Maisstärke, Zwiebeln, Apfelessig, Tomaten-

---

* Auf der Website von Jenny Craig war zu lesen, dass »neue Forschungsergebnisse im Wissenschaftsjournal *Nature* belegen, dass die Teilnehmer an unserem effektivsten Programm, zu dem auch unser revolutionärer Riegel Recharge Bar gehört, großartige Ergebnisse bei der Gewichtsreduktion erzielen und von geringeren Blutzuckerwerten profitieren können«.[8] Die Studie wurde allerdings nicht in *Nature* veröffentlicht, sondern im *International Journal of Obesity*, das auch einige der von Coca-Cola finanzierten Studienergebnisse publizierte, die ich zuvor erwähnt habe. Das *International Journal of Obesity* ist beschämenderweise tatsächlich eine Veröffentlichung der Nature-Publishing Group, aber genauso gut könnte man behaupten, ein Skoda sei ein Bentley, weil die Marken demselben Mutterkonzern angehören.

** Als sich Nestlé im Jahr 2013 von mehreren unrentablen Marken trennte, wurde auch Jenny Craig für eine nicht näher genannte Summe verkauft.[9]

mark, Salz, Zucker, pürierter Knoblauch, Sojaöl, Olivenöl, brauner Zucker, Hefeextrakt, Basilikum, Oregano, Kaliumchlorid, Aromastoffe, Gewürze.«

Ich halte es für Wunschdenken, von einem Unternehmen, das von Gewichtszunahme und Gewichtsabnahme gleichzeitig profitiert, zu erwarten, es könne das Problem lösen.

Nestlé hat nicht nur ein Interesse an Lösungen zur Gewichtsabnahme entwickelt, sondern auch an Medikamenten zur Behandlung ernährungsbedingter Erkrankungen. Nutrition Science Partners Limited ist ein 50/50-Joint-Venture von Nestlé Health Science und dem Gesundheits-/Pharmakonzern Chi-Med. Nutrition Science Partners konzentriert sich auf die Magen-Darm-Gesundheit und expandiert zukünftig möglicherweise in die Bereiche Stoffwechsel und Gehirn.[10] Im Jahr 2011 erwarb Nestlé das Unternehmen Prometheus Laboratories, das sich auf Diagnoseverfahren und lizenzierte Spezialpharmazeutika im Bereich Gastroenterologie spezialisiert. Möglicherweise unterstützt Prometheus Laboratories bereits bei Diagnose und Behandlung einiger Gesundheitsprobleme, für die das Nahrungsmittelsystem des Mutterkonzerns verantwortlich ist.

Zum Zeitpunkt des Verfassens dieser Zeilen erwog Nestlé anscheinend, Haleon zu kaufen, die Consumer Health Division des Pharmagiganten GSK.[11] Auf der Website des Unternehmens heißt es: »Unsere Produkte für die Gesundheit des Verdauungstrakts bieten Millionen von Kunden weltweit ein beruhigendes Gefühl. Unser Portfolio umfasst Marktführer wie Eno und Tums, die sich bei Sodbrennen, sauren Verdauungsstörungen und Magenbeschwerden bewährt haben.«

Unter den Hunderten Ablegern von Danone gibt es mindestens zwei, die Pharmaunternehmen zu sein scheinen.*

---

* Mein Lieblingsbeispiel einer Firma, die ein Problem schafft und gleichzeitig eine Lösung für selbiges verkauft, ist Philip Morris, der größte Tabakkonzern der Welt. Im Juli 2021 kaufte Philip Morris die Vectura

Es ist nachvollziehbar, dass man innerhalb der Unternehmen die Auffassung vertreten kann: Bestimmte Produkte und Projekte – Asthmasprays, Unterstützung von Community-Farming-Projekten und so weiter – bewirken Gutes, selbst wenn andere Abteilungen desselben Unternehmens zu Krankheit und Umweltzerstörung beitragen. Möglicherweise dachte auch Nestlé, man würde Gutes tun, als der schwimmende Supermarkt den Amazonas hinaufgeschickt wurde. In einem Artikel der *New York Times* aus dem Jahr 2017 sagte Sean Westcott, Chef der Abteilung Lebensmittelforschung und -entwicklung des Konzerns, dass die Adipositas ein unerwarteter Nebeneffekt der Bemühungen war, möglichst vielen Menschen preiswerte Nahrungsmittel zugänglich zu machen: »Wir haben nicht mit derartigen Folgen gerechnet.«

Es darf überraschen, dass ein Unternehmen, das sich selbst als Organisation mit umfassender Expertise in Sachen Ernährung begreift, nicht antizipieren konnte, dass Adipositas und Zahnverfall die Folgen sind, wenn man ein Schiff voll hochverarbeiteter Lebensmittel zu entlegenen Gemeinden am Amazonas schickt, in denen es kein öffentliches Gesundheitswesen gibt.

Bei Nestlé sind ganze Unternehmensbereiche damit beschäftigt, die Produkte des Konzerns in den ärmsten Gegenden der Welt zu verkaufen. So gibt es beispielsweise eine Abteilung namens Nestlé Central and West Africa Region, die Waren in Angola, Benin, Burkina Faso, Kamerun, Cabo Verde, der Zentralafrikanischen Republik, Tschad, Kongo, Côte d'Ivoire, der Demokratischen Republik Kongo, Äquatorialguinea, Gabun, Gambia, Ghana, Guinea-Bissau, Guinea, Liberia, Mali, Mauretanien, Niger, Nigeria, São Tomé und Príncipe, Senegal, Sierra Leone und Togo vertreibt.

Group für 1,1 Mrd. GBP.[13] Bei der Vectura Group handelt es sich um ein Unternehmen, das zum damaligen Zeitpunkt den Großteil seines 200 Mio. GBP hohen Umsatzes mit Produkten zur Behandlung von auf das Rauchen zurückführbaren Erkrankungen machte.

Alle großen Lebensmittelunternehmen verkaufen ihre Produkte in diesen Regionen und verzeichnen dort stabiles Wachstum. Für Ärzte aus dem öffentlichen Gesundheitswesen ist es immer wieder erstaunlich, dass man praktisch überall auf der Welt eine eisgekühlte Coca-Cola kaufen kann, aber der Transport eines kühl zu lagernden Impfstoffs von der Fabrik zum Kind ein riesiges Problem darstellt.

Die Unternehmen, die unsere Nahrung produzieren, können nicht selbst entscheiden, welche Lebensmittel sie herstellen und wie sie das tun. Und viele von uns haben keine Wahl bei der Frage, ob sie diese Produkte kaufen. Es gibt allerdings zwei Gruppen, die die Wahl haben und mit ihren Entscheidungen die Gesamtsituation verbessern können: zum einen die Regierungen und ihre Politiker, zum anderen die Gesundheitsberufe – einschließlich der Ärzte, Pflegekräfte, Gesundheits- und Ernährungswissenschaftler sowie aller anderen, die das eine übergeordnete Ziel verfolgen, nämlich den Menschen zu helfen.

Der Blick auf die Arbeit dieser Menschen offenbart uns im nächsten Kapitel einige Lösungsansätze.

Kapitel 19

Was unsere Regierungen tun können

Carlos Monteiro erzählte mir eine Geschichte aus seiner Studienzeit Mitte der 1970er-Jahre. Seine Frau studierte damals auch Medizin, und beide nahmen an einem Kurs zum Thema Kleinkindernährung teil. Da das junge Pärchen die Geburt der ersten Tochter erwartete, waren die in diesem Kurs vermittelten Inhalte für die zwei sehr viel einprägsamer als für mich 20 Jahre später bei meinem Medizinstudium. Monteiro erinnerte sich sogar noch an den Namen des Dozenten. »Der Mann hieß Oswaldo Ballarin.«

Neben den Monteiros erwarteten auch noch einige andere Studentinnen und Ärztinnen in dem Institut Kinder. Einmal im Monat erhielten sie alle ein Paket mit Windeln und Folgemilch. Nach der Geburt stillte das junge Paar seine Tochter kurzzeitig, stieg dann aber auf die Säuglingsnahrung um, die man ihnen gegeben hatte. Monteiro erklärte mir, das sei normal: »Selbst in entlegenen Tälern, in denen ich Studien zu Mangelernährung durchführte, ließen sich die Mütter bei den zuständigen Zentren registrieren, um Säuglingsnahrung zu erhalten.«

Ein paar Jahre darauf zog Monteiro für ein weiteres Studium nach New York. Dort lernte er Derrick und Patrice Jelliffe kennen, ein Kinderarztpaar, das zum Thema Mangelernährung bei Kleinkindern forschte. In einer Reihe von Veröffentlichungen hatten die

Jelliffes die aggressiven Marketingpraktiken der Babynahrungsindustrie, mit besonderem Augenmerk auf Nestlé, in einkommensschwachen Gebieten akribisch dokumentiert. Mitunter gaben sich die Vertriebsmitarbeiter der Herstellerfirmen als Fachkräfte für Säuglingspflege aus, ohne über eine einschlägige Ausbildung oder Zertifizierung zu verfügen. Die Art und Weise, wie diese Vertreter unerfahrene junge Mütter zu den Vorteilen von Säuglingsnahrung berieten und diese Produkte bewarben, wird seither mit Tausenden von vermeidbaren Todesfällen in Verbindung gebracht.[1]

Nestlé und andere Hersteller von Säuglingsnahrung kreierten mit ihrem Ansatz vier große Probleme.

Erstens: Selbst Säuglingsnahrung, die mit sauberem Wasser angemischt wird, wird mit einem erhöhten Risiko für tödliche Infektionen in Verbindung gebracht,[2, 3, 4, 5] wahrscheinlich aufgrund der Auswirkungen auf das Mikrobiom des Säuglings.

Zweitens: Nestlé vermarktete die Säuglingsnahrung an Orten, an denen die Möglichkeiten zur Zubereitung eines unkontaminierten Fläschchens gegen null tendierten.[6] In derart einkommensschwachen Gegenden besaßen die Eltern in der Regel nur ein Babyfläschchen und keine Möglichkeit, dieses angemessen zu reinigen. Sie mussten Fluss- oder Brunnenwasser verwenden, das mit Abwässern verunreinigt war, und hatten nicht zuletzt auch aufgrund der hohen Analphabetenrate große Schwierigkeiten, die Säuglingsnahrung korrekt zuzubereiten.

Drittens: Die anfänglich sehr preiswert oder gar kostenlos zur Verfügung gestellte Säuglingsnahrung wurde sehr viel teurer, nachdem die Mutter selbst keine Milch mehr produzierte. Das verschärfte die Armut und setzte das Kind und dessen Geschwister zusätzlichen Gefahren aus. In Ostafrika zum Beispiel kostet die korrekte Ernährung eines Kleinkindes mehr als ein Drittel des Einkommens eines Arbeiters.

Viertens: Wie es schien, verdünnten viele Mütter die Säuglingsnahrung, um Geld zu sparen, sodass ein großer Teil der bereits an Durchfallerkrankungen leidenden Kinder mangelhaft ernährt wurde. »Unter diesen Umständen werden nahezu homöopathische Mengen an Milch mit großen Mengen an Bakterien verabreicht, was zu Hunger, Durchfall und nur allzu oft zum Tod führt.«[7, 8]

Die Jelliffes katalogisierten die Fälle, in denen die Hersteller von Säuglingsnahrung das Stillen durch die Mutter als »rückständig und unzureichend« brandmarkten. Später prägten sie in Veröffentlichungen aus dem Jahr 1972 den Begriff der »kommerziogenen Malnutrition« – also eine von kommerziellen Unternehmen verursachte Mangelernährung.[9] Auch die moderne Adipositas ist eine kommerziogene Erkrankung.

Bald darauf griff die Presse das Thema auf. Das Magazin *New Internationalist* brachte im August 1973 auf seiner Titelseite ein Foto vom Grab eines sambischen Babys. Die Mutter des Kindes hatte ein Fläschchen und eine leere Dose Fertigmilch zum Anrühren auf das Grab gelegt.[10, 11]

1977 wurde Nestlé, der größte Hersteller in diesem Markt, Ziel internationaler Boykottaktionen mehrerer NGOs. Dies veranlasste US-Senator Ted Kennedy (Vorsitzender des Unterausschusses für Gesundheit im Senat), einige Vertreter der großen Milchpulverhersteller zu einer Anhörung vor den US-Kongress zu laden.

Monteiro und die Jelliffes verfolgten die Anhörungen mit großem Interesse. Gleich am Anfang sagte der Vorsitzende der brasilianischen Sparte von Nestlé aus, ein gewisser Dr. Oswaldo Ballarin. Es war derselbe Arzt, der die Monteiros unterrichtet hatte. »Daher kamen diese Pakete mit der Säuglingsnahrung von Nestlé«, erklärte Monteiro. »Die Namen und Kontaktdaten der Medizinstudenten und Mitarbeiter hatte der Konzern von Ballarin erhalten.«

Die Anhörung verlief katastrophal für den Konzern. Ballarin argumentierte, dass es zwar eine schlechte Entscheidung sei, Säuglingsnahrung in Regionen ohne verlässlichen Zugang zu sauberem Trinkwasser zu vermarkten, dass die daraus resultierenden Probleme und/oder Todesfälle jedoch nicht in der Verantwortung von Nestlé lägen. Zu dem Boykott sagte er, dass er darin einen Angriff auf das Wirtschaftssystem der freien Welt sehe. Kennedy antwortete, Ballarin habe offensichtlich ein falsches Verständnis von einem freien Markt. Ein Boykott stelle sehr wohl ein wichtiges und anerkanntes Instrument in jedem freien Markt dar.

Der Skandal führte zur Erarbeitung eines Richtliniendokuments, des Internationalen Kodex für die Vermarktung von Muttermilchersatzprodukten. Daran beteiligt waren Aktivisten und die Weltgesundheitsversammlung WHA, das höchste Entscheidungsgremium der Weltgesundheitsorganisation WHO.

Dieser Ansatz erwies sich als eine sehr clevere Herangehensweise. Maßnahmen wie Strafbesteuerungen oder Verbote von Säuglingsnahrung wären sicherlich sehr schädlich gewesen. Säuglingsnahrung ist ein HVL-Produkt, keine Frage, aber sie ist einzigartig in dieser Kategorie, weil sie ein essenzielles Nahrungsmittel darstellt. (Andere HVL-Produkte können allerdings auch zu dieser Gruppe zählen, wenn sie zum Beispiel die einzige erschwingliche und verfügbare Kalorienquelle sind.) Ein jeder hat das Recht, Säuglingsnahrung zu verwenden, und ein jeder sollte die Möglichkeit dazu haben. Das bedeutet, dass diese Produkte preiswert, qualitativ hochwertig und allgemein verfügbar sein müssen. Ein jeder hat aber auch ein Recht auf korrekte Informationen über die Vorteile und Gefahren verschiedener Ernährungsformen für Säuglinge. Dazu gehört das Recht, von irreführenden Behauptungen und Versprechen verschont zu bleiben.

Nestlé war in der Lage, seinen Ruf wieder so weit herzustellen, dass George Clooney es wagte, den seinen durch Werbung für Nespresso zu riskieren. Trotzdem existiert gefährliches Marketing, wie es die Jelliffes in den frühen 1970er-Jahren beschrieben, immer noch.

Das Marketingbudget der Säuglingsnahrungsindustrie ist mit jährlich 3 bis 5 Milliarden US-Dollar unfassbar hoch – und entspricht in etwa dem Jahresetat der WHO. Diese Größenordnungen verdeutlichen, warum der Markt für Säuglingsanfangsnahrung und Folgemilch achtmal schneller wächst als die Weltbevölkerung. Im Jahr 1998 betrugen die Umsätze in diesem Markt knappe

15 Mrd. US-Dollar. Mittlerweile belaufen sie sich auf über 55 Milliarden.[12] Das Ergebnis: Mehr als 60 Prozent der unter sechs Monate alten Säuglinge in Haushalten mit niedrigem Einkommen werden mit Milchpulver zum Anrühren gefüttert.[13] Dies hat katastrophale Auswirkungen auf die Anzahl von Lungenentzündungen und Durchfallerkrankungen – die beiden schwerwiegendsten infektiös bedingten Todesursachen bei Kindern weltweit.

Ein Bericht in *The Lancet* schätzt, dass mehr als 800 000 Todesfälle bei Kindern in Ländern mit niedrigem und mittlerem Einkommen verhindert werden könnten, wäre das Stillen von Säuglingen universell verbreitet.[14] Das sind etwa 15 Prozent aller Todesfälle von Säuglingen in diesen Ländern. In China, Indien, Indonesien, Mexiko und Nigeria wird die Verwendung von Säuglingsnahrung mit mehr als 236 000 Todesfällen jährlich bei Kindern in Verbindung gebracht.[15, 16] Eine Beschränkung der Vermarktung von Säuglingsnahrung wäre die wirksamste Einzelmaßnahme zur Verhinderung von Todesfällen bei Kindern unter fünf Jahren.[17]

Eine der besorgniserregendsten Statistiken weist darauf hin, dass der Markt nicht nur wächst, weil mehr Kinder mit Säuglingsnahrung gefüttert werden. Es wird mehr verkauft, weil jedes einzelne Kind mehr Ersatzmilch trinkt. Im Jahr 2008 nahm ein Kind durchschnittlich 5,5 kg Säuglingsnahrung zu sich, mittlerweile sind es fast 8 kg, was einem Anstieg von 40 Prozent entspricht.[18] Das hängt zum einen mit dem Marketing zusammen, zum anderen mit neuen Zutaten, mit denen die Ersatzmilch äußerst schmackhaft wird.

Ein Forscherteam aus Cambridge fand heraus, dass viele Eltern ihren Kindern mehr Säuglingsmilch als nötig fütterten. Milch löst bekanntlich alle Probleme – Weinen, Zahnen und so weiter und so fort –, sodass die Babys Hunderte Kalorien mehr am Tag als von der WHO empfohlen konsumierten. Viele dieser Babys landeten dann beim Kinderarzt, weil sie weinten, hyperaktiv waren oder sich erbrachen. Oft wurden daraufhin Allergien oder Reflux diagnostiziert und teure Spezial-Ersatzmilch verordnet. Wenn die Eltern jedoch die Mengen der gefütterten Flaschennahrung auf die Empfehlung reduzierten, verschwanden diese Symptome bei vielen Babys.[19, 20, 21, 22]

Den größten Erfolg haben Hersteller mit besonders schmackhafter Säuglingsnahrung, die schnell konsumiert wird. Die Folge: Flaschenbabys nehmen sehr viel rascher zu als Stillbabys. Als Vater weiß ich, wie gut und genugtuend sich das anfühlen kann, aber es ist nicht gesund.

Im Bereich der Säuglingsnahrung gibt es eine Reihe sehr subtiler Marketingansätze. Bob Boyle ist Berater für Allergien im Kindesalter am Imperial College London. Er erforscht bei Kindern auftretende Allergien und prüft, gewissermaßen im Nebenjob, die Behauptungen und Versprechen auf den Verpackungen von Säuglingsnahrung. Laut der britischen Behörde für Lebensmittelstandards[23], der japanischen Gesellschaft für Allergologie[24], den australischen Ernährungsrichtlinien (Australian Dietary Guidelines)[25] und der US-amerikanischen Akademie für Pädiatrie[26] gibt es keine Belege dafür, dass spezielle Säuglingsnahrung Allergien vorbeugt. Dennoch nutzte Danone Nutricia eine der Studien von Boyle, um zu behaupten, dass ihre mit Präbiotika angereicherte Nahrung »klinisch erwiesen« Ekzeme bei Babys mit einer familiären Vorgeschichte von Allergien um über 50 Prozent reduziere, obwohl die zugrunde liegende Studie das Gegenteil ergeben hatte.

Derartige Behauptungen sind mehr als nur irreführend, da sie zum Kauf teurer Säuglingsnahrung ermutigen, obwohl diese nicht gebraucht wird.

Im Jahr 2018 führte ich eine Untersuchung[27] durch, bei der es um die Hersteller von Säuglingsnahrung ging. Dabei stellte sich heraus, dass beim Marketing auf die Diagnose Kuhmilch-Allergie gesetzt wurde – selbst bei Babys, die nur Muttermilch bekamen. Die Symptome zur Diagnose der Allergie (Ausschlag, Reizbarkeit, Durchfall, Koliken und so weiter) waren so unspezifisch, dass de facto jedes Kind hätte betroffen sein können. Stillenden Müttern wurde auf diese Weise nahegelegt, Milchprodukte in ihrer Nahrung zu meiden, was noch unentschlossenen Frauen die Entscheidung für diese ohnehin schon schwierige Aufgabe nochmals erschwerte.

Im Rahmen dieser Studie wurde auch offengelegt, bis zu welchem Grad die Ärzteschaft bereits von der Industrie vereinnahmt ist. Die Säuglingsnahrungshersteller finanzieren sowohl die Grundlagenforschung als auch die Autoren nationaler Richtlinien zum Thema Kleinkindernährung sowie die Berufsverbände (bis vor Kurzem auch den Berufsverband der Kinderärzte in England, Irland, Schottland und Wales (RCPCH)) – und sie finanzieren auch die gemeinnützigen Organisationen und die Webseiten, die Informationen zum Thema bereitstellen. Als ich die damalige RCPCH-Präsidentin interviewte, war sie gerade im Begriff, eine Stelle im Wissenschaftlichen Beirat von Nestlé anzunehmen.

Das ist ein großes Problem. Wenn eine Familie sich nach umfassender Information für Flaschennahrung entscheidet, dann ist das in einem Land wie Großbritannien eine gute Entscheidung. Allerdings führt der Einfluss der Babynahrungsindustrie auf nahezu alle Aspekte der Kleinkindernährung dazu, dass Frauen, die ihre Kinder stillen wollen, immer wieder auf Hindernisse stoßen und nur mangelhaft unterstützt werden. Seit mehreren Generationen schon gehört die Quote der stillenden Mütter in Großbritannien zu den niedrigsten der Welt. Amy Brown ist Professorin für Public Health an der Swansea University. Sie erklärte mir, Stillen sei besonders schwierig, wenn niemand im Umfeld der jungen Mutter bisher gestillt habe – weder die Schwester oder die Mutter noch die Ärztin, die Hebamme oder die Gemeindeschwester – und alle verfügbaren Informationsmaterialien von der Säuglingsnahrungsbranche gesponsert seien.

Wie ein Baby gefüttert wird, wirkt sich nicht nur auf die Gesundheit aus. Brown erklärte, dass das Stillen für Frauen aus sehr unterschiedlichen Gründen wichtig sein kann – zum Schutz der eigenen Gesundheit zum Beispiel, aus religiöser Überzeugung oder weil die junge Mutter ihr Kind auf eine bestimmte Art und Weise großziehen möchte. »Können die Mütter nicht stillen, kann dadurch das Risiko einer postnatalen Depression steigen, die im Fall von stillenden Frauen sehr viel seltener auftritt.« Bei Frauen, die früher als gewollt mit dem Stillen aufhören, ist der Anteil der postnatalen Depressionserkrankungen sehr viel höher als bei Frauen, die ihre Kinder so füttern, wie sie wollen. Wenn Brown mit diesen Frauen spricht, ist oft von Trauma und Verlust die Rede.[28]

Die derzeitige Situation in Großbritannien ist für alle Mütter stigmatisierend. Das Marketing schadet zusätzlich, vor allem denjenigen, die es mit einer Mischung aus Stillen und Flaschennahrung oder nur Flaschennahrung probieren und das Gefühl haben, teurere Produkte kaufen zu müssen, die dann allerdings nicht halten, was sie versprechen.

Sie werden bemerkt haben, dass dieses Buch nicht die Wunder naturbelassener Nahrung anpreist. Genauso wenig geht es in diesem Kapitel um die Vorteile einer bestimmten Art der Kleinkindernährung.* Wie die meisten der 1978 in London geborenen Kinder bin auch ich ein Flaschenbaby. Meine Mutter traf damals die richtige Entscheidung für unsere Familie. Sie hatte Zwillinge bekommen, aber auch eine verheißungsvolle Karriere. Nach unserer Geburt kehrte sie bald wieder zu ihrer Arbeit zurück und schuf

---

* Hier kommt eine Fußnote zu den aussagekräftigsten unabhängigen Studien im Bereich Säuglingsernährung. Falls Sie diese (mitunter aufreibende) Phase der Kindererziehung allerdings schon hinter sich haben, überspringen Sie die folgenden Zeilen einfach. Es gibt eine ganze Fülle von unabhängigen Qualitätsstudien, in denen Vergleiche zwischen nie, teilweise und ausschließlich gestillten Säuglingen unternommen werden. In allen Ländern ist Säuglingsnahrung verbunden mit einem signifikant erhöhten Risiko für die Gesamtmortalität, für die Sterblichkeit durch Durchfall und Lungenentzündung[29], für Adipositas und Typ-2-Diabetes[30], für Mittelohrentzündung[31], für Zahnfehlstellungen[32], für Asthma[33] und für plötzlichen Kindstod[34]. Kinder, die nicht gestillt werden, weisen, auch nach Einbeziehung des mütterlichen IQ, deutlich niedrigere IQ-Werte auf.[35] Auch die Gesundheit der Mutter wird durch Säuglingsnahrung beeinflusst, in erster Linie durch die entgangene Schutzwirkung des Stillens gegen Eierstockkrebs, Brustkrebs und Typ-2-Diabetes.[36]

auf diese Weise die finanzielle Sicherheit, die mir in meinem Leben so viel ermöglichte. Es ist mir also tatsächlich egal, wie Eltern ihre Kinder ernähren, solange das nur auf sichere Art und Weise geschieht. Viele Olympiasieger und Nobelpreisträger waren Flaschenbabys.

Die Debatten nach den Kindstoden in den 1960er- und 1970er-Jahren, die mit den erläuterten Marketingtechniken in Zusammenhang standen, bieten eine Vorlage dafür, wie man an Richtlinien und Maßnahmen beim Thema HVL allgemein herangehen sollte. Säuglingsnahrung ist dabei die schwierigste HVL-Kategorie und deshalb ein guter Startpunkt.

Aus der Geschichte über das Marketing für Flaschennahrung ergeben sich zwei wichtige Ansätze für die Regulierung von NOVA-4-Produkten.

Zum einen sollten Personen, die politische Richtlinien verfassen oder diesbezüglich Informationen und Hintergrundwissen bereitstellen, weder direkt noch indirekt Geld von der Lebensmittelindustrie annehmen. Zum anderen lassen sich die Rechte und Freiheiten der Verbraucher am effektivsten durch Auflagen beim Marketing stärken.

Werfen wir zuerst einen Blick auf die Rolle der HVL-Industrie bei der Entwicklung und Ausgestaltung politischer Maßnahmen. Es ist offensichtlich, dass ein Interessenkonflikt vorliegt, wenn die Hersteller von Säuglingsnahrung auf die Inhalte politischer Richtlinien im Bereich Kleinkindernährung Einfluss nehmen. Sicherlich gibt es in diesem Bereich auch gemeinsame Interessen (zum Beispiel ein gutes und sicheres Produkt herzustellen), aber das Ziel der Unternehmen ist es, Geld mit Flaschennahrung zu verdienen – ein offensichtlicher Widerspruch zu den Bedürfnissen von Säuglingen auf der ganzen Welt, unabhängig davon, ob sie gestillt oder mit Säuglingsnahrung gefüttert werden.

Diesen Einfluss der Industrie zu reduzieren oder zu unterbinden, ist der wichtigste Schritt. Es ist nicht besonders schwierig, in diesem Bereich eine lange Liste mit sinnvollen politischen Initiativen zur Förderung der Gesundheit aufzustellen – eine Zusammenarbeit mit der Industrie ist dabei aber kontraproduktiv.

Die Menschen, die politische Richtlinien entwickeln und verfassen, und das schließt Ärzte und Wissenschaftler ein, müssen sich selbst als regulierende Instanzen begreifen.

Adipositas und alle anderen ernährungsbedingten Erkrankungen sind kommerziogen – genauso wie die Krankheiten, die durch unangemessenes Marketing von Flaschennahrung entstehen. Das bedeutet: Wer den von den Herstellern angerichteten Schaden begrenzen will, muss eine Frontstellung zu diesen Unternehmen einnehmen.

Damit will ich nicht sagen, dass die Lebensmittelindustrie grundsätzlich unmoralisch ist oder dass politische Entscheidungsträger nicht mit Industrievertretern verhandeln sollten. Ich denke jedoch, dass niemand Gelder von der Industrie annehmen sollte. Von diesem Ziel sind wir sowohl in den USA als auch in Großbritannien momentan weit entfernt.

In Großbritannien hat die HVL-Industrie einen großen Einfluss auf die Nahrungsmittelpolitik. Aus diesem Grund hat keiner der 689 in der Einleitung erwähnten Politikansätze Wirkung gezeigt.

Auch in meinem Gespräch mit Helen Crawley war dieser Umstand Thema. Crawley ist eine bescheidene, aber äußerst einflussreiche Figur in der britischen Ernährungspolitik. Seit fast 40 Jahren setzt sie sich für bessere Lebensmittelstandards für gefährdete Bevölkerungsgruppen im Vereinigten Königreich ein und prangert Interessenkonflikte an. Die von ihr gegründete Hilfsorganisation First Steps Nutrition Trust propagiert seit vielen Jahren, dass Schwangere und Kinder bei ihrer Ernährung auf hochverarbeitete Lebensmittel verzichten sollten. »Man könnte annehmen, dass solche Richtlinien von Politikern verfasst werden«, erklärt Crawley, »aber tatsächlich werden die Einzelheiten häufig von speziellen Interessengruppen ausgearbeitet – insbesondere von gemeinnützigen Organisationen, NGOs und Berufsverbänden aus dem Bereich Gesundheit.«

Eine Reihe dieser Organisationen beraten die Regierung, unter anderem die British Nutrition Foundation. Die British Nutrition Foundation ist eine »gemeinnützige Organisation, die Bürgern, Pädagogen und Organisationen Zugang zu verlässlichen Informationen über Ernährung verschaffen soll«. Sie bezeichnet sich selbst als »Resonanzboden für die Politikentwicklung«[37] und hatte Verträge mit zahlreichen Ministerien, bei denen es um Ernährungspolitik, Kommunikation und schulische Ernährungserziehung ging. Mitglieder dieser Organisation sitzen in Beratungsgruppen, die auf Regierungsebene tätig sind. Die British Nutrition Foundation wird von so ziemlich jedem Lebensmittelkonzern gesponsert, der einem in den Sinn kommt, unter anderem von Coca-Cola, Nestlé, Mondelēz, PepsiCo, Mars, Danone, Kerry und Cargill.[38]

Eine ähnliche Situation besteht in den USA, wo die Amerikanische Gesellschaft für Ernährung und Diätetik, die Diätassistenten ausbildet und an der Gestaltung der nationalen Ernährungspolitik mitwirkt, umfassende Beziehungen zur Lebensmittelindustrie unterhält. Aus einem Bericht in der Fachzeitschrift *Public Health Nutrition* geht hervor, dass die Organisation mehr als vier Millionen US-Dollar von Lebensmittelunternehmen und Industrieverbänden angenommen hat, darunter Coca-Cola, PepsiCo, Nestlé, Hershey, Kellogg's und Conagra.[39] Und das war nur die Summe von 2011 bis 2017. Darüber hinaus besaß die Amerikanische Gesellschaft für Ernährung und Diätetik erhebliche Beteiligungen an HVL-Unternehmen, darunter Aktien von PepsiCo, Nestlé und J.M. Smucker im Wert von mehr als einer Million US-Dollar.[40]

Auf unserer Seite des Atlantiks führt die britische Hilfsorganisation Diabetes UK Konzerne wie Boots, Tesco und Abbott als Partnerunternehmen auf.[41] Cancer Research UK wird von Compass, Roadchef, Slimming World, Tesco und Warburtons gesponsert.[42] Die British Heart Foundation erhält Gelder von Tesco.[43] Die British Dietetic Association arbeitet mit Abbott, Danone und Quorn als strategischen Partnern zusammen und listet andere Lebensmittelhersteller als Unterstützer.[44]

In einem Bericht der britischen Denkfabrik Centre for Social Justice über die politischen Maßnahmen im Bereich Fettleibigkeit hieß es, dass körperliche Betätigung und Sport »von grundlegender Bedeutung für die Bewältigung unserer Adipositas-Krise« sind und dass »die Lebensmittel- und Getränkeindustrie mit der Regierung und der Zivilgesellschaft zusammenarbeiten muss, um der Fettleibigkeit bei Kindern ein Ende zu setzen«. Das ist sicherlich nicht falsch. Es ist nur sehr flauschig und nach Partnerschaft schielend formuliert – was nicht wirklich überrascht, wenn man bedenkt, dass der Bericht von Danone und der Supermarktkette ASDA gesponsert wurde. Einer der Autoren äußerte vertraulich, die Sponsoren hätten darum gebeten, die Formulierungen zum Thema Werbung abzuschwächen.

Es ist mittlerweile so unglaublich normal, mit der Industrie zusammenzuarbeiten und von ihr finanziert zu werden, dass sich viele dieser Organisationen vielleicht gar nicht bewusst darüber sind, dass Partnerschaften mit HVL-Herstellern und -Händlern den betreffenden Unternehmen ein Healthwashing ihrer Marke ermöglicht. Für diese Unternehmen ist es eine großartige Gelegenheit, im Austausch für vage Versprechen und Verzögerungstaktiken Publicity zu generieren und sich darüber hinaus für »freiwillige« Maßnahmen, was ihr Geschäft betrifft, einsetzen zu können. Organisationen, die Gelder von Konzernen wie Coca-Cola annehmen und gleichzeitig behaupten, gegen Adipositas zu kämpfen, sind im Grunde nur Nebenstellen der Marketingabteilungen dieser Unternehmen.

Auch die Grenzen zwischen Food-Aktivismus und der HVL-Industrie verschwimmen in Großbritannien immer mehr.

Jamie Oliver ist seit fast 20 Jahren einer der führenden britischen Food-Aktivisten und hat sich für hochwertigeres Schulessen, bessere Aufklärung in puncto Ernährung und jüngst auch für eine Beendigung der 2-for-1-Promo-Aktionen bei Junkfood engagiert.

Er setzt sich dafür ein, die Zahl der Kinder mit Adipositas bis zum Jahr 2030 zu halbieren, und ist Teil eines Konsortiums von

Geldgebern, die eine Organisation namens Bite Back 2030 finanzieren. Bite Back 2030 soll junge Menschen befähigen, gegen unangemessenes Marketing im Bereich Ernährung vorzugehen und sich in die Gestaltung der britischen Adipositas-Politik einzubringen.

Ich habe Jamie Oliver kennengelernt und mit vielen Menschen von Bite Back 2030 zusammengearbeitet. Für mich besteht keinerlei Zweifel, dass sie die Verbesserung der allgemeinen Kindesgesundheit im Auge haben. Viele Menschen, die Oliver kennengelernt und mit ihm zusammengearbeitet haben, werden seinen Einsatz für die Gesundheit unserer Kinder und Jugendlichen bestätigen.* Was ich allerdings auf dem Jugendgipfel von Bite Back 2030 im Oktober 2021 erlebte, bereitet mir Bauchschmerzen.

Auf dem Treffen ging Oliver mit einer Reihe leidenschaftlicher Jugendaktivisten, von denen ich viele kennenlernen durfte und respektiere, in den Austausch. Neben den jungen Aktivisten waren auch die damalige Geschäftsführerin von Kentucky Fried Chicken UK (Paula MacKenzie) sowie der Chief Customer Officer von Tesco (Alessandra Bellini), der CEO von Deliveroo und viele weitere hochrangige Vertreter der Lebensmittelindustrie anwesend.

Die Gespräche während des Gipfels vermittelten den Eindruck eines gemeinsamen Anliegens und waren von einer enthusiastischen Grundstimmung, aber eher vagen Verpflichtungen gekennzeichnet. Die jungen Menschen beeindruckten mit kraftvollen Statements, doch ich hatte das Gefühl, dass die Industrievertreter unterm Strich mehr Nutzen aus dem Event zogen. Es gab keine Einsicht bezüglich der Tatsache, dass die Interessen eines Unternehmens wie KFC und die von Menschen, die sich für einen Rückgang der Adipositas-Zahlen einsetzen, nicht deckungsgleich sein

* Wie Dr. Helen Crawley zum Beispiel, die über Jahre hinweg mit Jamie Oliver zusammenarbeitete und im Gespräch mit mir dessen gute Absichten betonte.

können. KFC konnte überzeugend darstellen, dass dem Unternehmen das Thema wichtig ist, und ich bin mir sicher, das ist tatsächlich der Fall. Aber am Ende des Tages verlangen die Eigentümer trotzdem, dass die Kette so viele HVL-Produkte wie möglich verkauft. Dieser Konzern kann kein Verbündeter im Kampf gegen Adipositas sein.

Darüber hinaus hat Bite Back 2030 eine Initiative namens Food Systems Accelerator gestartet, an der KFC, Tesco, Costa Coffee, Danone, Deliveroo, Innocent, die Jamie Oliver Group und Compass Group/Chartwells UK teilnehmen. Im Rahmen der Initiative werden diesen Lebensmittelunternehmen junge Aktivisten zugeordnet, die den Konzernspitzen vermitteln sollen, was die Verbraucher eigentlich von ihren Produkten erwarten.

James Toop, Geschäftsführer von Bite Back 2030, sagte dazu: »Jedes Kind hat das Recht auf erschwingliche und nahrhafte Lebensmittel, und ich freue mich, dass diese acht Organisationen den Wandel vorantreiben und sich für dieses Ziel einsetzen. Diese Unternehmen repräsentieren die Einkaufs- und Essgewohnheiten der Nation. Dass sie jetzt mit jungen Aktivisten von Bite Back zusammenarbeiten, um die Nahrungsmittelsysteme der Zukunft zu gestalten, ist außerordentlich spannend.«

Das ist eine sehr enthusiastische Fürsprache für Unternehmen, die aus den Gründen, die Robert Plowman und Eddie Rixon formuliert haben, nichts Erwähnenswertes zu den gesteckten Zielen beitragen können.

Der Jugendgipfel wurde von Tortoise Media ausgerichtet, einem Unternehmen, das eng mit Geschäftspartnern wie McDonald's und Unilever zusammenarbeitet und erst kürzlich einen »Better Food Index« veröffentlicht hat. Dieser Index verwertet Daten aus unterschiedlichen Quellen, um anhand von 106 Indikatoren zu ermitteln, wie gut bestimmte Unternehmen in Bereichen wie Umwelt, Erschwinglichkeit, Nahrungsqualität und finanzielle Nachhaltigkeit ihre Selbstverpflichtungen erfüllen. Tortoise schreibt, das Ziel des Better Food Index bestehe darin, die »Mächtigen in der Wirtschaft zur Rechenschaft zu ziehen« und »einige der besten und der schlimmsten Praktiken der Lebensmittelindustrie unter die Lupe zu nehmen«.

Zur Überraschung vieler mit dem Thema Säuglingsernährung befasster Menschen steht Nestlé auf Platz eins in diesem Index. Im »Responsibility 100 Index« von Tortoise, der Unternehmen listet, die besonders gut in Sachen Nachhaltigkeit sowie bei sozialen und ethischen Kennzahlen abschneiden, rangiert Unilever auf Platz drei und war ehemals sogar Erster.

Es ist einigermaßen schwierig, diese Platzierungen mit einigen der Vorwürfe in Einklang zu bringen, die gegen diese Unternehmen in Sachen Gesundheit und Umwelt erhoben werden. So behauptete ein Greenpeace-Bericht aus dem Jahr 2019, dass Nestlé mit 28 der 30 Unternehmen, die hauptsächlich mit den Brandrodungen in Indonesien in Verbindung gebracht werden, Handelsbeziehungen unterhielt. Unilever bezog Waren von mindestens 27 dieser Unternehmen.[45] Weitere Beispiele finden Sie in den vorherigen 18 Kapiteln dieses Buches.

Auch Jamie Oliver selbst ist Teil der Lebensmittelindustrie. Sein Unternehmen stellt hochverarbeitete Lebensmittel her (zwar absolute Grenzfälle, aber dennoch HVL-Produkte, da sie Aromastoffe enthalten) und verdient Geld über HVL-Produzenten und -Einzelhändler wie Tesco und Shell, wo seine Gerichte als Menü-Deals zusammen mit Cherry Coke, Dr Pepper, Fanta und Snacks wie den Kartoffelchips Walker's Max von Kentucky Fried Chicken angeboten werden.

Die Annahme, die Lebensmittelindustrie könne ein Verbündeter bei der Zurückdrängung von Adipositas im Kindesalter sein, scheint nirgendwo infrage gestellt zu werden – ebenso wenig die Vorstellung, die Lebensmittelindustrie könne den Food-Aktivismus sponsern, ohne ihn zu korrumpieren.

Niemand würde es für eine gute Idee halten, dass Philip Morris die Ärzte und Einrichtungen finanziert, die zu der Frage forschen, ob Rauchen der Gesundheit schadet. Niemand würde es befürworten, dass Gesetzestexte zum Thema Tabakkonsum von Institutionen verfasst werden, die Gelder von British American Tobacco erhalten, einem der größten Tabakunternehmen weltweit. Warum sollte es in der Lebensmittelpolitik bei Fragen zum Thema Gesundheit anders gehandhabt werden?

Um die Industrie vom Verhandlungstisch zu verbannen, bedarf es eines Umbruchs in der Kultur. Erst dann sind Gesetzesänderungen möglich. Wenn sich erst mal die Erkenntnis durchsetzt, dass die HVL-Hersteller für ernährungsbedingte Krankheiten im gleichen Maß verantwortlich sind wie die Tabakindustrie für durch das Rauchen verursachte Krankheiten, wird es für Aktivisten zunehmend peinlich und beschämend, mit der HVL-Industrie zusammenzuarbeiten. Natürlich kann man keine Maßnahmen und Richtlinien für die nationale Lebensmittelpolitik formulieren, ohne die Industrie einzubeziehen. Aber man kann dafür sorgen, dass niemand von den Mitwirkenden und Autoren finanzielle Unterstützung von genau der Industrie erhält, die es zu regulieren gilt. Diese Beziehung kann keine Partnerschaft sein.

Neben der Einschränkung des Einflusses der Industrie in diesem Bereich gibt es noch eine Reihe anderer Maßnahmen, die es in Erwägung zu ziehen lohnt.

Chile hat im weltweiten Vergleich einen sehr hohen Anteil an Personen mit Adipositas; drei Viertel der Erwachsenen sind übergewichtig oder fettleibig. Besonders beunruhigt sind die Behörden angesichts der Adipositas-Rate bei Kindern, die zu den höchsten der Welt gehört; mehr als die Hälfte der sechsjährigen Kinder in Chile sind von Übergewicht oder Adipositas betroffen.

Im Jahr 2016 führte Chile eine Reihe von Vorgaben ein, die bei Lebensmitteln und Getränken mit viel Kalorien, Zucker, Salz und gesättigten Fettsäuren eine Kennzeichnung der Verpackung mit schwarzen achteckigen Etiketten vorsahen. Ebenso wurden Beschränkungen im Bereich des Marketings dieser Produkte beschlossen. Zudem dürfen diese Waren nicht mehr an Schulen verkauft werden und werden zusätzlich besteuert.[46]

Unter anderem hatten diese Vorgaben zur Folge, dass die Spielzeuge aus der Kinder-Überraschung der italienischen Firma Ferrero verschwanden und bestimmte Cartoon-Tiere nicht mehr auf Verpackungen abgedruckt wurden, zum Beispiel Tony the Tiger (Frosties) und Chester Cheetah (Cheetos). Die Hersteller von Cheetos (PepsiCo) und Frosties (Kellogg's) zogen vor Gericht und argumentierten, die Vorschriften würden ihr geistiges Eigentum verletzen. Zum Zeitpunkt der Erstellung dieses Kapitels sind weder Tony noch Chester auf die Verpackungen zurückgekehrt.*

Es war ein Paradestück in Sachen Politikgestaltung – in Absprache mit der Öffentlichkeit entwickelt und dann getestet und erprobt. Die Teilnehmer der aus Laien bestehenden Arbeitsgruppen hatten sich geschlossen für eine eindeutige Kennzeichnung ausgesprochen.

Die Kennzeichnung hatte enorme Auswirkungen: Zum einen ging der Konsum dieser Produkte zurück, zum anderen – und vielleicht noch viel wichtiger – zeigten Untersuchungen, dass die Verordnungen Kinder dazu veranlassten, ihre Eltern zu bitten, diese Waren nicht zu kaufen.[48]

Das stimmt mit meinen eigenen Erfahrungen überein; Kinder sind schlau. Sicher, sie sind für Marketing empfänglich, aber sie lassen sich nicht vollkommen davon leiten. Sie sind an ihrer eigenen Gesundheit interessiert und auch an der Gesundheit ihrer Eltern.

Ob derartige Maßnahmen eine Trendwende in Sachen Adipositas einläuten können – vorausgesetzt, sie vermögen dem kontinuierlichen Druck der Industrie standzuhalten –, bleibt abzuwarten. Einen Ansatz zum Umgang mit diesem Problem liefern sie auf jeden Fall. Wenn Menschen die Möglichkeit bekommen, gute Entscheidungen zu treffen, dann tun sie das auch.

---

* Nach dem Verbot von Kinder-Überraschung behauptete eine Führungskraft von Ferrero, das Spielzeug in den Eiern sei kein Werbegimmick, sondern ein »wesentlicher Bestandteil der Leckerei«. Der italienische Botschafter in Chile beschuldigte den Gesundheitsminister sogar, »Lebensmittelterrorismus« zu betreiben.[47]

Wenn wir ganz konkret werden wollen, so sollte das Ziel dieser Maßnahmen meiner Meinung nach nicht darin bestehen, dass die Menschen weniger hochverarbeitete Lebensmittel essen. Das geht Politiker nämlich nichts an. Genauso wie Xand möchte auch ich nicht, dass mir jemand sagt, was ich zu tun und zu lassen habe.

Ganz im Ernst, ich habe keine moralisch fundierte Meinung zum Konsum hochverarbeiteter Lebensmittel. Das glaubt mir zwar niemand, aber es ist die Wahrheit. Es ist mir egal, wie Sie sich selbst ernähren oder was Sie Ihrem Kind vorsetzen. Das Ziel sollte meiner Meinung nach darin bestehen, dass wir in einer Welt mit echten Wahlmöglichkeiten leben und die Freiheit haben, uns unter verschiedenen Optionen zu entscheiden.

Das NOVA-Klassifizierungssystem ist sicher nicht die perfekte Methode, um Lebensmittel auszumachen, die für ernährungsbedingte Krankheiten und Umweltzerstörung verantwortlich sind, denn es gibt keine perfekte Art der Klassifizierung. Ich habe die Erfahrung gemacht, dass dieses System all die Lebensmittel erfasst, die so viele von uns nur schwer aufgeben können, und gleichzeitig – zumindest für diejenigen mit den entsprechenden Mitteln – den Horizont der möglichen Mahlzeiten erweitert.

Genau das erlebte auch mein Bruder Xand, nachdem er sich für die 80-Prozent-HVL-Diät entschieden hatte, um zu sehen, ob er danach noch Lust darauf haben würde.

***

Am ersten Tag seiner HVL-Diät rief mich Xand aus einer Costa-Coffee-Filiale an. Er wollte sich ein Sausage Roll kaufen, ein Würstchen im Teigmantel, eines mit irgendwelchem Schnickschnack: »Ich will wissen, ob ich es essen darf. Macht Calciumcarbonat das Ding zu einem HVL-Produkt?«

Mittlerweile rufen mich meine Freunde ständig mit derartigen Fragen an. Das ist nicht überraschend. Viele der in modernen britischen Einkaufsstraßen erhältlichen Snacks haben »saubere Zusatzstofflisten« – so auch die Lasagne, zu der ich Maria Laura da Costa Louzada befragte. Xand antwortete ich: Nein, das Calciumcarbonat mache sein Würstchen nicht zu einem HVL-Produkt. Es gilt nicht als »exotischer« Zusatzstoff, weil es von Gesetzes wegen den meisten Weißweizenmehlsorten zugesetzt wird. Es ist Kalk.

Xand las mir trotzdem die restlichen Zutaten vor: »Schweinefleisch, Weizenmehl (mit Calciumcarbonat, Eisen, Niacin, Thiamin), ungesalzene Butter, Zwiebeln, Kartoffeln, pasteurisiertes Ei, Salz, Weißweinessig, Rapsöl, gemahlene Gewürze (schwarzer Pfeffer, weißer Pfeffer, Muskatnuss), Koriander, Petersilie, Salbei, getrockneter Thymian, Hefe, grober schwarzer Pfeffer. Ist doch in Ordnung, oder?«

Ich konnte hören, wie die Leute in der Schlange hinter ihm unruhig wurden, als er mich zu dem pasteurisierten Ei auf der Liste befragte: »Also das habe ich *definitiv nicht* in meiner Küche.« Der Fairness halber muss ich gestehen, dass ich oft Debatten dieser Art mit mir selbst führe. Die NOVA-Klassifizierung hat mich dazu gebracht, ständig den *Zweck* der Produkte auszuloten, mir also Fragen zu stellen wie: Wird es in einer Umgebung hergestellt, die keine Auswirkungen auf seine Gesundheit hat? Ist es Teil eines Nahrungsmittelsystems, das Klimawandel und Adipositas verursacht oder fördert? Kenne ich das Verfahren zur Herstellung dieses speziellen Produkts? Wird es mittels eines Systems produziert, das den Verzehr größerer Mengen fördert? Ist es weich? Hat es eine hohe Kaloriendichte?

Als ich Xand von der weichen Konsistenz und der Kaloriendichte erzählte, las er mir die Werte auf der Verpackung vor. Sein Würstchen enthielt 294 Kalorien pro 100 Gramm – etwas mehr als ein Big Mac also und in etwa genauso viel wie Pommes von McDonald's. Hatte es eine weiche Konsistenz? Dazu stand nichts auf der Verpackung, aber Xand hatte den Eindruck, dass es eher weich war.

Ich schätze, dass die bei Costa Coffee erhältlichen Würstchen im Teigmantel (M&S Best Ever Sausage Roll) zu den Lebensmitteln zählen, die das körpereigene System zur Regulation der Kalorienaufnahme unterlaufen. Meinem Dafürhalten nach wird dieses spezielle Würstchen das in geringerem Maße tun als andere Würstchen mit längeren Zutatenlisten. Die Bäckerei-Kette Greggs beschreibt ihre Würstchen im Teigmantel als »die Lieblinge der Nation« und preist sie auf der Unternehmenswebsite mit folgenden Worten an: »Dieser britische Klassiker besteht aus gewürztem Wurstbrät, knusprig goldgelben Blätterteigschichten und einer großen Portion Sorgfalt und Backkunst. Das ist alles. Kein raffinierter Clou. Keine Geheimzutat.«

Die in der Supermarktkette Iceland verkauften Sausage Rolls von Greggs enthalten rund 40 Zutaten, darunter Monoacetyl- und Diacetylweinsäureester von Mono- und Diglyceriden von Speisefettsäuren und Carboxymethylcellulose.

Diese beiden Produkte in einem Experiment miteinander zu vergleichen, wäre ziemlich schwierig. Wahrscheinlich bräuchte man dazu viele Freiwillige, nur um am Ende herauszufinden, dass der Unterschied lediglich marginal ist.

Nach reiflicher Überlegung entschied Xand, zu einem anderen Laden zu gehen und sich ein Wurstbrötchen zu besorgen, das definitiv als HVL-Produkt durchgeht.

Und dann, am dritten Tag, ließ Xand die Finger von hochverarbeiteten Lebensmitteln und hat sie seither nicht mehr angerührt.

Kapitel 20

Wie schaffen Sie den Absprung?

Falls Sie hochverarbeitete Lebensmittel aus Ihrer Ernährung streichen wollen, können Sie es mit derselben Methode wie Xand und ich probieren: Sie essen ein paar Tage vermehrt HVL-Produkte, sodass diese 80 Prozent Ihres Speiseplans darstellen. Das müssen Sie nicht unbedingt vier Wochen lang durchziehen. Versuchen Sie es einfach mal.

Setzen Sie sich praktisch mit dem Thema auseinander. Irgendwann werden Sie mit einer Tiefkühlpizza oder einer Fertiglasagne liebäugeln, die an der Schwelle zur NOVA-4-Klassifizierung steht und vielleicht nur ein wenig Gewürzextrakt oder Dextrose enthält, und dann werden Sie rätseln: Ist das jetzt ein hochverarbeitetes Lebensmittel oder nicht? Und spätestens in diesem Moment werden Sie verstehen, was Maria Laura da Costa Louzada meinte, als sie von Fantasienahrung sprach. Bei einem Stück billiger Schokolade oder einer Handvoll scharfer Chips werden Sie Fernanda Rauber raunen hören: »Das sind keine Lebensmittel. Das sind industriell hergestellte essbare Substanzen.«

Wenn Sie den Verdacht haben, Sie könnten eine Sucht entwickelt haben, führen Sie den Yale Food Addiction Scale-Test im Internet durch. Sollte eine Sucht bestehen, suchen Sie sich Unterstützung – von Freunden, Verwandten oder Ihrem Hausarzt.

Sie können natürlich versuchen, einige hochverarbeitete Lebensmittel in Ihrem Speiseplan zuzulassen und die wirklich problematischen Produkte zu meiden. Dazu müssen Sie allerdings in der Lage sein, die heiklen Nahrungsmittel und Situationen zu erkennen. Bei einem HVL-Sandwich, das Sie mit einem Arbeitskollegen zum Mittag verzehren, besteht keine Gefahr für einen Exzess. Bei Kartoffelchips, die Sie allein zu Hause reinschaufeln, weil Sie irgendwie Hunger haben, sieht es schon anders aus.

Gut möglich, dass eine HVL-Abstinenz der einfachere Weg ist. Xand und ich halten das für den besten Ansatz. Unsere Beziehung zu hochverarbeiteten Lebensmitteln konnte man getrost als Abhängigkeit kategorisieren, und bei einer Sucht wie dieser gab es für uns nur eine gangbare Lösung: Abstinenz. Nachdem Xand sich von diesen Produkten losgesagt hatte, nahm er innerhalb weniger Monate 20 Kilogramm ab. Er ist komplett abstinent. Keine Ausnahmen, keine Rückfälle.

Denken Sie daran, der übermäßige Verzehr hochverarbeiteter Lebensmittel ist oft nur ein Problem, hinter dem sich andere Probleme verstecken. In vielen Fällen gibt es konkrete Gründe, warum wir diese Produkte verschlingen. Nicht selten sind es dieselben Gründe, aus denen so viele von uns eine Abhängigkeit von anderen Substanzen entwickeln. Möglicherweise müssen Sie erst einige dieser Probleme lösen, bevor Sie das Thema hochverarbeitete Lebensmittel angehen können. Vielleicht wissen Sie bereits, um welche Probleme es sich handelt. Auch hier gilt: Holen Sie sich Unterstützung.

Wenn Sie dann den Schritt machen und HVL-Produkte komplett streichen, werden Sie natürlich etwas anderes essen müssen – und sehr wahrscheinlich wird Sie das einiges an Zeit und Geld kosten. Es gibt viele Kochbücher für Menschen mit begrenzten Ressourcen, aber zwei Autoren möchte ich ganz besonders empfehlen: Allegra McEvedy und Jack Monroe. Ihre Gerichte sind preiswert, leicht zuzubereiten und lecker. Das Kochen wird mühsam, keine Frage. Aber diese Tätigkeit wird Sie mit einer langen

Reihe von Menschen in Verbindung bringen, die auch meinten, keine Zeit zum Kochen zu haben … und es trotzdem irgendwie schafften.

Möglicherweise werden Sie mit diesem Ansatz nicht sonderlich viel Gewicht verlieren. Ich sagte eingangs bereits, dass es in diesem Buch nicht ums Abnehmen geht. Barry Smith – der Mann, mit dem ich den Podcast *Addicted to Food* produzierte, der diesem Buch vorausging – strich hochverarbeitete Lebensmittel irgendwann komplett aus seiner Ernährung. Seine Studenten nannten ihn fortan »Paleo-Barry« – ein untrügliches Zeichen dafür, wie verkorkst unser System ist. Wer einfach nur normale Nahrung zu sich nimmt, gilt der Masse automatisch als irrer Diät-Freak. Nachdem Barry sich für eine HVL-freie Ernährung entschieden hatte, meinte er, so viel Käse, Butter und echtes Brot essen zu können, wie er wollte. Tatsache ist allerdings, dass Männer in Barrys Alter vergleichsweise leicht an Gewicht zunehmen, ohne dass es dafür Maltodextrin braucht. Barry begriff rasch, dass er seinen Käsekonsum einschränken musste.

Unsere hochverarbeitete Nahrung ist Teil eines umfassenden Problems. Viele der von uns gekauften Produkte sind ebenfalls auf exzessiven Konsum ausgelegt: unsere Handys und Apps, unsere Kleidung, unsere sozialen Medien, unsere Videospiele und unser Fernsehen. Mitunter fühlt es sich an, als würden diese Dinge uns sehr viel mehr nehmen, als sie uns geben. Der Zwang zum unbedingten Wachstum und die Schäden dieser Maxime für unsere Körper und unseren Planeten sind so sehr Teil des Gefüges dieser Welt, dass sie fast unsichtbar sind. Möglicherweise empfinden Sie auch in diesen Bereichen eine Abstinenz als bereichernd.

Zum Schluss noch ein guter Rat: Machen Sie es wie Xand, stehen Sie zu Ihren Entscheidungen und ziehen Sie es durch. Und machen Sie sich nicht selbst fertig. Was auch immer passiert, schreiben Sie mir gern, wie es bei Ihnen läuft.

ANHANG

Danksagung, Quellenverzeichnis und Index zu diesem Buch können Sie kostenfrei unter folgender Internetadresse einsehen: www.heyne.de/ChrisvanTulleken